서혜부 탈장 수술

해부와 수술수기

역·감수 김 재 천
전북대학교 의과대학 외과학교실 소아외과
編 輯 冲永 功太(오키나가 코타)
帝京大學 醫學部外科

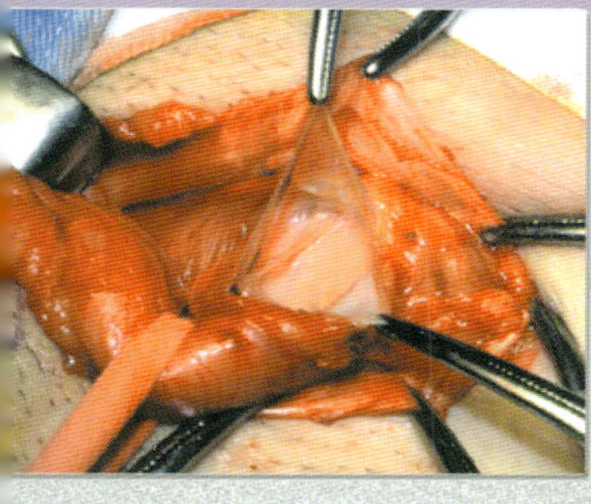

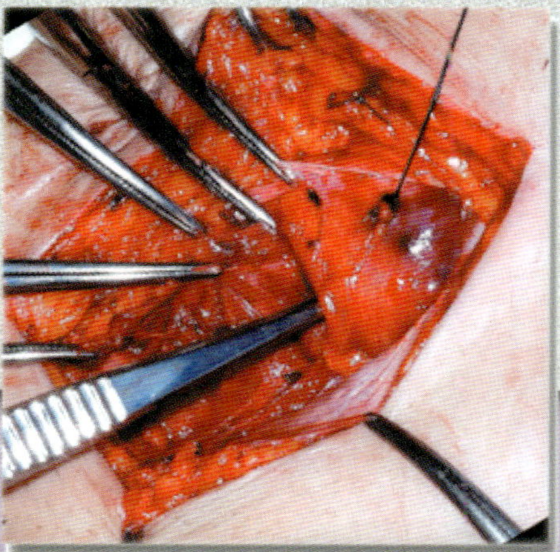

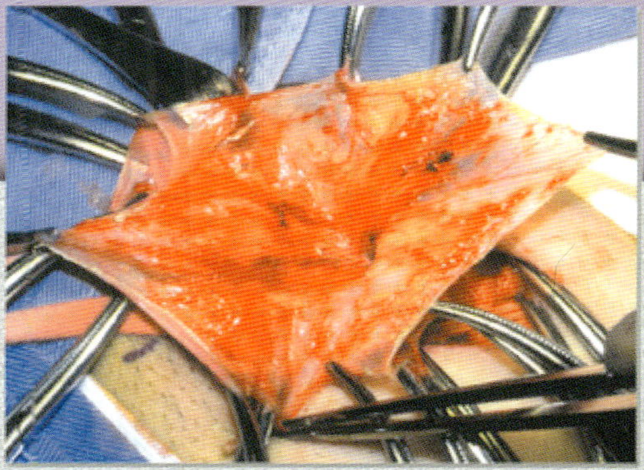

역자 서문

서혜부 탈장의 수술은 가장 기본적이고 흔한 외과 수술중 하나로 외과에 종사하지 않는 일반인들도 비교적 간단한 수술로 생각하고 있다. 그러나 초심자에게 있어서는 다른 개복수술과는 달리 서혜부의 해부학적 구조에 있어서 이해하기 어려운 부분이 있을 뿐만 아니라 다양한 종류의 수술방법이 시행되고 있어 표준이 되는 수술방법이 없는 실정이며 환자의 제반 상태에 따른 가장 적절한 수술 방법의 선택에 주저하는 경우도 있다.

이 책은 해부학적 구조에 관한 자세한 설명, 그림 및 사진뿐만 아니다, 환자의 제반 상태에 따른 수술 방법의 선택에 관한 사항, 최근에 인기리에 시행되고 있는 tension-free 수술방법 및 복강경적 수술방법들을 포함하여 현재 많이 시행되고 있는 대표적인 서혜부 탈장에 대한 수술들을, 각 수술 방법에 대해 복수의 집필자가 자기가 시행하고 있는 방법을 이해하기 쉽게 사진과 그림을 곁들여 자세하게 설명하였다. 그 뿐만 아니라 "comment"라는 항목을 만들어 또 다른 집필자의 의견도 싣고 있어 외과 수련의뿐만 아니라 탈장 수술을 하고 있는 외과의라면 옆에 두고 볼만한 가치가 있다고 생각되었다

이 책이 출판될 수 있도록 많은 도움을 주신 도서출판 "정담"의 김정찬 사장님과 최경희 편집장을 비롯한 직원 여러분들께 깊은 감사의 인사를 드린다.

2006년 1월

전북대학교 외과학교실 소아외과분과
김재천

편집에 즈음하여

서혜부 탈장이란 서혜탈장과 대퇴탈장을 포함한 표현이며, 서혜부 탈장 수술은 외과 수술중에서도 가장 흔한 수술중의 하나이다. 일본에서는 많은 의료기관에서 외과의로서는 초기수련 단계의 의사가 하는 수술, 소위 초보적인 수술로 간주되어 왔다. 실제로 중대한 합병증이 발생될 위험이 없어 경험이 있는 의사에게는 쉬운 수술의 범주에 든다고 할 수 있다. 그러나 다른 수술의 경우에도 마찬가지이지만, 처음 수술을 할 때부터 해부학적인 지식과 수술방법의 기본적인 사항 및 요점을 정확하게 파악해 두는 것이 수술에 숙달되는 지름길이라고 생각한다. 초심자에게 있어서 서혜탈장 수술의 어려운 점이라면, 역시 국소해부학적 구조의 이해라고 생각된다. 대부분의 복강내 장기들간의 상호관계는 입체적으로, 개복수술을 해 보면 그 해부학적 관계를 파악하는 것이 그다지 어렵지 않지만, 서혜부 복벽 등의 구조는 여러 층의 근막들이 겹쳐져 있기 때문에 이해하기 곤란한 부분이 있다. 이 책은 국소의 해부학적 구조를 포함하여 많은 그림들을 삽입해서 이해하기 쉽도록 구성하였고, 또한 현재 시행되고 있는 대표적인 서혜부 탈장 수술에 대해서, 일선에서 활약 중인 여러 선생님들께 집필을 의뢰했다.

실은 이 책의 전신이라고도 할 수 있는 《탈장의 모든 것》을 1995년에 출판했지만, 최근 새로운 mesh의 출현 등을 포함하여 서혜부 탈장에 대한 수술방법이 다양해지는 경향이 있다. 우연히 해외로부터 요청이 있어 일본 탈장연구회를 발족하여 금년(2003년) 4월에 제1회 일본 탈장연구회를 개최했다. 짧은 응모 기간이었음에도 불구하고 많은 연제가 발표되었고 많은 참석자들 사이에 활발한 토론이 전개되었다. 또한 Nyhus & Condon의 《Hernia》도 2002년 판이 출판되었는데, 복부 탈장 전체를 대상으로 하고 있는 점은 구판과 같지만, tension-free 수술방법에 관한 부분에 중점을 둠으로써 최근의 추세를 반영하고 있다. 《탈장의 모든 것》에서는 복부 탈장에 관해서는 거의 모든 것을 망라하고 있지만, 이 책은 개정판이라고 하기보다는 서혜부 탈장에 초점을 맞추어 내용을 새롭게 바꾸었다. 현재 일본에서는 이 책에 소개되어 있는 것처럼 많은 종류의 수술방법이 시행되고 있으며, 통일된 표준 수술방법이 없다. 이 점이 상당히 특이한 상황으로, 외과수술중에서도 이렇게 다양한 수술방법이 한 질환에 대해 시행되고 있는 경우는 없다고 할 수 있다. 이 책에서는 이 점을 토대로 하여 수술방법에 따라서는 집필자를 복수로 하고 더군다나 'Comment'라는 항목을 만들어 서로 다른 견해도 실었다. 앞으로도 이렇게 많은 종류의 수술방법이 시행되는 상황은 계속되리라 생각하지만, 합병증이 없고 재발률이 낮으며 환자 개개인에게 적합한 최선의 수술방법이 시행되어야 한다고 생각한다. 이 책은 탈장 수술을 처음 시행하는 초기 수련 외과의뿐만 아니라 이미 충분한 경험이 있는 외과의도 가까이에 두고 참고할 가치가 있다고 생각한다.

바쁘신 중에도 집필해 주신 여러 선생님들께 다시 한번 감사의 뜻을 전한다. 또한 이 책의 출판에 힘써 주신 아베(渡部 勝)씨를 비롯한 '헬스(へるす)출판 편집부'여러분의 노고에 깊은 감사를 드린다.

2003년 9월
테이쿄(帝京)대학 의학부 외과
오키나가 코타(沖永 功太)

목　차

CONTENTS

I

서혜부의 해부학적 구조

I 서혜부의 해부학적 구조

시작에 앞서

서혜탈장의 수술에 있어서 해부학적 구조를 이해하는 것이 중요하다는 것은 주지의 사실이다. 그러나 그 구조가 입체적이라는 점, 그리고 연속되는 조직이라도 부위에 따라 명칭이 달라지는 경우가 있다는 점, 태생기의 고환 하강에 동반하여 복막, 근막, 고환동맥 및 정관도 복벽근육층의 바깥쪽으로 탈출되어 있다는 점 등의 이유 때문에 이해하기가 쉽지 않다. 더욱이 최근에 들어서는 PHS법이나 복강경적 수술 등 복막외극(preperitoneal space)에 inlay graft를 삽입하는 교정술이 많이 시행되어 서혜부를 앞쪽에서 보는 해부학적 구조의 이해뿐만 아니라 뒤쪽에서 보는 해부학적 구조의 이해 및 복횡근근막(transversalis fascia)에서 복막 사이에 있는 근막층의 구조 및 공간에 대한 이해가 중요해졌다. 그러나 이 부위의 근막 구조에 관해서는 세계적으로 보아도 통일된 견해가 없고, 아직도 새로운 소견이 보고되고 있으며, 또한 그 해석과 명칭도 보고하는 사람에 따라 다르다.

여기에서는 필자가 이해하고 있는 범위 안에서 수술에 필요한 서혜부의 해부학적 구조에 대하여 기술하겠다.

이 책에 실린 칼라 사진은 모두 환자의 왼쪽 서혜부의 사진이다.

A 피부 및 체표면에서 촉지되는 해부학적 지표

체표면에서 촉지되는 해부학적 지표로는 상전장골극(anterior superior iliac spine: ASIS)과 치골결절(pubic tubercle)이 중요하다(사진 1). 치골결절은 환자의 외상방(外上方)에서 오른손의 엄지손가락과 둘째손가락 사이에 끼우는 것처럼 누르면서 만져보면 삼각형의 결절로 만져진다. 이 두 곳을 연결하는 선이 서혜인대(inguinal ligament)가 있는 곳이며, 이 인대의 거의 중앙부에서 약간 위쪽에 내서혜륜(internal inguinal ring)이 있고, 치골결절 상외측으로 외서혜륜(external inguinal ring)이 있다. 서혜인대의 아래쪽에서 대퇴동맥(femoral artery)의 맥박이 촉지되는 부위의 안쪽이 난원와(fossa ovalis)로 대퇴탈장(femoral hernia)이 돌출되는 부위이다.

서혜부의 Langer선(Langer's line)은 피부의 주름을 따라서 가쪽으로 약간 올라가는 형태이나 거의 수평으로 주행하고 있기 때문에 피부절개는 이 방향을 따라 서혜인대와 교차되지 않게 시술하도록 권장하고 있다. 그러나, 그렇게 하면, 특히 비만환자에서는 피부절개가 치골결절(pubic tubercle)로부터 외상방으로 멀어지지만, 국소마취하에서는 피부나 피하조직을 무리하게 견인하지 말아야 한다. 따라서 이러한 경우에는 무리하지 말고 서혜인대와 평행으로 사절개(oblique incision)를 시술하는 것이 좋다.

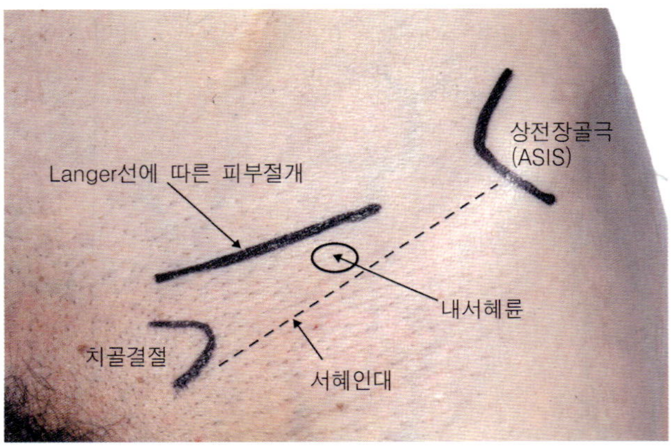

사진 1 외부에서 본 해부학적 지표와 피부절개(사진은 모두 왼쪽)

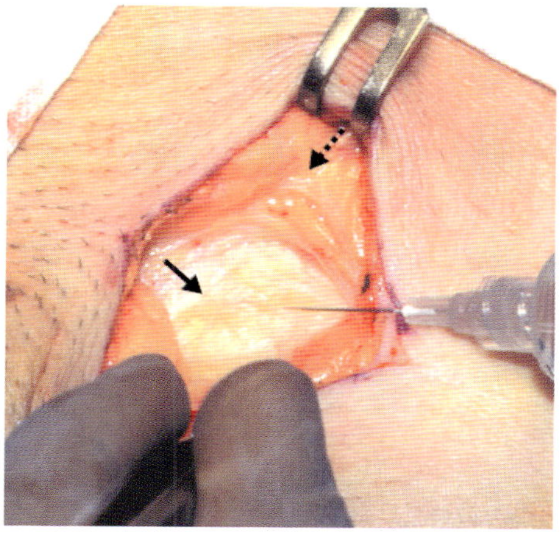

사진 2 Camper's fascia(⇢)와 Scarpa's fascia(→)

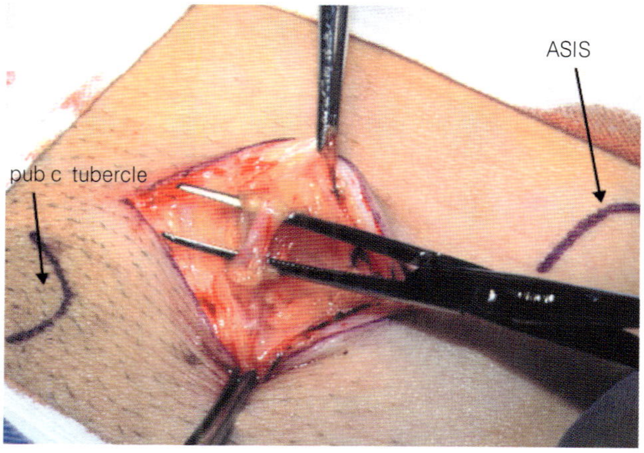

사진 3 수술창을 가로지르는 천복벽동정맥(superficial epigastric vessels)

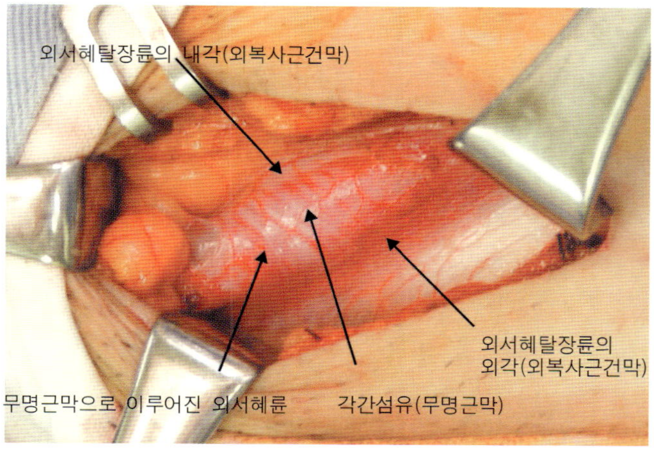

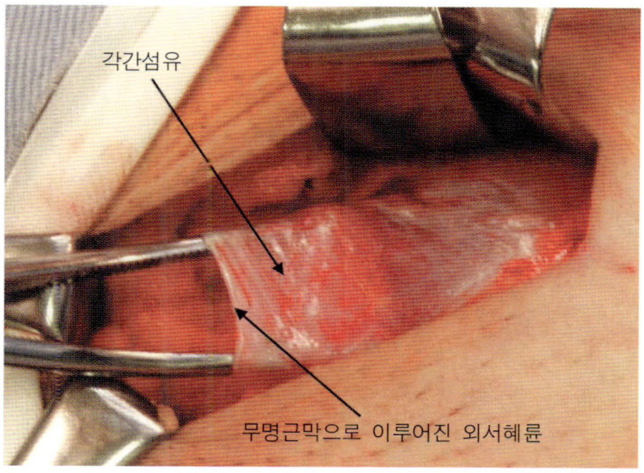

사진 4 무명근막으로 이루어진 외서혜륜과 외복사근건막으로 이루어진 외서혜륜

B 피하지방조직

피하지방조직(subcutaneous fat) 내에는 2개 층의 천근막(superficial fascia)이 있다고 하지만, 성인에서는 천층인 Camper's fascia가 성근 결합조직으로 되어 있어 뚜렷하지 않다. 피하 천층의 지방조직 전체를 막연하게 Camper's fascia라고 보는 견해도 있다. 심층은 Scarpa's fascia로 유백색의 막조직으로 관찰된다(사진 2). 피하지방조직은 외복사근(external oblique muscle)과는 달리 비스듬하게 주행하는 collagen 섬유구조가 없다. 겸자로 집어 올리면 쉽게 올려지고 좌우로 움직여 보면 피부와 함께 움직인다. 국소마취 하에서는 피부 다음으로 통증이 심한 곳이므로, 마취제를 충분히 침윤시켜야 한다는 것을 잊지 말자. 이 2개 층의 천근막 사이에 대퇴동정맥(femoral vessels)의 분지인 1~2개의 천복벽동정맥(superficial epigastric vessels)이 수술창을 횡단하여 주행한다(사진 3).

Scarpa's fascia인 심층에도 엷은 지방조직이 있다. 치골결절의 위쪽 3~4cm 부위에는, 장골하복신경(iliohypogastric nerve)이 서혜관(inguinal canal) 내로부터 외복사근건막(external oblique aponeurosis)을 관통하여 피하지방조직 내로 주행하기 때문에 주의해야 한다.

C 무명근막

무명근막((innominate fascia)은 외복사근(external oblique muscle)의 investing fascia(근외막)로서 피하의

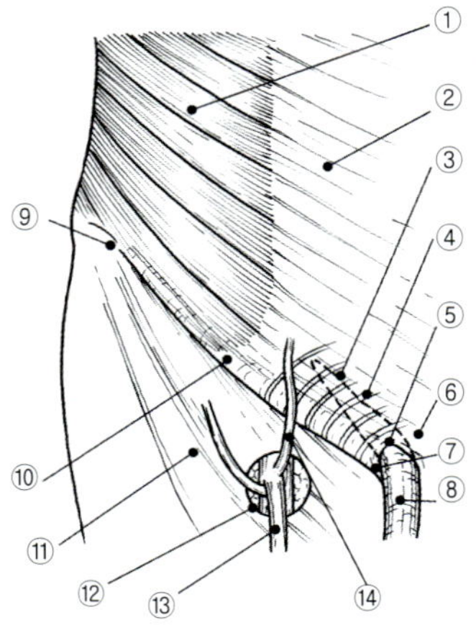

① 외복사근
② 외복사근건막
③ 외복사근건막의 내각과 외각으로 이루어진 외서혜륜(점선)
④ 외복사근건막을 덮고 있는 무명근막으로 이루어진 각간섬유
⑤ 무명근막으로 이루어진 외서혜륜
⑥ 외복사근건막 내각
⑦ 외복사근건막 외각
⑧ 무명근막의 연장 조직인 정삭을 덮고 있는 외정삭근막
⑨ 상전장골극
⑩ 서혜인대(외복사근건막)
⑪ 대퇴근막(무명근막의 연장 조직)
⑫ 난원와(복재열공)
⑬ 대복재정맥
⑭ 천복벽정맥

그림 1 서혜부 얕은층의 해부학적 구조

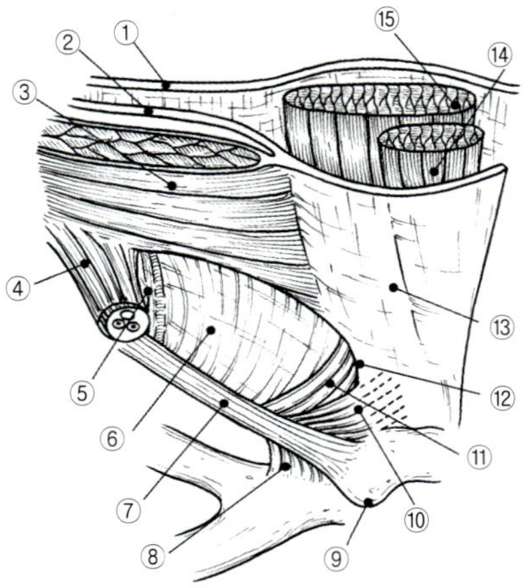

① 복횡근근막
② 복횡근건막
③ 내복사근
④ 고환거근
⑤ 와간인대(하복벽동정맥 주위의 결합조직)
⑥ 서혜관 뒤벽: 협의의 Hesselbach 삼각(복횡근근막과 복횡근건막)
⑦ 서혜인대
⑧ 열공인대(서혜인대)
⑨ 치골결절
⑩ 반전서혜인대
⑪ Henle 인대: 복직근근막이 치골상지에 부착하는 부분. 서혜관 뒤벽인 복횡근근막의 심층에 있는 경우가 있다.
⑫ 서혜겸(falx inguinalis)
⑬ 복직근전초
⑭ 추체근(pyramidal muscle)
⑮ 복직근

그림 2 서혜관 뒤벽 주변의 해부학적 구조

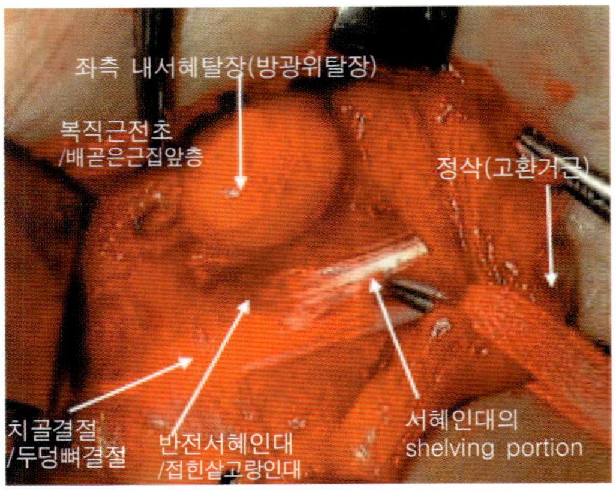

사진 5 서혜인대와 복직근전초

가장 깊은 층이며 외복사근건막(external oblique aponeurosis)의 표면에 밀착된 얇고 투명한 근막이다. 외서혜륜(external inguinal ring) 상외측에서는 외복사근건막섬유와 교차하는 방향에 비후된 섬유가 형성되어 있는데, 이것을 각간섬유(intercrural fibers)라고 하며, 외서혜륜이 넓어지는 것을 방지하는 역할을 한다(사진 4, 그림 1). 피하조직 내에 있는 반원상의 외서혜륜은 무명근막으로 형성되지만, 다음에 기술하는 외복사근건막의 내, 외각으로 형성되는 삼각형의 간극도 외서혜륜이라고 한다.[1] 수술 시에는 전자인 반원상의 외서혜륜까지 절개하여 치골결절 부근의 양호한 수술시야를 확보하는 것이 중요하다. 외서혜륜의 내하방에서는 서혜관으로부터 나온 정삭(spermatic cord)을 둘러싸 외정삭근막(external spermatic fascia)이 되어 음낭 부위까지 내려간다. 아래쪽은 서혜인대를 지나 대퇴부로 뻗어나가 대퇴근막(fascia lata)을 형성한다(그림 1). 서혜인대의 바로 아래쪽, 대퇴정맥(femoral vein)의 바로 위쪽에서 대퇴근막에 원형의 구멍인 난원와(fossa ovalis;복재열공)가 열려 있고 대복재정맥(great saphenous vein), 천복벽동정맥(superficial epigastric vessels), 천장골회선동정맥(superficial circumflex iliac vessels) 등이 대퇴동정맥(femoral vessels)으로부터 분지되어 주행한다. 이곳으로 대퇴탈장(femoral hernia)이 돌출된다.

D 외복사근, 외복사근건막 외서혜륜, 서혜인대

외복사근(external oblique muscle)은, 늑골궁(subcostal arch)의 중앙과 상전장골극(ASIS)을 연결하는 선의 안쪽에서는 외복사근건막(external oblique aponeurosis)이 되므로 서혜부에서는 외복사근건막으로 되어 있다(그림 3). 안쪽은 내복사근건막(internal oblique aponeurosis)과 유합(fusion)되어 복직근전초(anterior rectus sheath)를 형성한 후, 정중선 상에서 좌우의 같은 건막섬유와 교차

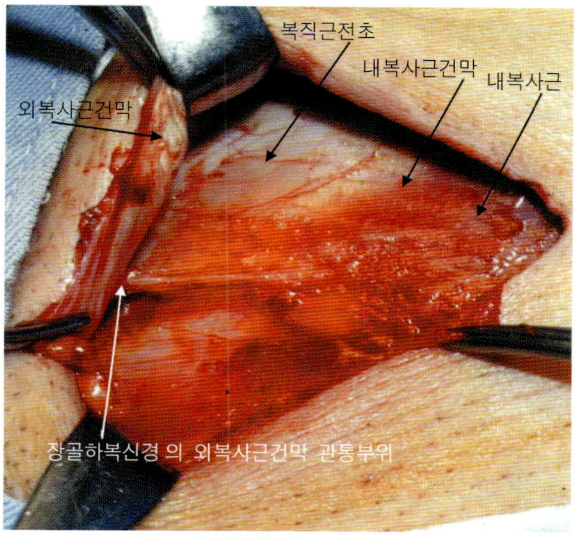

사진 6 내복사근과 내복사근건막

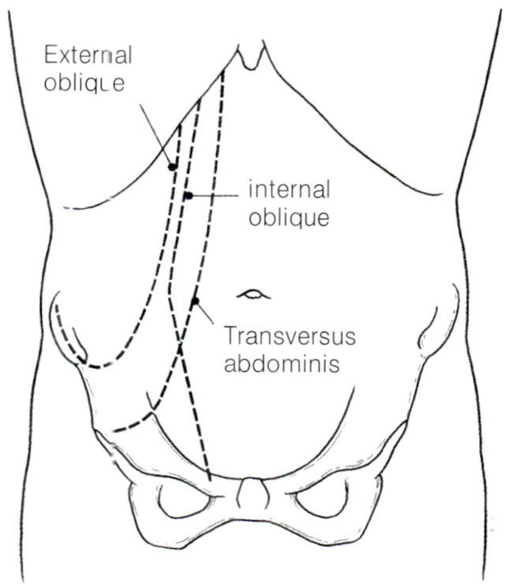

그림 3 복벽의 3개 층의 근육층이 근육에서 건막으로 이행되는 위치 (문헌 1에서 인용)

하면서 유합하여 백선(linea alba)을 형성한다. 치골결절(pubic tubercle)의 외상방에서 건막섬유가 위·아래로 내각(medial crus)과 외각(lateral crus)으로 나뉘어 삼각형의 간극을 형성한다(사진 4, 그림 1). 이것이 외복사근건막으로 형성된 외서혜륜(external inguinal ring)이고, 내각은 치골능(pubic crest)에 부착한다. 외각은 치골결절에 부착하지만 그 일부는 내상방으로 반전하여 정중선 상의 백선에 부착하는 부분인 반전서혜인대(reflected inguinal ligament or Colles' ligament)를 형성한다(그림 2, 사진 5).

외복사근건막의 하단은 서혜인대인데, 이것은 독립된 인대가 아니고 단순히 외복사근건막이 비후된 부분이다. 상전장골극(ASIS)과 치골결절의 사이에서는 정삭(spermatic cord)을 아래쪽에서부터 끌어안는 것처럼 후방에서 위쪽을 향해 반전되어 있어 shelving portion(붕상부)이라고 한다(사진 5). shelving portion의 가장자리인 shelving edge는 어디에도 부착되지 않은 자유연(free margin)으로 되어 있으나 심층의 장골치골인대(iliopubic tract)와의 사이는 공간으로 되어 있지 않고 무명근막에 의해 결합되어 있다(사진 11). 서혜인대의 가쪽다리는 치골결절에 부착되기 직전에 가장 아래모서리에 있는 건막섬유가 부채꼴 모양으로 분산되어 치골상지에 부착되는 부위인 열공인대(lacunar ligament 혹은 Gimbernat's ligament)를 형성한다(그림 2). 열공인대의 가쪽모서리가 대퇴륜(femoral ring)의 내연을 형성한다고 기술되는 경우도 있지만, 대퇴륜은 복횡근근막(transversalis fascia)층에 있기 때문에, 그것은 옳지 않은 기술이다(상세한 설명은 나중에 하기로 한다).

E 내복사근

서혜부의 내복사근(Internal oblique muscle)은 장골릉(iliac crest), 장요근막(iliopsoas fascia), 장골치골궁(iliopectineal arch)에서 기시되고(서혜인대에서 기시되는 것이 아님)[2], 대부분의 경우에는 근육 형태로 서혜관 뒤벽의 위모서리를 형성한 후에 건막(aponeurosis) 형태르 바뀌어서 심층의 복횡근건막(transversus abdominis aponeurosis)과 유합하여 복직근전초(anterior rectus sheath)를 형성한 후, 외복사근건막(external oblique aponeurosis)과 유합한다(그림 2, 사진 6).

서혜부에서 이미 건막 형태가 되어 복횡근건막과 유합해서 치골결절에 부착하는 경우를 병합건(conjoined tendon)이라고 하는데, 이것은 서혜관 뒤벽의 보강에 이용되는 조직으로서 중요시했던 시대가 있었다. 그러나 병합건이 인지되는 사례는 3% 정도에 지나지 않아, 병합건이라는 명칭은 사용하지 않게 되었다[1]. 배꼽 부근의 높이에서는 1~2cm의 폭이지간 내복사근건막이 형성되며, 이 부위는 Lichenstein법에서 mesh의 머리쪽을 봉합·고정하는데 사용된다[3](사진 6, 그림 3).

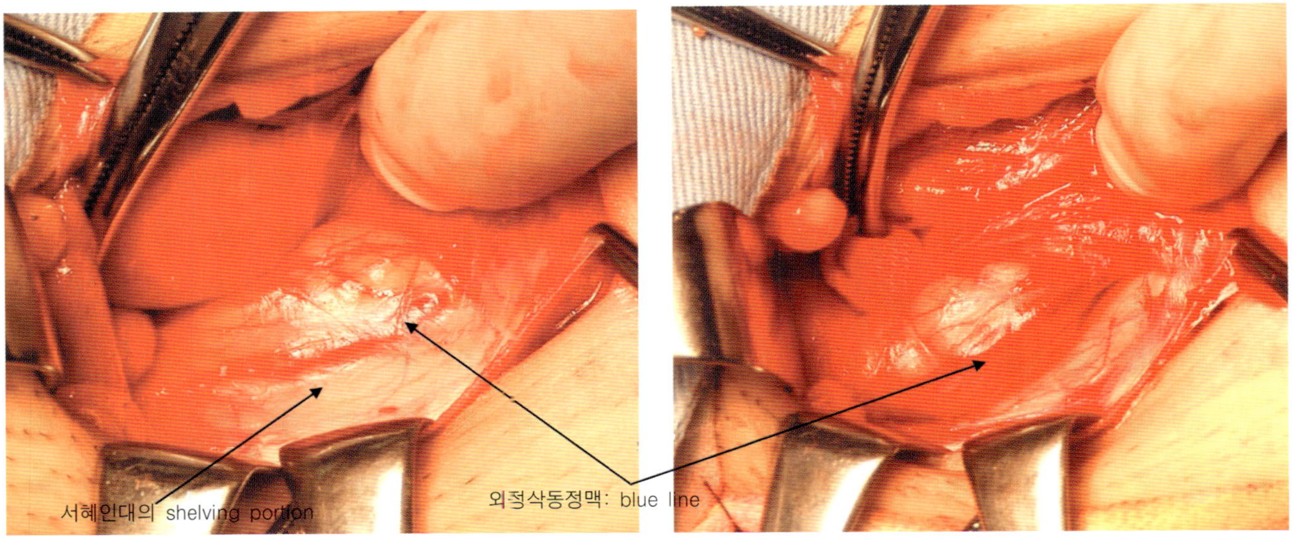

사진 7 외정삭동정맥: blue line

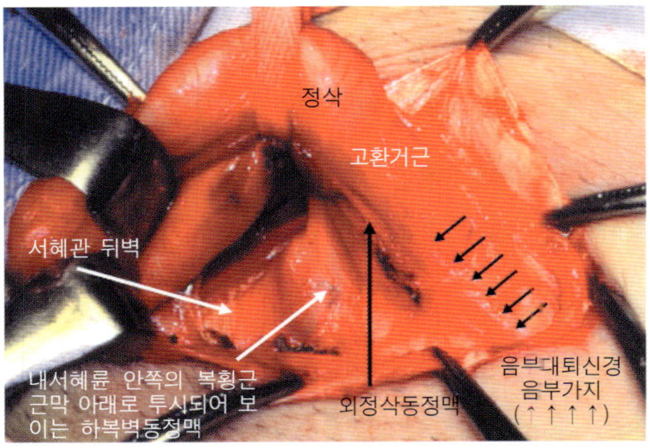

사진 8 외정삭동정맥과 음부대퇴신경의 음부가지

F 고환거근

내복사근(internal oblique muscle)의 가장 아래쪽 근육다발은 내서혜륜(internal inguinal ring)의 상외측으로부터 정삭(spermatic cord)의 앞면을 덮으면서 서혜관 안으로 뻗어 내려오는 고환거근(Cremaster muscle)이 된다(그림 2, 사진 5). 고환거근은 서혜관 안에서 정삭의 뒤쪽으로 점점 넓어져 외서혜륜 부위에서는 정삭 둘레의 3분의 2를 싸고, 음낭의 경부(neck)에서는 전체를 둘러싸게 된다. 고환거근의 표면은, 내복사근을 덮고 있는 얇은 근외막(investing fascia)으로 형성된 고환거근막이 결국 정삭 전체를 둘러싸고 있고(사진 7), 주위 조직과 얇은 결합조직으로 유합되어 있지만, 치골결절(pubic tubercle)과의 유합은 매우 단단하다. 정삭의 후면과 서혜관 뒤벽을 연결하는 부분은 고환거근의 장간막이라고 부른다.

정삭의 앞면에는 장골서혜신경(ilioinguinal nerve)이 정삭을 따라서 주행한다. 가끔 이 신경은 고환거근 안에 파묻혀 있어 확인이 곤란할 때도 있다. 좌측의, 내서혜륜의 7시 방향의 위치(우측의 경우는 5시 방향)에서는 하복벽동정맥의 분지인 외정삭동정맥(external spermatic vessels)이 내정삭근막(internal spermatic fascia)을 관통하여 고환거근 내로 들어간다. 내서혜륜의 가쪽에서 고환거근 안으로 들어가는 음부대퇴신경(genitofemoral nerve)의 음부가지(genital branch)와 함께 정삭의 아래쪽, 음낭을 향해 주행한다(사진 7, 8). 외정삭정맥(external spermatic vein)은 정삭을 서혜인대의 shelving portion으로부터 박리할 때에 고환거근막을 사이에 두고 청색선으로 인식되기 때문에 blue line이라고 불린다[3](사진 7). blue line을 서혜인대로부터 박리하는 것은, 함께 주행하는 음부대퇴신경의 음부가지를 함께 박리하는 것이며, 또한 mesh를 고정하는 데 있어서 신경손상을 방지하는 중요한 조작이다.

G 복횡근과 복횡근건막

복횡근(transversus abdominis muscle)은 복벽에서 가장 깊은 근육층으로, 서혜부에서는 내서혜륜의 위쪽에서 복횡근건막(transversus abdominis aponeurosis)으로 변한다(그림 3). 그 아래모서리는 위쪽으로 볼록한 활 모양을 하고 있어 복횡근건막궁(transversus abdominis aponeurotic arch)이라고 하며, 이 건막궁은 복압이 가해질 때에 근육의 수축에 의해 내복사근의 아래모서리와 함께 활 모양의 아래모서리가 직선화되어 서혜인대에 근접함으로써 내서혜탈장(direct inguinal hernia)의 발생을 방지한다. 이것을 셔터 기전(shutter mechanism)이라고 한다(그림 4).

복횡근건막의 안쪽은, 더글러스궁상선(semicircular line of Douglas)보다 아래쪽에서는 내복사근건막(internal oblique aponeurosis)의 일부와 유합해서 복직근전초(anterior rectus sheath)를 형성한다(그림 2). 복횡근건막궁의 아래쪽은 건막섬유가 분산되어 서혜관 뒤벽의 복횡근근막(transversalis fascia)에 그물 형태로 분포한다. 더 아래쪽에서는 iliopubic tract를 형성한 후에 치골상지의 위모서리에서 Cooper 인대에 부착해서 끝난다. 복횡근건막궁의 안쪽 아래모서리가 치골결절에 직접 부착하는 경우는 11% 정도로 적으며, 75%는 치골결절에서 0.5~1cm 위쪽인 복직근초(rectus sheath)의 가쪽모서리에 부착하는데, 더 위쪽에 부착하는 경우도 있다.(그림 5)[1]. 복횡근건막의 복직근초나 치골결절에 부착한 부위의 가쪽가장자리는 비후되어 있으며, 이 부위를 falx inguinalis(서혜겸)라고 한다(그림 2, 5).

복횡근과 복횡근건막의 심층에는 이것들과 단단하게 밀착되어 있는 얇은 근외막(investing fascia)이 있는데, 이것을 복횡근근막(transversalis fascia)이라고 했었다. 그 후, 이 근막은 복벽 전체를 둘러싼 것처럼 덮고 있는 내복근막(endoabdominal fascia)의 일부라고 했으나 다른 견해도 있다[4]. 게다가 최근에 들어서 Read[4]가 복횡근근막을 2개의 근막층으로 나눌 수 있다고 주장했는데 이 견해에 대해서는 다음 기회에 기술하기로 한다.

하복벽동정맥, 서혜인대, 복횡근건막궁 및 복직근의 가쪽가장자리로 둘러싸인 서혜관 뒤벽, 좁은 의미의 Hesselbach 삼각은 복횡근근막으로 이루어진다고 간주되는 경우가 많다(그림 2, 5, 사진 9). 본래 복횡근근막 자체는 투명하며 어떤 구조도 갖고 있지 않은 균일한 막으로, 복압에 대해서는 거의 저항성이 없다. 서혜관 뒤벽의 복횡근근막은 앞에서 기술한 바와 같이 복횡근건막 섬유의 혼재에 의해 복압에 대한 저항력을 갖게 되어 내서혜탈장(direct inguinal hernia)의 발생을 막고 있다. 내서혜탈장은 서혜관 뒤벽이 취약해져 늘어짐으로써 발생하는데, McVay 등은 서혜관 뒤벽으로 복횡근건막섬유가 흔입되는 정도에는 개인차가 있어, 선천적으로 건막섬유의 수가 적은 사람에서는 내서혜탈장이 발생되기 쉽다고 주장했다.

H 복횡근근막으로 이루어지는 특이한 부위

1. 내서혜륜(internal inguinal ring), 내정삭근막(internal spermatic fascia)

내서혜륜은 서혜관의 가쪽에 있는 복횡근근막의 열린 구멍으로, 복막외극(preperitoneal space)으로부터 서혜관 안으로 정관(vas deferens)과 고환동정맥(testicular vessels)을 통과시키며, 외서혜탈장(indirect inguinal hernia)의 탈장문이 된다(그림 4, 6, 7. 사진 10). 내서혜륜의 위모서리는 복횡근건막(transversus abdominis aponeurosis), 아래모서리는 iliopubic tract로, 이 두 조직은 강하고 질기다. 안쪽은 복횡근근막(transversalis fascia)으로만 형성되므로 약하다. 내서혜륜의 안쪽에는 심층으로 주행하는 하복벽동정맥(inferior eigastric vessels)을 따라 복횡근근막이 비후된 부분이 있으며, 이를 와간인대(interfoveolar ligament)라고 하지만 건막섬유는 거의 포함되지 않고 혈관외막의 주위조직으로 형성된다(그림 2). 가쪽모서리는 복횡근(transversus abdominis muscle)과 내복사근으로 덮여 있는 부분이 가장자리라고 간주되지만, 정삭이 복벽을 가쪽으로부터 안쪽으로 비스듬히 관통하기 때문에 복강 쪽에서 보면 복벽의 일부가 그대로 서혜관으로 이행되고 있어 가쪽모서리를 명확하게 판별할 수가 없다(그림 4, 6, 7).

복횡근근막은 내서혜륜 부위에서 정관과 고환동정맥을 둘러싸면서 서혜관 안으로 향하고, 안쪽에, 비스듬한 원추형의 돌출부를 형성한다(그림 6, 사진 10). Condon[1]은 이 복횡근근막의 통 모양 돌기를 내정삭근막(internal spermatic fascia)이라고 하였으며, 외서혜탈장(indirect inguinal hernia)이 없는 사람에서는 이 돌기의 길이가 1cm 미만으로, 정관과 고환동정맥(testicular artery) 주위의 외막이나 지방조직에 유합되어 끝난다고 보았다.

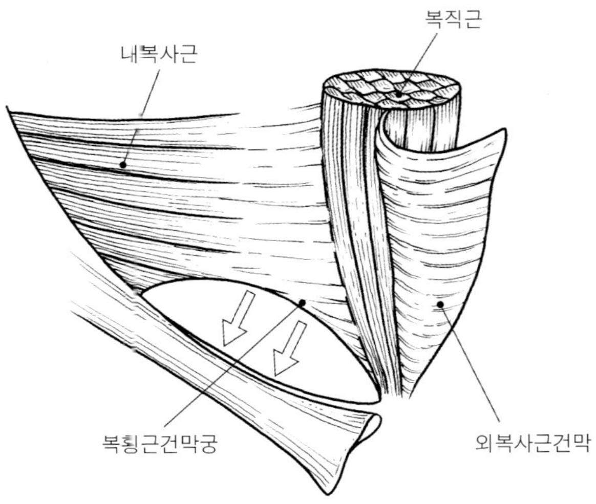

a : 앞쪽에서 본 셔터(shutter)기전

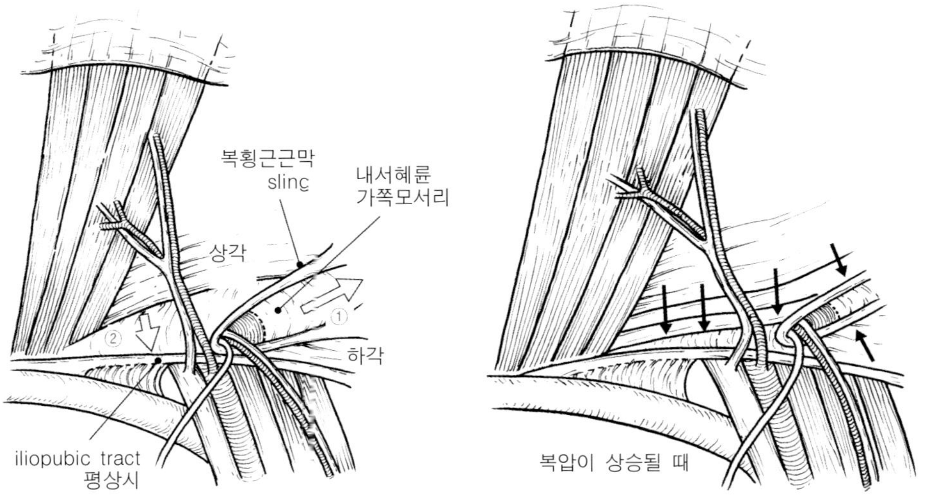

① : valvular action of the internal ring　② : shutter 기전
b : 복막외극에서 본 shutter 기전과 valvular action

그림 4　내복사근과 복횡근건막궁에 의한 shutter 기전과 복횡근근막 sling의 valvular action (문헌 22에서 인용)

그러나 외서혜탈장 환자에서는 탈장낭에 대한 만성적인 자극에 의해 주위의 결합조직에 과형성이 초래되고 내정삭근막이 탈장낭의 말초 끝까지 둘러싸고 있는 것처럼 보인다고 하였다. 그러나 내정삭근막은 다음에 기술하는 복막과 복횡근근막 사이에 존재하는 복막전근막(preperitoneal fascia)으로 형성된다고 하는 이론도 많다.

2. 복횡근근막의 sling과 괄약기전(sphincter mechanism; valvular action이라고도 함) (그림 4, 8)

내서혜륜(internal inguinal ring)을 복막외극(preperitoneal space)에서 보면, 정삭(spermatic cord)은 복벽을 가쪽에서 안쪽을 향해 비스듬히 관통하고 있다. 안쪽의 복횡근근막이 이완되어 이중으로 되어, 외상방으로 개방된, V자형 끈 모양의 비후 부분인 복횡근근막의 sling(transversalis fascial sling)을 형성하는데, 그 위쪽은 상각(superior crus) 혹은 전각(anterior crus), 아래쪽은 하각(inferior crus) 혹은 후각(posterior crus)이라고 한다[1]. 복압이 상승하면 복횡근(transversus abdominis)이 수축되며 내서혜륜이 sling에 의해 외상방의 두꺼운 근육 뒤로 당겨져 올라가고, 서혜관이 비스듬히 주행하는 경향이 심해지면 상각과 하각이 서로 접근하여 내서혜륜을 폐쇄시킴으로써 탈장 발생을 방지한다.

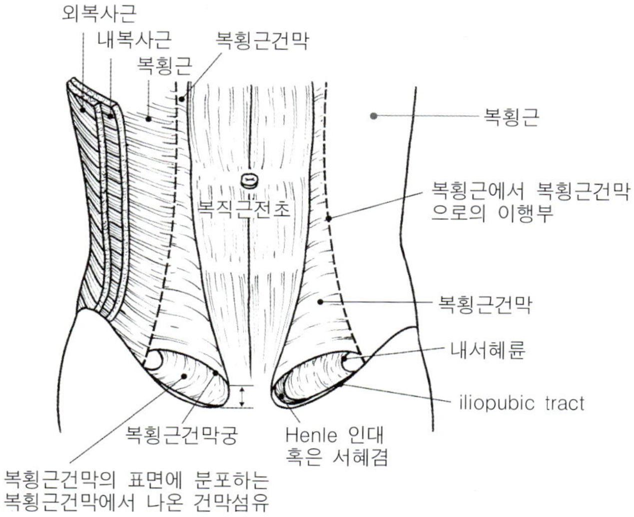

복횡근 및 복횡근건막
환자의 우측: 복횡근건막의 안쪽 하단이 치골결절의 위쪽에서 복직근전초의 가쪽모서리에 부착하는 경우
환자의 좌측: 복횡근건막의 안쪽 하단이 치골상지까지 연장되어 부착하는 경우

그림 5 복횡근과 복횡근건막, 복횡근건막궁의 안쪽 부착부

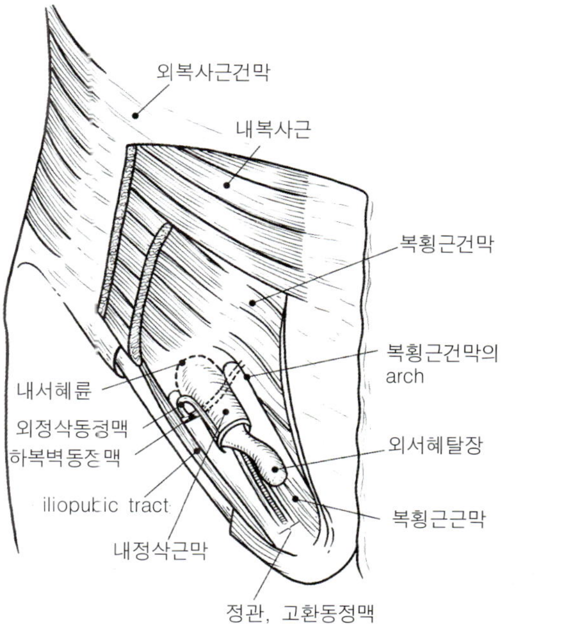

그림 6 외복사근건막, 서혜인대, 내복사근, 고환거근을 절제한 후의 그림 (문헌 23에서 인용)

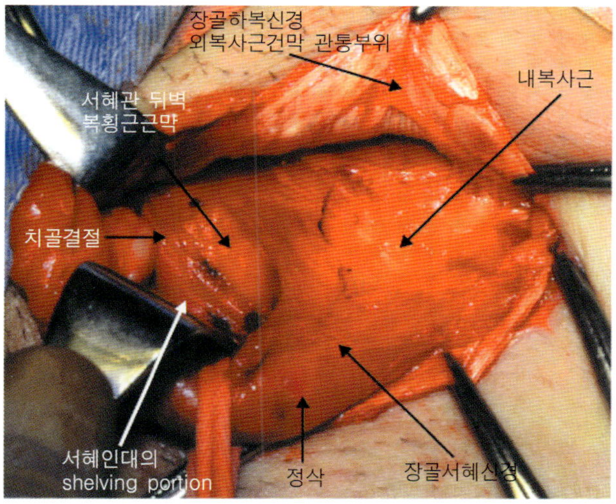

사진 9 서혜관 뒤벽 : 좁은 의미의 Hesselbach 삼각

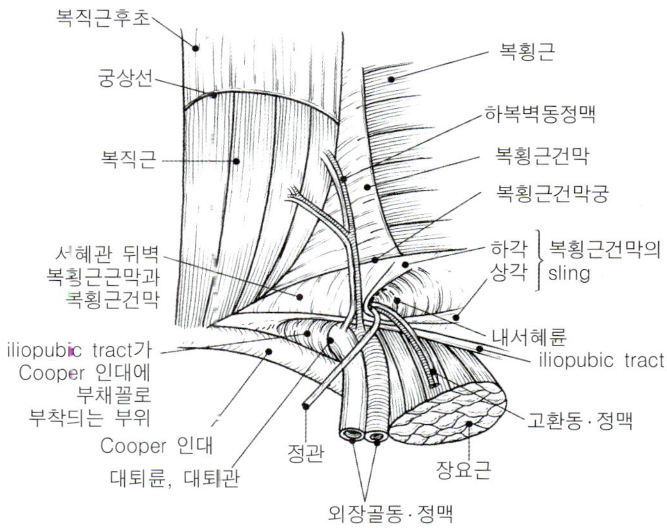

그림 7 복막외극에서 본 서혜부의 해부학적 구조 (문헌 23에서 인용)

3. Iliopubic tract (그림 6~8, 사진 11)

복횡근근막이 서혜인대와 접해 있는 부분에서 끈처럼 비후된 건막 부분을 형성한다. 이것이 iliopubic tract으로서 상전장골극(ASIS)과 장골릉(iliac crest)에서 시작하여 장요근(iliopsoas muscle) 위모서리(장요근막과 장골치골궁에 부착한다)의 내하방으로 주행하여 대퇴동정맥(femoral vessels)의 앞면을 넘어가는 부위에서 대퇴동정맥초(femoral sheath)의 앞벽을 형성한 후, 부채꼴로 넓어지면서(이 부위에서는 대퇴동정맥초의 안쪽 벽을 형성한다) 치골상지(Cooper 인대)에 부착한다. 이 부착 부분의 가쪽으로 뒤집힌 가쪽 모서리가 대퇴륜(femoral ring)의 안쪽 모서리를 형성한다. 복막외극에서 본 해부학적 소견으로 iliopubic tract를 서혜인대로 기술하는 경우가 있는데, 서혜인대는 외복사근건막(external oblique aponeurosis)의 연장 조직이므로 이것은 틀린 기술이다.

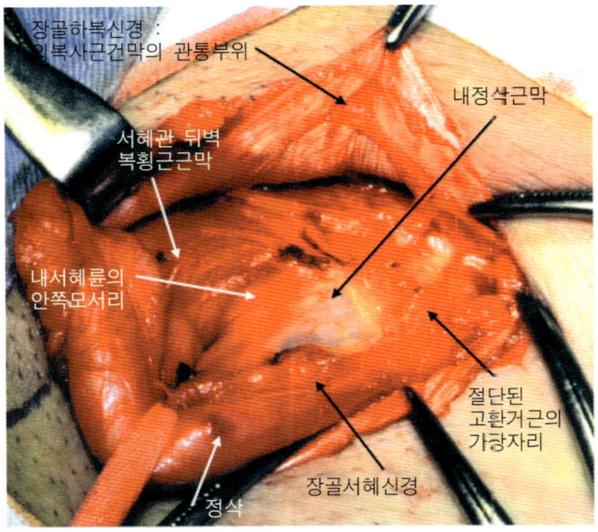

사진 10 내정삭근막

정삭의 근부에서 고환거근을 일부 절단하여 내정삭근막을 노출시켰다.

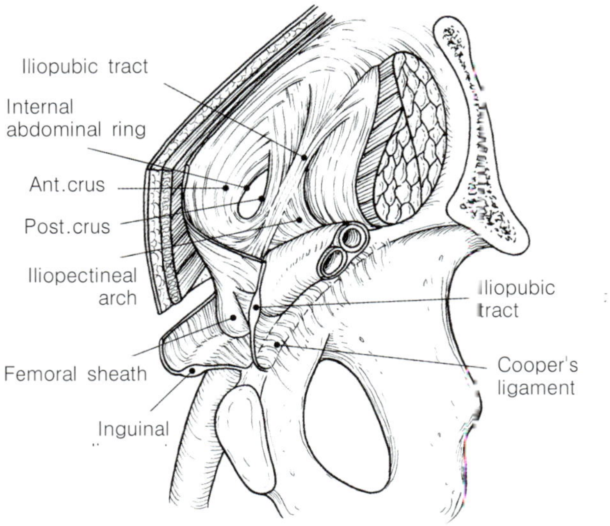

그림 8 서혜관 뒤벽의 뒤쪽에서 본 해부학적 구조

(Nyhus LM: An anatomic reapraisal of the posterior inguinal wall. SCNA,5:1305, 1964; 문헌 24에서 인용)

4. Iliopectineal arch(장골치골궁) (그림 8)

장골근(iliac muscle)을 덮는 장골근막(iliac fascia)이 비후된 안쪽 부분이다. 서혜인대와 iliopubic tract가 부착하며, 내복사근(internal oblique muscle)과 복횡근(transversus abdominis muscle)이 시작되는 부분이다. 또한 대퇴동정맥초(femoral sheath)의 가쪽 벽을 형성한다.

5. Cooper 인대 (그림7, 8)

이것은 치골상지의 위모서리를 덮는 끈 모양의 골막

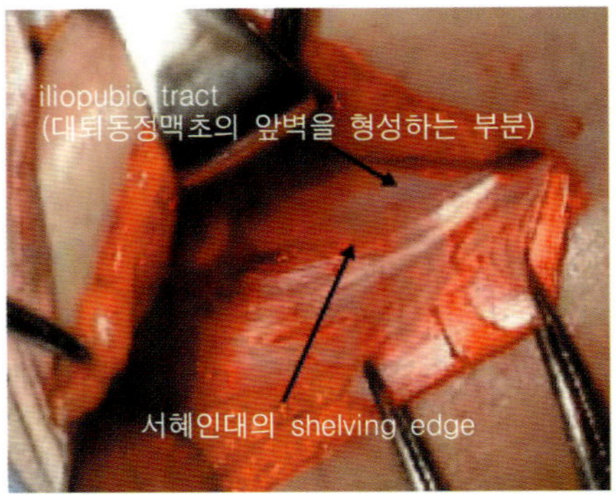

사진 11 서혜인대의 shelving edge와 iliopubic tract

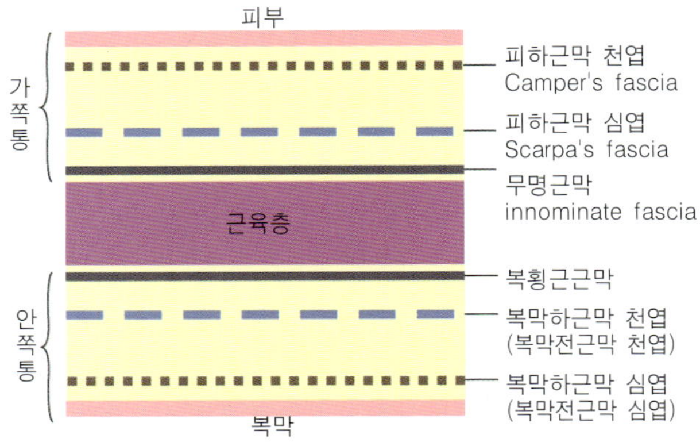

그림 9 사토(佐藤)씨의 이론에 근거한 복벽의 단면도(괄호안은 다나세<柵瀨>가 명명했음)

복벽의 근육층을 중심으로 생각하면, 가쪽 통과 안쪽 통은 대칭적으로 구성되어 있다.

이지만, 표면은 복횡근근막(transversalis fascia), 복횡근건막(transversus abdominis apneurosis)이 부착해 덮여 있어 복횡근근막과 같은 층의 구조물로 취급된다. 대퇴륜(femoral ring)의 아래모서리를 형성한다.

한편, 아래쪽으로는 열공인대(lacunar ligament), 치골근(pectineus muscle), 치골근막(pectineal fascia)도 부착한다.

I 서혜관

내서혜륜의 가쪽모서리에서 외서혜륜까지의 부분으로, 서양인의 경우 길이가 평균 4cm이다[1]. 앞벽은 외복사근건막(external oblique aponeurosis)으로, 위벽은 내복사근(internal oblique muscle)과 복횡근건막(trans-versus abdominis aponeurosis)으로, 아래벽은 서혜인대,

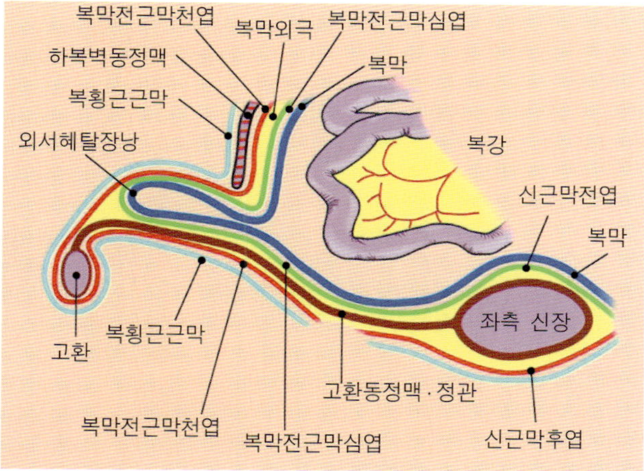

그림 10 외서혜탈장의 하복부 복벽의 시상단면도(sagittal view)

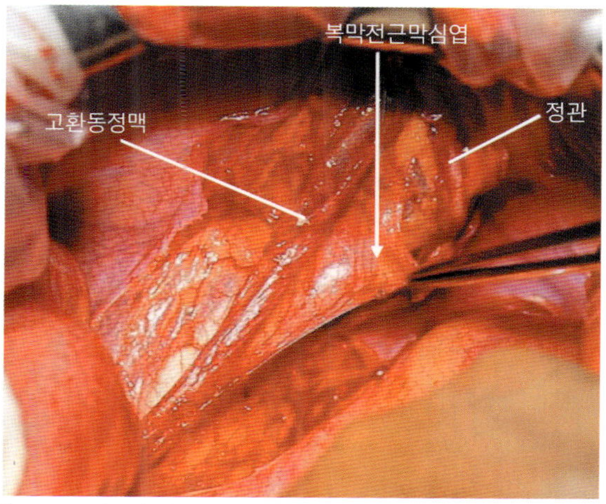

사진 12 복강쪽에서 본 좌측의 고환동정맥과 정관을 덮고 있는 복막전근막심엽(spermatic sheath) 복막만을 박리했다.

표 1 복횡근근막과 복막 사이의 근막층 : 서양과 일본의 비교

보고자	얕은층(superficial layer)	깊은층(deep layer)
Cooper[8]	transversalis fascia–inner portion	기재 없음
Read[4]	transversalis fascia– posterior lamina	기재 없음
Lytle[10]	preperitoneal fascia	기재 없음
Fowler[11]	preperitoneal fascia–membranous layer	preperitoneal fascia–areolar layer
Arregui[14]	attenuated rectus sheath (transversalis fascia– posterior lamina)	umbilical prevesicular fascia (preperitoneal fascia)
Stoppa[15, 16]	urogenital fascia (umbilico–prevesical fascia, spermatic sheath, etc.)	urogenital fascia (umbilico–prevesical fascia, spermatic sheath, etc.)
사토(佐藤)[5]	복막하근막 천엽	복막하근막 심엽
사쿠세(柵瀬)[6]	복막전근막 천엽	복막전근막 천엽

열공인대(lacunar ligament) 및 대퇴동정맥초(femoral sheath)로, 뒤벽은 복횡근근막 및 복횡근건막섬유로 구성되어 있다. 내부에는 고환거근(cremaster muscle), 고환동정맥(testicular vessels), 정관(여성에서는 자궁원인대; round ligament), 장골서혜신경(ilioinguinal nerve), 음부대퇴신경(genitofemoral nerve)의 음부가지(genital branch), 외정삭동정맥(external spermatic vessels)이 통과한다.

J 복막전근막과 복막외극

복강경적 수술, 복막전 접근법(open), anterior approach에 있어서, inlay graft를 적절하게 배치하기 위해서는 복막외극의 해부학적 지식이 필요하다. 종래에는, 복막과 복횡근근막 사이가 복막외극(preperitoneal fascia)이며, 이 공간에는 근막이 존재하지 않는다고 생각했었다. 그러나, 해부학자인 사토(佐藤)씨[5]는, 복벽근층을 중심으로 생각해, 복막을 보강해 주는 근막층은 근육층을 가쪽에서 덮고 있는 피하근막층과 대칭적으로 배열되어, 복막과 복횡근근막 사이에는 피하지방조직 내의 Camper's fascia와 Scalpa's fascia에 대응하는 2개 층의 복막하근막이 존재한다(그림 9, 10, 사진 12)고 주장하였다. 앞의 층은 신근막 전엽에서 연속되는 복막하근막의 심엽이고 뒤의 층은 신근막 후엽에서 연속되는 복막하근막의 천엽으로, 이들은 복횡근근막과 같은 형태로 복강 전체를 덮고 있다. 필자[6]는 anterior approach에 의한 서혜탈장 수술을 시술하는 경우가 많기 때문에 이전부터 신근막 전엽에서 연속되는 근막을 '복막전근막 심엽', 신근막 후엽에서 연속되는 근막을 '복막전근막 천엽'이라고 불러왔다. 지금부터는 필자가 붙인 명칭을 사용하겠다(표 1).

2개 층의 복막전근막(preperitoneal space) 사이가 복막외극으로, 이곳에는 복막전 지방조직이 포함되어 있으며 정관과 고환동정맥(testicular vessels)이 주행한다.

하복벽동정맥(inferior epigastric vessels)은 복횡근근막과 복막전근막의 전층 사이를 주행하고 복막외극에는 들어가지 않는다. 2개 층의 복막전근막은 고환의 하강시에 동반하여 복막초상돌기(processus vaginalis; 외서혜탈장낭)와 함께 음낭까지 뻗어나간다. 좌측 외서혜탈장의 정삭 및 내서혜륜 주변의 복막전근막의 해부학적 구조를 그림으로 나타냈다(그림 11, 12, 사진 13~17).

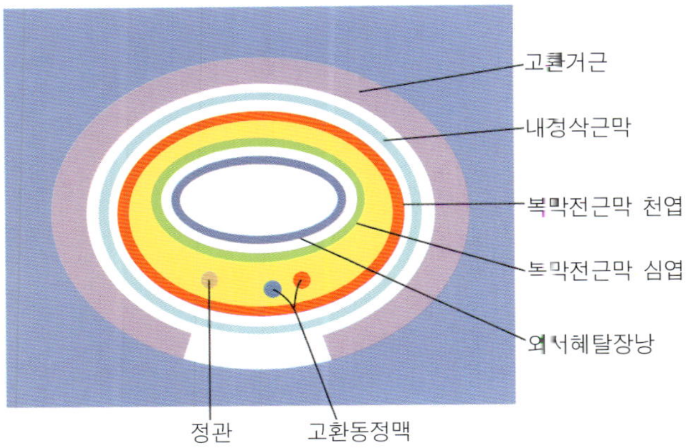

그림 11 좌측 외서혜탈장 예에서의 정삭 단면도

(문헌 29에서 일부 개정하였고, 명칭에 관해서는 사쿠세<柵瀨>의 명칭을 사용함)

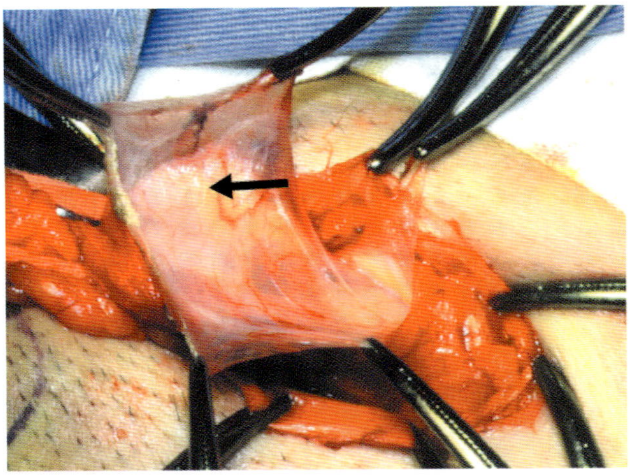

사진 14 정삭내의 복막전근막천엽과 심엽으로 덮여 있는 외서혜탈장낭

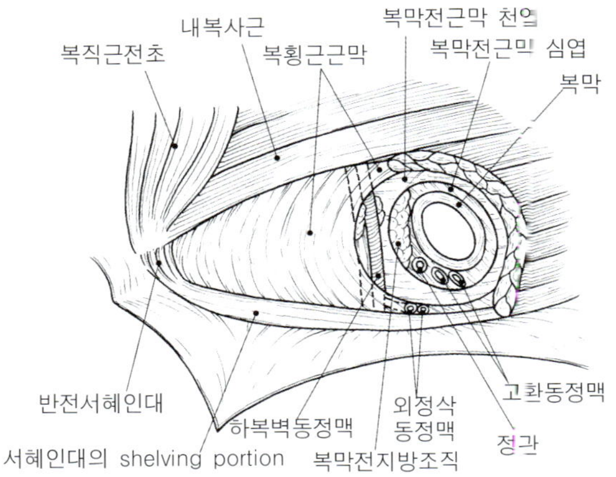

그림 12 좌측 내서혜륜 주위의 해부학적 구조

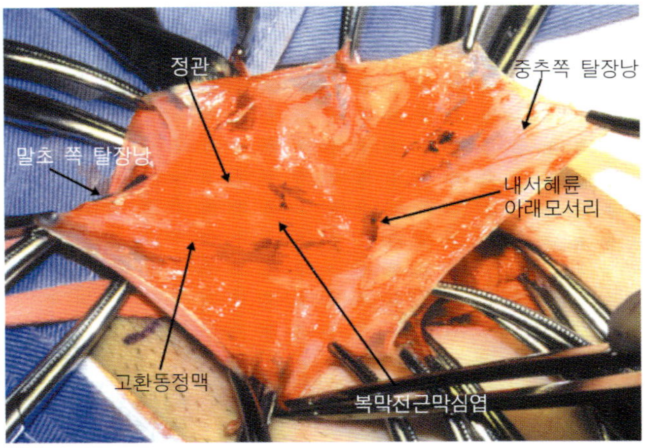

사진 15 외서혜탈장낭을 가로로 절단하면 탈장낭 뒤벽의 뒤쪽에서 복막전근막심엽을 확인할 수 있다.

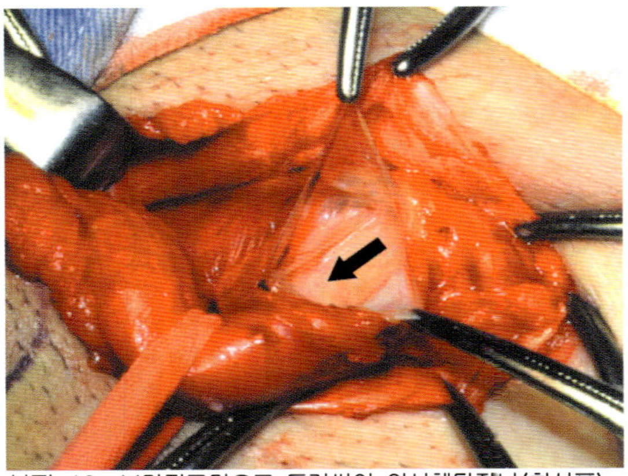

사진 13 복막전근막으로 둘러싸인 외서혜탈장낭(화살표)

내정삭근막을 절개하여 절개연을 겸자로 잡고 있다.

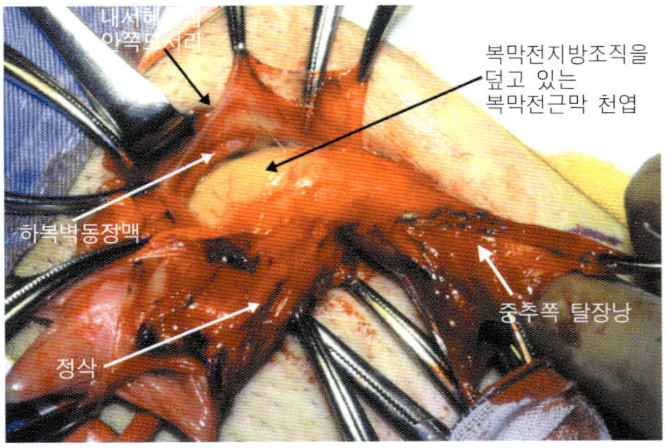

사진 16 내서혜륜, 하복벽동정맥, 복막전근막 천엽

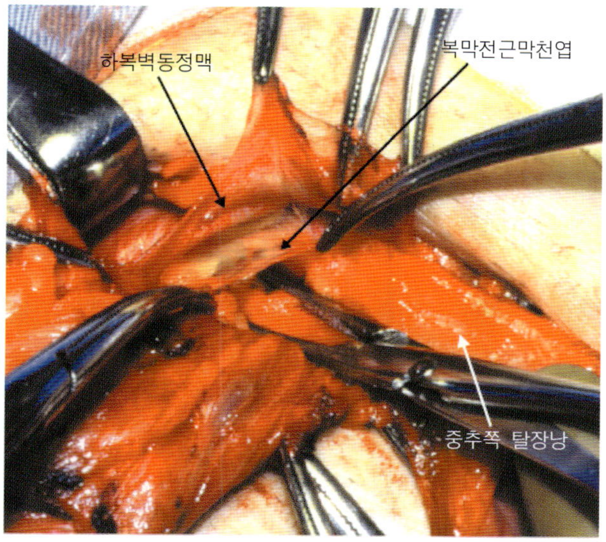

사진 17 내서혜륜, 하복벽동정맥, 복막전근막천엽
투명한 복막전근막천엽의 안쪽으로 겸자 끝이 들어가면, 그곳이 복막외극이다.

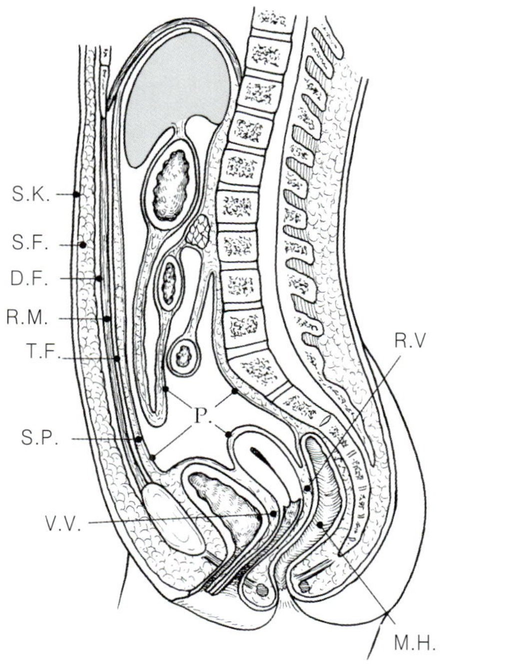

그림 13 Davier에 의한 복부와 골반의 시상단면도
복벽의 근육층과 복강 및 골반내장기를 덮고 있는 근막하조직을 보여준다.

S.K.: skin, S.F.: superficial fascia, D.F.: deep fascia, R.M.: rectus muscle, T.F.: transversalis fascia, S.P.: subperitoneal fibro-areolar layer, M.H.: haemorrhoidal mesenteroid of vagina, V.V.: vesicovaginal area, R.V.: rectovesical area, P.: peritoneum (문헌 7에서 인용)

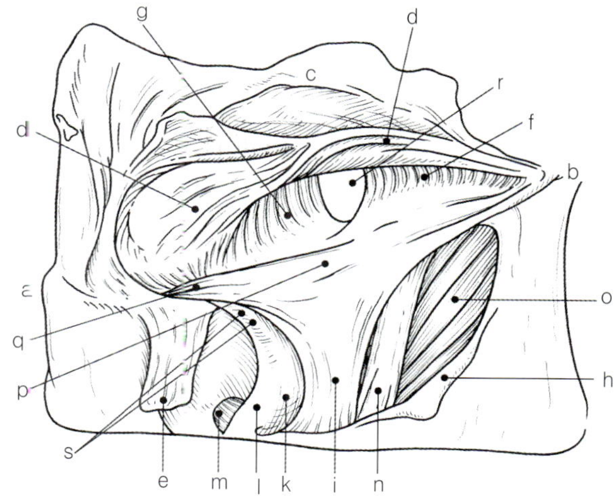

그림 14 Cooper가 그린 좌측 서혜부의 그림
a: pubes, b: ilium, c: abdominal muscle, d: transversalis muscle and tendon, e: tendon of the external oblique muscle cut through and turned down, f: external (transversalis fascia), g: internal(transversalis fascia), h: fascia lata, turnedback, I: crural sheath covering femoral artery(femoral sheath), k: crural sheath covering femoral vein(femoral sheath) l: saphena major vein, m: some part of the semilunar edge of the fascia lata, n: anterior crural nerve, o: iliacus internus muscle, p: seat of the crural arch of which the sheath adheres, q: portion of the crural sheath passing behind the third insertion of the external olblique muscle, r: opening of the fascia transveralis for the passage of the spermatic cord, s: two lines, that include the spot at which the crural hernia descends and that is situated at the inner and upper part of the crural sheath
(문헌 25에서 인용)

K 복횡근근막과 복막 사이의 근막층 구조에 대한 서양의 지견

서양에서도 복횡근근막과 복막 사이의 근막 구조에 관해서 옛날부터 몇 가지의 서로 다른 견해가 보고되어 왔다. 그러나 각각의 근막이 모두 서로 다른 성질과 형태의 근막인지, 아니면 동일한 것도 있는지, 단순히 명칭만 다른지, 명확하지 않은 점이 많다. 또한, 각각의 근막이 사토(左藤)씨의 이론에서는 어느 근막에 해당되는지도 명확하지 않아서 이 점도 고찰하고자 한다.

Davier[7]는 놀랍게도 이미 1932년에 "복벽근층을 중심으로 생각해 보면, 복막을 보강하는 근막층은 근육층을 가쪽에서 덮고 있는 피하근막층과 대칭적으로 배열되어, 복막과 복횡근근막 사이에는 피하지방조직 내의 Camper's fascia와 Scalpa's fascia에 대응하는 subperitoneal fascia-areolar layer와 subperitoneal fascia-fibrous layer의 2개 층 근막이 존재한다"는, 사토(左藤)씨의

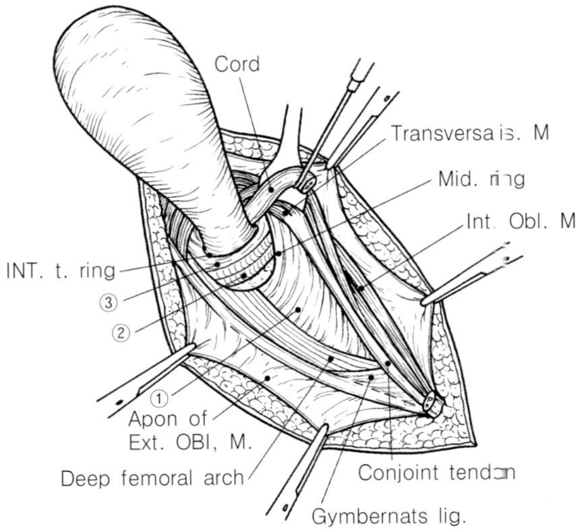

그림 15 Lytle이 기재한 2개의 내서혜륜(middle ring과 internal ring)
복횡근근막의 심층에 복막전근막이 있고, 그 사이에 하복벽동정맥이 주행한다. (문헌 4에서 인용, 일부 변경)
① 복횡근근막 ② 하복벽동정맥 ③ 복막전근막

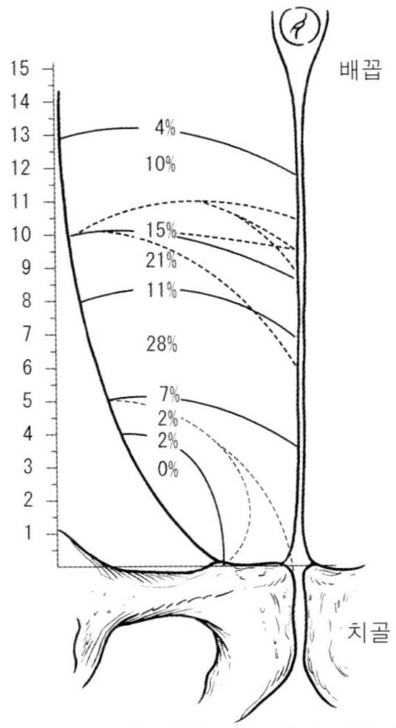

그림 16 Anson, McVay에 의한 복직근후초에서의 개인차에 따른 궁상선의 위치 분포 (문헌 2에서 인용)

이론과 완전히 같은 내용을 보고했었다(그림 13). 그러나 그의 이론은 주목받지 못했다.

1807년 Cooper[8]는, 복횡근근막은 가쪽의 서혜인대에서 정지하는 outer portion과 안쪽에 있는 복직근의 뒷면을 덮으면서 Cooper 인대에서 정지하는 얇은 inner portion의 2개 부분으로 이루어진다고 주장하였다(그림 14). 그러나 당시의 해부학자들은 inner portion의 존재를 무시하고, 복횡근근막은 outer portion 한층 뿐이라고 생각했다. 그 결과, 더글러스궁상선(semicircular line of Douglas)의 아래쪽에서는 내복사근건막(internal oblique aponeurosis)을 형성하고, 복횡근건막(transversus abdominis aponeurosis)은 복직근전초(anterior rectus sheath)만을 형성하며 복직근후초(posterior rectus sheath)는 존재하지 않고 복직근과 하복벽동정맥은 노출된 채로 복막전 지방조직 내에 존재한다고 생각했다[4].

1889년 Mackey 등[9]은 더글러스궁상선보다 아래쪽의 복직근(rectus abdminis muscle)과 근외막(investing fascia) [복횡근근막으로부터 이행되는 근막으로, 후에 Anson과 McVay[2]에 의해 복직근근막(rectus fascia)이라고 명명되었다]의 심층에 얇은 횡근근막의 일부인 근막이 존재한다고 생각했다. Read[4]는 후에, 이 근막이 Cooper's posterior lamina of the transversalis fascia로 생각된다고 하였다. 하복벽동정맥은 외장골동정맥(external iliac vessels)에서 분지되어 나온 직후에 이 근막을 관통하여 표층으로 나오고, 이 근막과 서혜관 뒤벽의 복횡근근막 사이에서 복직근쪽을 향해 주행하며, 복직근에 혈액을 공급한다고 주장하였다.

1945년 Lytle[10]은 서혜관 뒤벽의 복횡근근막 심층에 복막전근막(preperitoneal fascia)이 존재한다고 하고, 전자에 의해 형성된 서혜륜(종래의 내서혜륜)을 'middle ring', 후자에 의해 형성된 서혜륜을 'internal ring'으로 구별하여 부르고, 고위 결찰은 복막전근막에 의해 형성된 'internal ring'의 위치에서 시행되어야 한다고 하였다(그림 15). 하복벽동정맥은 Mackey 등의 의견과 마찬가지로 외장골동정맥에서 분지된 직후에 복막전근막을 관통하여 복막전근막의 'internal ring'과 복횡근근막의 "middle ring" 사이의 공간을 주행한다고 하였다.

1960년 Anson과 McVay[2]는 더글러스궁상선의 위치에는 개인차가 있고, 또한 뚜렷한 더글러스궁상선이 형성되지 않고 복직근후초가 치골에 접근해 감에 따라 점차 성글게 되어 희박해지는 경우도 있으며, 복직근후초가 치골이나 Cooper 인대가 있는 곳까지 계속되는 경우도 있다고 하였다(그림 16, 사진 18). 더글러스궁상선이 형성된 경우에는 아래쪽의 복직근이 복횡근근막에서 유래된 복직근근막으로 덮인다고 하였다(그림 17). 복직근근막이 치골상지에 부착된 부위의 가쪽 모서리는 증례에 따라서는 비후되어 있는 경우가 있는데, 이를 Henle 인대(Henle's ligament)라고 한다.

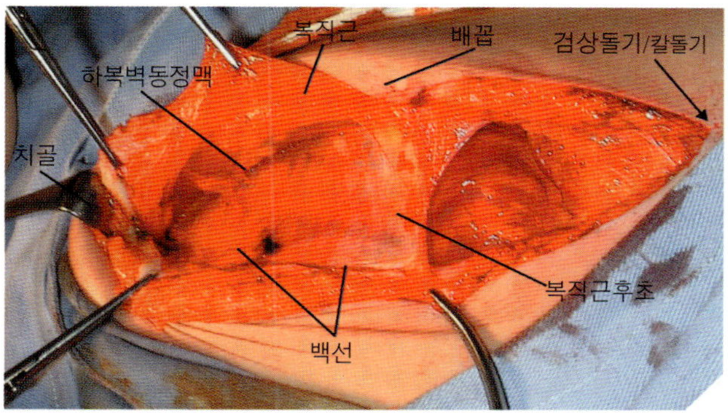

사진 18a 복부 정중절개 : 복직근후초가 뚜렷한 백색선을 형성하지 않고, 가로로 주행하는 건막섬유가 점차 성글어지면서 치골까지 계속되는 예

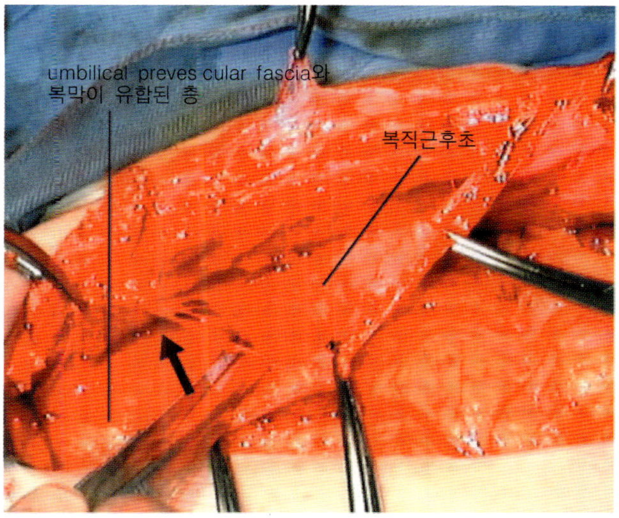

사진 18b Umbilica prevesicular fascia와 복막이 유합된 층과 복직근후초 사이의 space를 가쪽으로 박리한다.

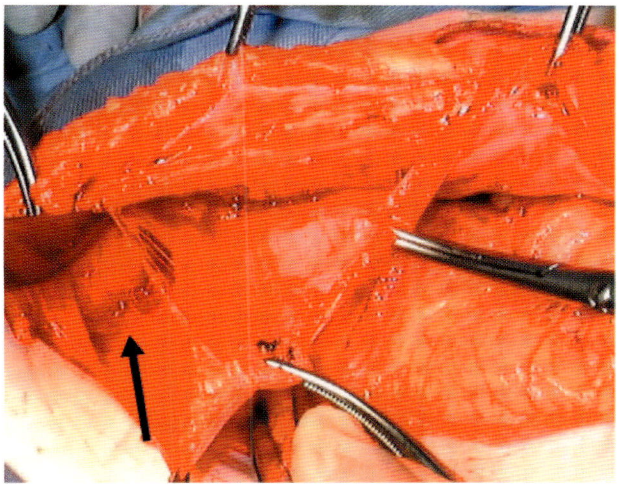

사진 18c 가쪽으로 박리를 계속하면 복막외극에 도달한다.

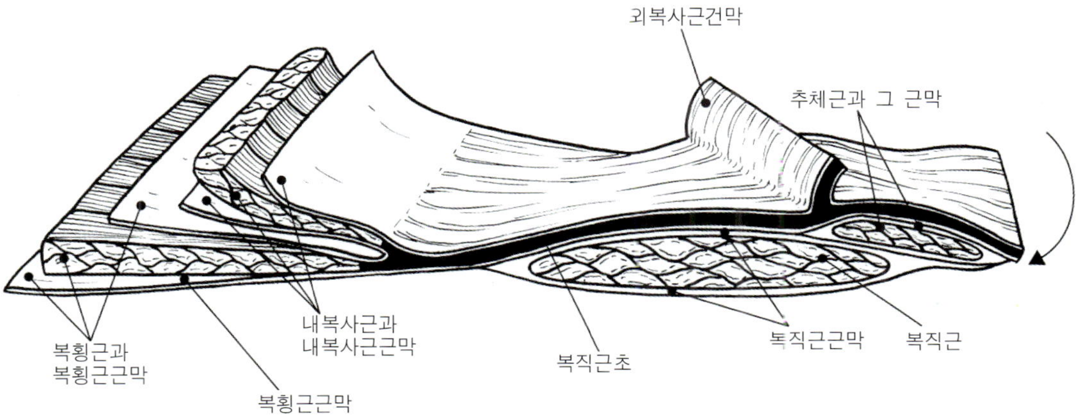

그림 17 Anson, McVay에 의한 복횡근근막과 복직근근막의 그림
궁상선 아래쪽에서의 단면도(문헌 2에서 인용)

1975년 Fowler[11]는 복횡근근막과 복막 사이에는 2개 층의 복막전근막(preperitoneal fascia)이 존재한다고 하였고, 표층을 preperitoneal fascia-membranous layer, 심층을 preperitoneal fascia-areolar layer라고 하였다(그림 18). 종래의 복횡근근막에 의해 형성된 내서혜륜(Lytle의 middle ring에 해당함)의 가쪽 심층에 있는 preperitoneal fascia-membranous layer에 의해 형성된 내서혜륜을 secondary internal ring이라고 하여 구별하였다. 복막외극은 2개 층의 preperitoneal fascia 사이에 있는 공간으로 정관이 주행한다고 하였으며, 하복벽동정맥은 Mackey 및 Lytle과 마찬가

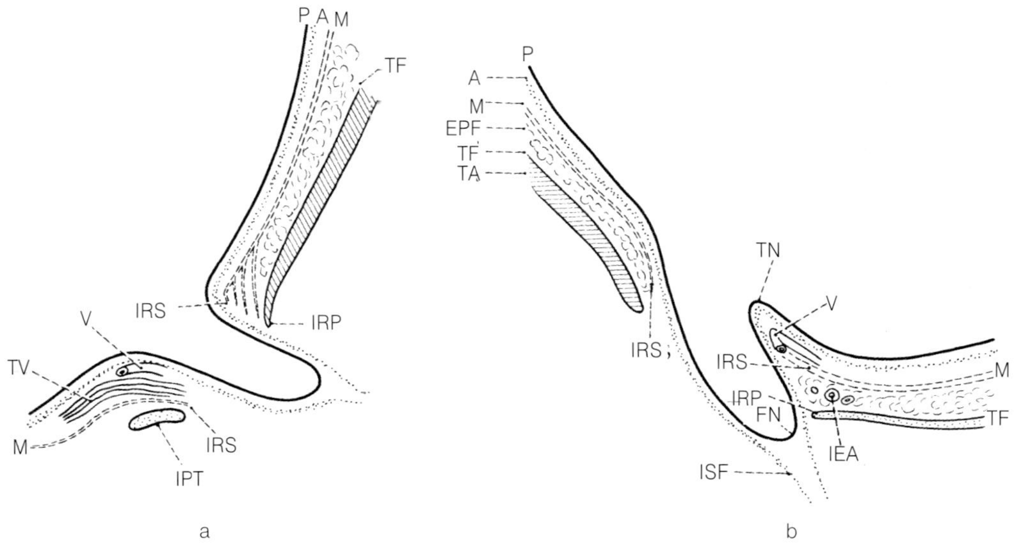

그림 18 Fowler가 기재한 서혜부의 단면도 (a: 시상단면도, b: 수평단면도)

복횡근근막의 심층에 preperitoneal fascia, membranous layer와 preperitoneal fascia, areolar layer가 있고, 정관과 고환동정맥이 그 사이를 주행한다. 하복벽동정맥은 복횡근근막과 preperitoneal fascia, membranous layer의 사이를 주행한다. (문헌 11에서 인용)

A: preperitoneal fascia, areolar layer, EPF: extraperitoneal fat, FN: false neck of sac, IEA: inferior epigastric artery, IPT: iliopubic tract, IRP: internal ring proper, IRS: secondary internal ring, ISF: internal spermatic fascia, M: preperitoneal fascia, membranous layer, P: peritoneum, TA: transversus abdominis muscle, TF:transversalis fascia TN: true neck of sac, TV: testicular vessels, V: vas deferens

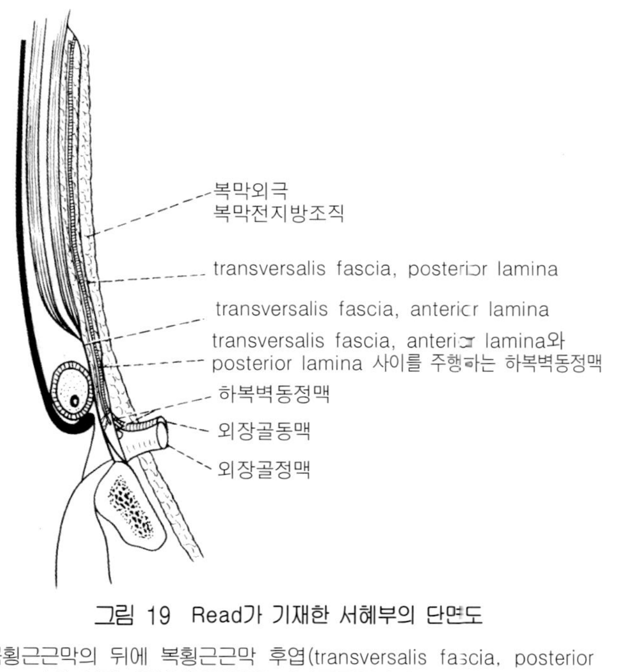

그림 19 Read가 기재한 서혜부의 단면도

복횡근근막의 뒤에 복횡근근막 후엽(transversalis fascia, posterior lamina)이 있다. 하복벽동정맥은 외장골동맥에서 분지된 직후에 복횡근근막 후엽을 관통하여, 복횡근근막과 복횡근근막 후엽의 사이로 주행한다(문헌 26에서 인용).

지로 복막외극이 아닌 복횡근근막과 preperitoneal fascia-membranous layer 사이의 공간을 주행한다고 하였다.

1967년 Read[12]는 하복부 가로절개에 의한 복막전 접근법에서 복직근근막의 심층에, 서혜관 뒤벽인 복횡근근막으로 연속되는 extraperitoneal layer가 있고, 이 근막이 정관과 고환동정맥, 또한 만약 존재한다면 외서혜탈장낭을 통 모양으로 둘러싸서 내정삭근막을 형성한다고 주장했지만, 그 당시에는 주목을 받지 못했다.

1992년 Read[4]는 anterior approach에서 서혜관 뒤벽인 복횡근근막을 절개하면 하복벽동정맥과 그 분지인 후장골치골정맥 등의 심층에 얇은 근막이 있다는 것을 재차 강조하였다. 이 근막은 단순히 복막전지방조직이 응축된 것이 아니라, 종래의 복횡근근막인 "Cooper's anterior lamina of the transversalis fascia"와는 달리, Cooper가 지적한 복횡근근막의 inner portion에 대한 기재와 마찬가지로 치골과 Cooper 인대에서 정지하기 때문에 Cooper's posterior lamina of the transversalis fascia라고 명명하였다(그림 19, 20). 이 Cooper's posterior lamina of the transversalis fascia를 절개하면, 비로소 복막외극인 보그로스 강(Bogros's space)과 안쪽에 있는 치골후극(Retzius space)에 도달할 수가 있어, 여기에 inlay graft를 배치한다고 하였다. Read의 "Cooper's posterior lamina of the transversalis fascia"에 대한 지적은 최근에 행해지고 있는 복횡근근막이나 복막외극에 대한 논의의 발단이 되었다.

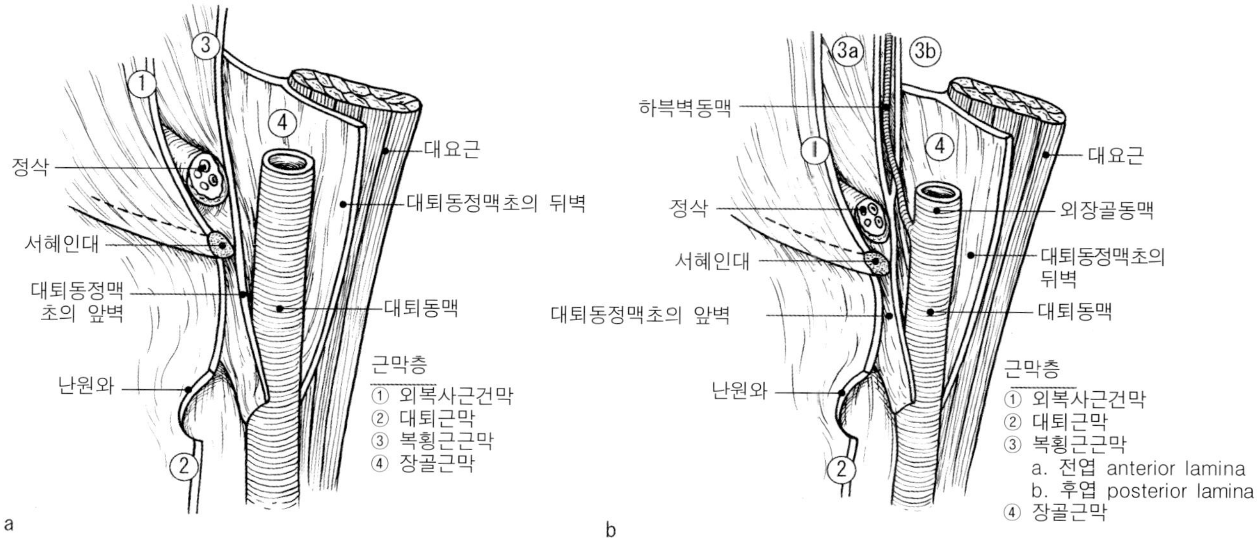

그림 20 복횡근근막과 대퇴동정맥초

a. 과거의 견해를 근거로 한 그림, b. 새로운 견해를 근거로 한 그림(문헌 27에서 인용)

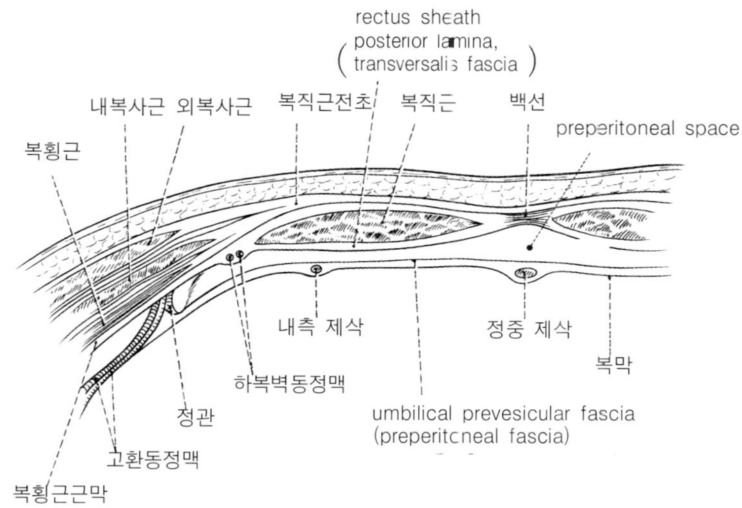

그림 21 Arregui가 기재한 복벽 단면도

복막 아래에 umbilical prevesicular fascia, 즉 preperitoneal fascia가 있고, 그 얕은층에 rectus sheath(posterior lamina, transversalis fascia)가 있다. preperitoneal fascia와 rectus sheath(posterior lamina, transversalis fascia) 사이가 복막외극이다(문헌 14에서 인용).

Arregui 등[13,14]은 1993년 이후, 복강경적 탈장수술의 경험을 토대로 다음과 같은 지견을 보고하였다(그림 21, 사진 19~21).

복직근후초(posterior rectus sheath)는 McVay와 Anson의 지견과 마찬가지로 뚜렷한 더글러스궁상선(semicircular line of Douglas)을 형성하지 않고 점차 성글게 되는 건막섬유와 여러 층의 근막이 유합되어 치골까지 계속되고(Arregui는 이 막을 attenuated posterior rectus sheath라고 하였다)(사진 18, 20), 여러 층의 근막들 중 한 층이 Cooper's posterior lamina of the transversalis fascia일 것이라고 생각하였다.

Attenuated posterior rectus sheath와 복직근 사이의 공간은 더글러스궁상선의 위쪽에서 복직근과 복직근후초 사이의 공간으로 연속되고, 이곳으로 하복벽동정맥이 주행한다(이 공간을 posterior rectus space라고 한다). 이 공간의 가쪽은 반월선(semilunar line) 부위에서 attenuated posterior rectus sheath와 복직근전초(anterior rectus sheath)가 유합되어 폐쇄된다.

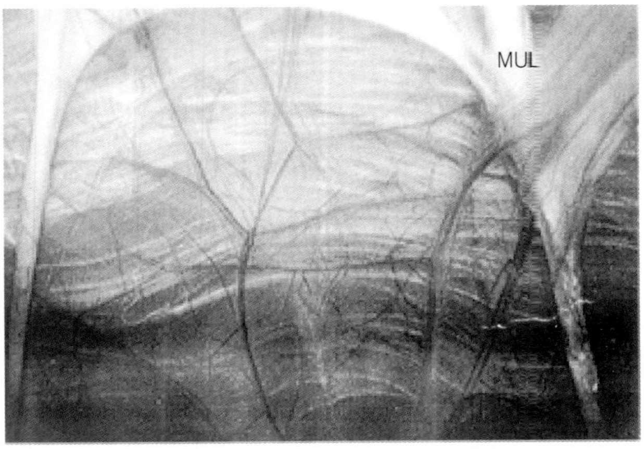

사진 19 복강 안에서 복막이 투시되어 가로로 주행하는 attenuated posterior rectus fascia가 치골 부근까지 계속되는 모양이 관찰된다. (문헌 14에서 인용, 일부 개정)

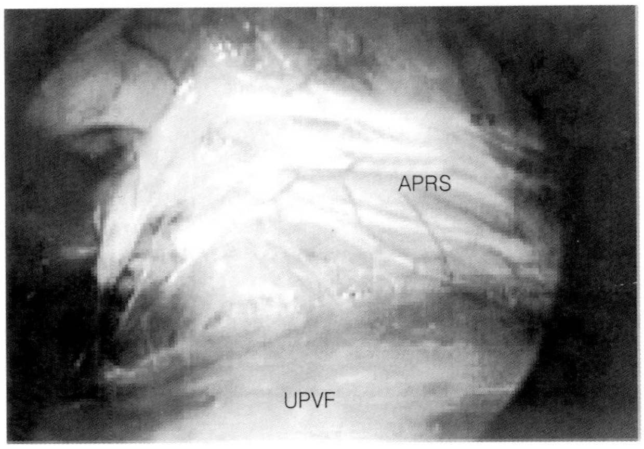

사진 20 Attenuated posterior rectus sheath(APRS)와 umbilical prevesicular fascia(UPVF) 사이의 space : 복막외극 (문헌 14에서 인용, 일부 개정)

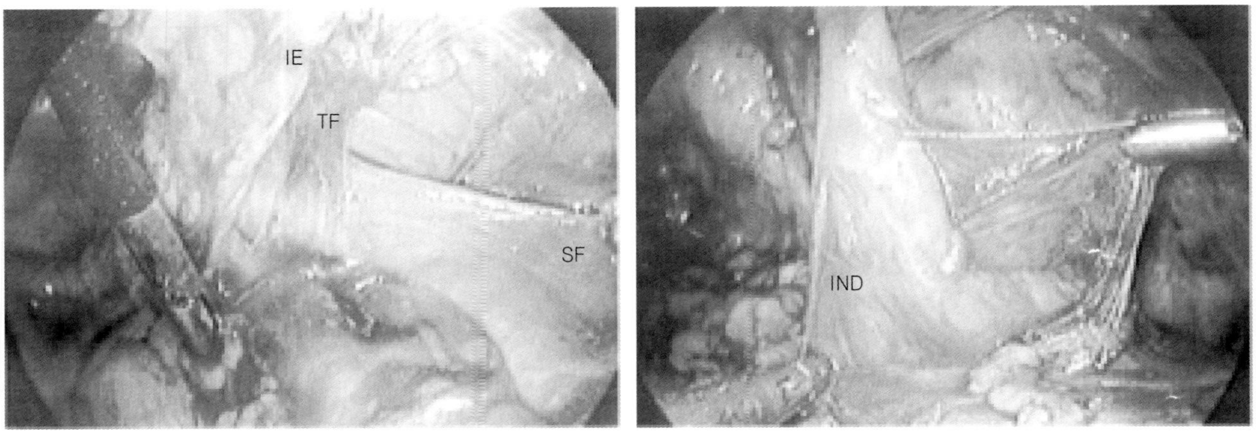

사진 21 Arregui의 spermatic sheath(umbilical prevesicular fascia) : 오른쪽 외서혜탈장의 TEP에서의 수술중 사진

a: 외서혜탈장, 고환동정맥, 정관을 둘러싼 Arregui의 spermatic sheath

b: Arregui의 spermatic sheath를 개방하면 안에 외서혜탈장을 볼 수 있다. SF: spermatic fascia, TF: transversalis fascial sling, IE: inferior epigastric vessels, IND: indirect inguinal hernia sac(문헌 14에서 인용, 일부 개정)

Attenuated posterior rectus sheath의 심층에는 umbilical prevesicular fascia라고 불리는 preperitoneal fascia가 있으며, 양 근막 사이가 복막외극으로, 치골 뒤쪽에 있는 Retzius space로 연속된다(사진 18, 20). umbilical prevesicular fascia는 내서혜륜의 심층 위쪽에서 정관 및 고환동정맥, 만약 존재한다면 외서혜탈장낭을 함께 원추형의 칼집 모양으로 둘러싸(필자는 지금부터 이 부분을 'Arregui의 spermatic sheath'라고 하겠다), 내정삭근막(internal spermatic fascia)이 되어 서혜관 내로 뻗어 나간다(사진 21).

Arregui의 spermatic sheath로부터 안쪽 부위에서는 umbilical prevesicular fascia와 복막 사이가 성근 결합 조직에 의해 형성된 공간이 되고, 그 안에 정중배꼽인대(median umbilical ligament), 배꼽동맥인대(medial umbilical ligament), 및 방광이 들어 있다. 잘못하여 이 층으로 들어가게 되면 출혈과 방광 손상의 위험이 있다.

Arregui의 이론에 따르면, 복막외 복강경적 수술을 할 때에 배꼽의 가쪽에서 복직근과 복직근후초 사이의 공간(posterior rectus space)을 아래쪽으로 박리하여 복막외극에 도달하는 수기는 attenuated posterior rectus sheath를 둔적(blunt)으로 파괴하여 복막외극에 도달하는 방법으로, 근막층의 해부학적 구조를 기준으로 한 접근법이 아니라고 할 수 있다.

1997년 Stoppa와 Diarra[15,16]는 복부 정중절개에 의한 복막전 접근법으로 실시한 수술(Giant Prosthetic Reinforcement of the Visceral Sac) 및 부검에서 얻은 다음과 같은 지견을 보고했다(그림 22, 23, 사진 22, 23).

신장 주위는 신주위근막 또는 2개 층의 Gerota근막

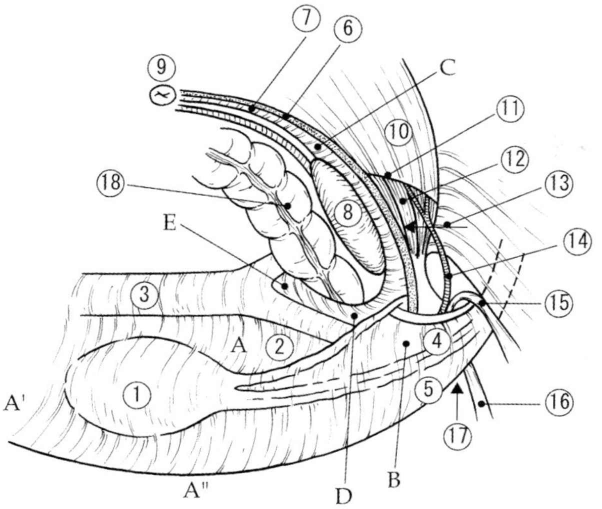

그림 22 Stoppa의 "Urogenital fascia"

Diarra B, Stoppa R, Verhaeghe P, et al: About prolongations of the urogenital fascia into the pelvis. Hernia, 1997을 참고로 정리한 우하복부에서의 "Urogenital fascia"의 그림으로, 벽측 복막은 절제했다. A: urogenital fascia 비뇨생식막(A,B,C,D의 모든 총칭), A': 횡격막 밑의 벽측 근막과 유합되는 부분. A'': 중액와선에서 복막과 유합되는 부분: lateral extension 또는 lateral wing이라고도 부른다[17], B: spermatic sheath. C: umbilico–prevesical fascia, D: sacro–recto–genito–pubic lamina, E: retrorectal fascia. ① A에 둘러싸인 우측 신장, ② A에 둘러싸인 우측 요관, ③ A에 둘러싸인 대동맥·하대정맥, ④ B에 둘러싸인 정관, ⑤ B에 둘러싸인 고환동정맥, ⑥ C에 둘러싸인 안쪽 배꼽인대(배꼽동맥 잔류조직), ⑦ C에 둘러싸이지 않은 정중배꼽인대(요막관 잔류조직), ⑧ C에 둘러싸이지 않은 방광, ⑨ 배꼽, ⑩ 복직근후초, ⑪ 궁상선, ⑫ 복직근근막(rectus fascia)(복횡근근막의 일부)에 둘러싸인 복직근 ⑬ Retzius space: umbilico–prevesical fascia "C"와 치골, 복직근 사이의 space. ⑭ 하복벽동정맥, ⑮ 내서혜륜, ⑯ iliopubic tract, ⑰ space of Bogros: spermatic sheath "B"의 가쪽, 안쪽, 및 등쪽의 space, Stoppa는 신근막후엽의 등쪽(얕은층)인 "posterior pararenal space"와 연결되는 space로 보고 있다. ⑱ 직장(문헌 28에서 인용)

(전엽, 후엽)이 둘러싸고 있다. 그러나, 이 근막은 신장이나 요관 등의 비뇨기계 장기만이 아니고, 다음에 기술한 것처럼 아래쪽으로 뻗어나가 고환과 정관 등의 생식기계 장기도 둘러싸고 있기 때문에 urogenital fascia(비뇨생식근막)라고 해야 하다.

2개 층의 urogenital fascia는 신장의 위쪽에서 유합되고, 다시 횡격막하근막과 유합하여 신장을 고정시킨다. 안쪽은 대동맥과 하대정맥 주위의 혈관초와 유합되어 폐쇄되어 있지만, 하장간막동맥(inferior mesenteric artery) 근부의 아래쪽에서는 성글게 유합되어 있다. 아래쪽은 폐쇄되지 않은 2개 층의 근막으로 요관(ureter)과 고환동정맥(testicular vessels)을 둘러싼 상태로 뻗어나가는데, 다음과 같은 4개의 부분으로 나뉘어져 소골반내, 배꼽 부위, 그리고 서혜관 안쪽까지 연속되어 있다. 외장골동정맥(external iliac vessels)은 urogenital fascia의 얕은층에 있기 때문에 둘러싸여 있지는 않다.

㉡ 아래쪽 : sacro–recto–genito–pubic lamina

소골반의 측벽을 따라 천골(sacrum)에서 직장 및 방광의 가쪽을 지나 치골을 향해 시상면상으로 뻗어나가는 부분을 형성한다.

② 앞쪽 : umbilico–prevesical fascia

내장골동맥(internal iliac artery)에서 배꼽동맥(배꼽동맥인대:medial umbilical ligament)이 분지되는 부위의 안쪽에서는 앞복벽을 따라 배꼽을 향해 뻗어나가는 삼각형의 umbilico–prevesical fascia를 형성한다. 그 가쪽 모서리는 좌우 양측의 배꼽동맥인대(배꼽동맥), 정점은 배꼽(요막관〈urachus〉의 잔류 삭상조직), 바닥부분은 치골의 후면이 경계가 되고, 안쪽은 방광과 치골 사이(방광의 앞쪽)에 이르며, 정중앙에서 반대쪽의 같은 근막과 유합된다. 태생학적으로 중배엽에서 유래되는 신장이나 요관 등은 2개 층의 umbilico–prevesical fascia(중배엽에서 유래)에 둘러싸여 있지만, 내배엽인 비뇨생식굴(urogenital sinus)에서 유래된 방광은 umbilico–prevesical fascia에 둘러싸여 있지 않다.

umbilico–prevesical fascia와 복횡근근막 사이의 공간은 소위 치골후극(Retzius space)으로, 지방조직이 많고 박리가 용이하여, mesh를 이 공간에 배치한다. 하복벽동정맥은 이 공간으로 주행한 후에 복직근의 후면에서 복횡근근막을 관통하여 복직근초(rectus sheath) 안으로 들어간다.

때대로 umbilico–prevesical fascia와 복횡근근막 사이에서 얇은 근막이 관찰되는 경우가 있는데 'Cooper's posterior lamina of the transversalis fascia'에 해당되는 것일지도 모른다고 생각하고 있다. umbilico–prevesical fascia와 방광 사이는 밀접하게 유합되어 있고 또한 정맥총(venous plexus)이 있기 때문에 박리가 곤란하다.

③ 가쪽 : spermatic sheath

신장의 경우와 마찬가지로 2개 층의 urogenital fascia가 정관과 고환동정맥(testicular vessels)을 둘러싼 삼각형의 칼집모양 근막 spermatic sheath(Stoppa의 spermatic sheath라고 함)를 형성하는데, 이것은 내서혜륜에서부터 서혜관 안으로 뻗어나가 내정삭근막(inter–

nal spermatic fascia)을 형성한다. 그 안쪽모서리는 정관이지만 가쪽모서리는 고환동정맥보다 더 바깥쪽까지 연속되어, 적어도 중액와선(midaxillary line)까지 뻗어나가 벽측복막(parietal peritoneum)과 유합한다. Stoppa의 spermatic sheath는 Arregui의 spermatic sheath와는 달리 외서혜탈장낭을 둘러싸고 있지 않다.

보그르스 강(Bogros's space(뒤에 기술한다))는 spermatic sheath에 의해 천층(superficial layer)과 심층(deep layer) 2개의 공간으로 나눌 수 있다. 천층인 복횡근근막과 spermatic sheath 사이의 공간에는 외장골동맥과 복벽측에 속하는 신경이 주행하기 때문에 박리하는 것이 위험할 뿐 아니라 mesh를 배치하면 mesh와 혈관, 혹은 신경이 유착되어, 후에 혈관 수술 등이 곤란하게 된다. 심층 복막과 spermatic sheath 사이는 특히 혈관이 없기 때문에, 이 공간을 박리하여 spermatic sheath로 둘러싸여 있는 정관과 고환동정맥을 복벽측에 배치한 후(이 박리 조작을 "parietalization of the cord components"라고 함) mesh를 배치한다.

④ 뒤쪽 : retrorectal fascia

천골전근막(presacral fascia)과 직장 사이를 지나 정중앙에서 반대쪽의 같은 근막과 유합한다.

L 서양의 지견과 일본에서의 지견의 비교

복막과 복횡근근막 사이에 있는 근막의 수, 형태, 그리고 명칭에 대해서는 서양의 여러 보고자들 사이에 각각 그 견해가 다르다. 2개 층의 복막전근막에 관해서는 표 1에 기술된 것처럼 대체적으로 부합된다고 생각된다. 그러나 다음과 같이 서로 다른 점도 있고, 아직 명확하지 않은 점이 많다.

1. Stoppa의 urogenital fascia, umbilico-prevesical fascia, 및 spermatic sheath와 복막전근막과의 형태적 차이

2개 층의 복막전근막은 신장, 요관, 방광, 정관, 고환동정맥 및 외장골동정맥을 둘러싸며, 이 공간을 복막외극(preperitoneal space)이라고 생각하고 있는데 비해, Stoppa의 지견에서는, 2개 층의 복막전근막에 대응한다고 생각되는 urogenital fascia와 이어지는 umbilico-prevesical fascia는 방광의 천층(앞쪽)에 있어, 방광은 2개 층의 umbilico-prevesical fascia(urogenital fascia)로 둘러싸여 있지 않다. 게다가 복막외극은 umbilico-prevesical fascia(urogenital fascia)와 복횡근근막 간의 공간이라고 생각하고 있다. 또한 외장골동정맥도 umbilico-prevesical fascia에 둘러싸여 있지 않고, 오히려 그 fascia의 천층에 위치한다. 2개 층의 복막전근막은 복횡근근막(내복근막)처럼 복강 전체를 둘러싸고 있는 것에 비해, Stoppa의 urogenital fascia는 umbilico-prevesical fascia, spermatic sheath 등의 복잡한 형태로 나뉘어져 복벽 전체를 둘러싸지 않는다. 내서혜륜의 안쪽모서리에서 배꼽동맥인대(medial umbilical ligament) 사이의 심부에는 urogenital fascia가 존재하지 않기 때문에 하복벽동정맥(inferior epigastric vessels)은 복막외극을 주행한다.

2. Arregui의 attenuated posterior rectus sheath와 복막전근막과의 형태적 차이

Arregui는 umbilical prevesicular fascia와 attenuated posterior rectus sheath와의 사이의 공간이 복막외극이라고 하는 점에서는 사토(佐藤)씨의 이론과 유사하다. 그러나 Stoppa와 마찬가지로 방광이 prevesicular fascia와 복막 사이에 위치한다고 주장하여 사토씨의 이론과는 다르다.

M 대퇴동정맥초, 대퇴륜, 대퇴관 (그림 20, 24)

외장골동정맥은 대요근의 앞면을 따라 후복막강의 아래로 내려가 장요근(iliopsoas muscle)의 안쪽모서리인 iliopectineal arch, Cooper 인대 및 iliopubic tract에 둘러싸인 혈관열공을 통과하여 대퇴동정맥이 된다. 이 때 내서혜륜에서 내정삭근막(interal spermatic fascia)이 형성되는 것과 같은 양상으로, iliopectineal arch, Cooper 인대 및 iliopubic tract으로부터 복횡근근막이 혈관을 원통형으로 둘러싸듯이 대퇴동정맥초(femoral

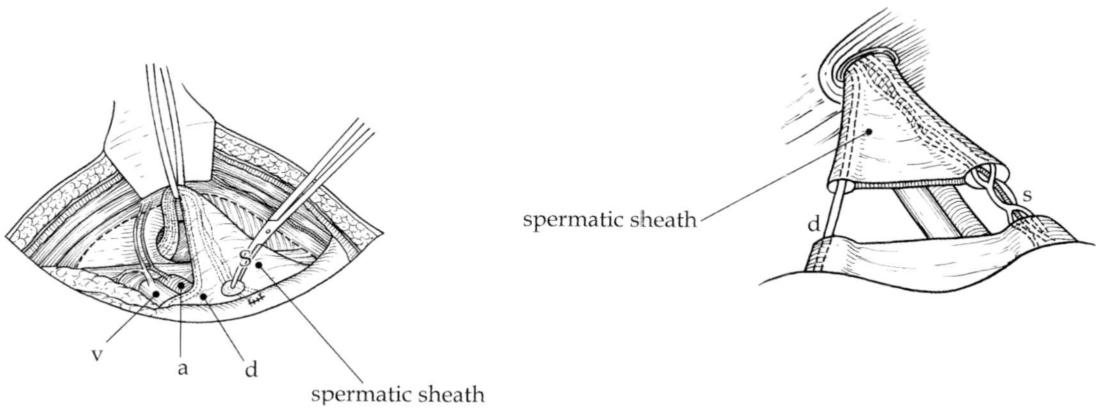

그림 23 Stoppa가 기재한 spermatic sheath (오른쪽)

정중 절개로 복막외극에 도달하여 가쪽으로 박리하면 원추형의 spermatic sheath가 정관과 고환동정맥을 싸서 내서혜륜으로부터 탈출한다. (문헌 15에서 인용, 일부 개정)

s : 고환동정맥, d : 정관, a : 외장골동맥 v : 외장골정맥

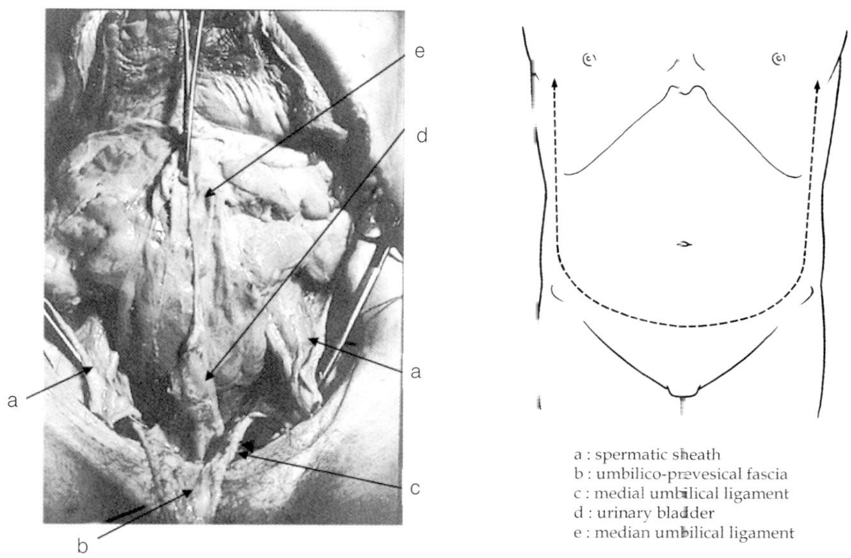

사진 22 Stoppa's urogenital fascia

오른쪽 그림과 같이 앞복벽을 복막만 남기고 U자형으로 절개하여 머리쪽으로 뒤집었다. (문헌 15에서 인용, 일부 개정)

sheath)를 형성한 다음 4cm 정도 말초 쪽으로 뻗어나가 대퇴동정맥의 외막과 유합하면서 끝난다. Cooper 인대로부터 뻗어 나온 부분은 치골근(pectineal muscle)을 덮고 있는 치골근막(pectineal fascia)이다. 대퇴동정맥초는 가로로 3개의 부분으로 나뉘어져 있는데 가쪽 부분에는 대퇴동맥이 주행하고, 가운데 부분은 대퇴정맥이 주행하며, 안쪽 부분은 길이 2cm 정도의 원추상 공간인 대퇴관(femoral canal)인데, 그 안에는 대퇴에서 오는 대퇴혈관의 선단부로서 대퇴동정맥초의 안쪽 벽 앞쪽을 관통하여 위쪽으로 주행하는 림프관과 깊은 서혜림프절[Rosenmüller(독일) 또는 Cloquet(프랑스) 림프절] 및 지방조직이 들어 있다. 대퇴신경(femoral nerve)은 대퇴동정맥초 안에 들어있지 않고 가쪽에 있는 장요근의 표면을 주행한다.

외장골정맥(external iliac vein)의 안쪽 모서리와 Cooper 인대 및 iliopubic tract으로 둘러싸인 대퇴관의 복막외극 쪽 입구 부분이 대퇴륜(femoral ring)이다. 대퇴탈장은 대퇴륜을 통과하여 대퇴관의 아래쪽으로 주행하는데, femoral sheath의 안쪽에서 복횡근근막과 2개 층의 복막전근막을 늘리고 대퇴근막(fascia lata)에 뚫려있는 난원와(fossa ovalis)로 돌출된다. 이곳은 사상근막(cribriform fascia)으로 덮여 있다. 대퇴탈장의 출구가 되는 femoral sheath의 부위를 대퇴탈장문(femoral hernia orifice)이라고 한다.

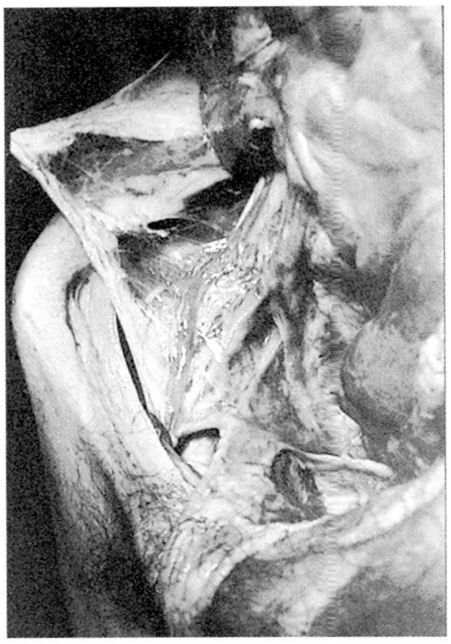

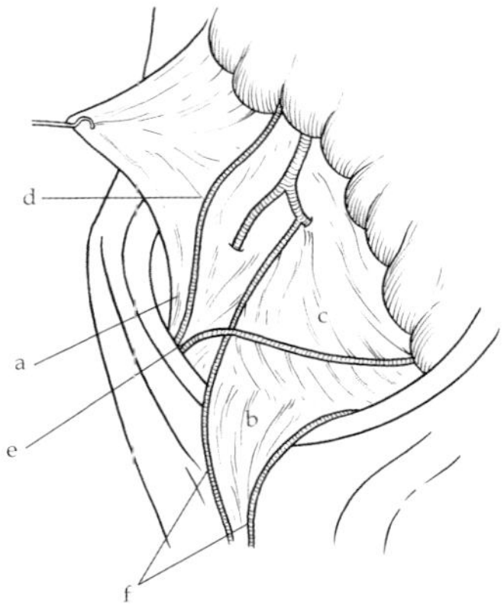

a: spermatic sheath
b: umbilico-prevesical fascia
c: sacro-recto-genito-pubic lamina
d: spermatic vessels
e: vas deference
f: medial umbilical ligament

사진 23 Stoppa's urogenital fascia
(문헌 15에서 인용, 일부 개정)

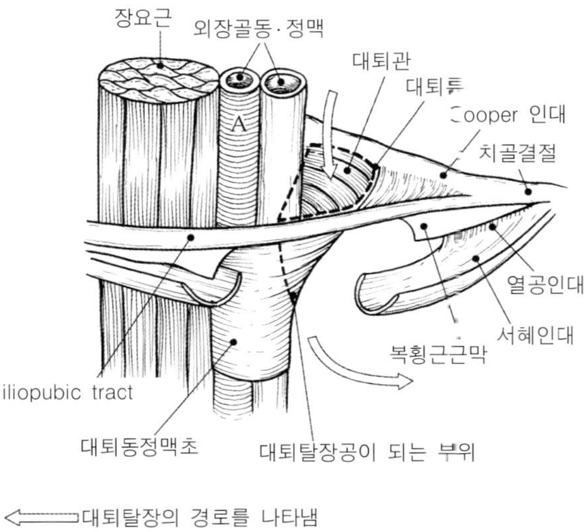

그림 24 열공인대와 대퇴륜, 대퇴동정맥초, 대퇴관의 관계
(문헌 23에서 인용)

대퇴탈장문의 앞면에는 견고한 서혜인대가 있고, 안쪽에는 열공인대(lacunar ligament)가 있기 때문에 감돈(incarceration)이나 교액(strangulation)을 초래하는 곳은 대퇴륜이 아니고 이 부위이다.

N 특별한 명칭이 붙은 부위

1. Myopectineal orifice(그림 25)

Fruchaud는 서혜부 주변에서 모든 형태의 탈장이 발생될 수 있는 부위를 일괄하여 myopectineal orifice라고 명명하였다[17]. 그 윗모서리는 내복사근과 복횡근, 가쪽모서리는 장요근(iliopsoas muscle), 안쪽모서리는 복직근(rectus abdominis muscle)의 가쪽모서리, 아래쪽모서리는 Cooper 인대이다.

탈장의 재발을 방지하기 위해서는 myopectineal orifice를 전체적으로 보강할 필요가 있는데, 이는 복강경적 수술이나 복막전 접근법에 의한 수술 혹은 Prolene Hernia System을 이용한 수술로 가능하다.

2. Hesselbach 삼각(그림 26)

현재, Hesselbach 삼각(triangle)은 윗모서리는 하복벽동정맥, 안쪽모서리는 복직근, 아래쪽모서리는 서혜인대로 둘러싸인 서혜관 뒤벽으로, 내서혜탈장이 돌출되는 부위라고 알려져 있다. 그러나 1814년, Hesselbach 자신은 그 아랫모서리를 Cooper 인대라고 기재했고, 대퇴륜도 포함시켰다[18]. 당시에는 전승 경로가 발달되지 않았기 때문에 지금과 같이 바뀐 것이다. 복강경적 수술을 할 때에 지적되는 방광상와(supravesical fossa)도 포함되어 있다.

3. Lateral triangle(가쪽 삼각)(그림 27, 사진 24)

Gilbert 등[19]은 myopectineal orifice 안에서 원래의 Hesselbach 삼각에 포함되지 않은 부위, 즉 하복벽동정

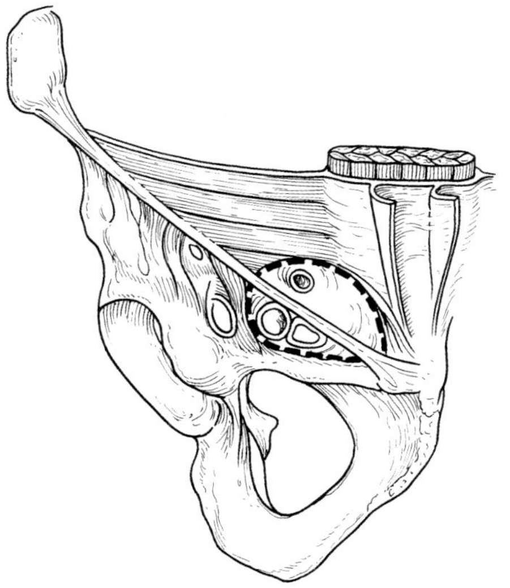

그림 25 Fruchaud의 myopectineal orifice
여기로부터 서혜부 주위에 일어나는 모든 형태의 탈장이 탈출한다.(문헌 17에서 인용)

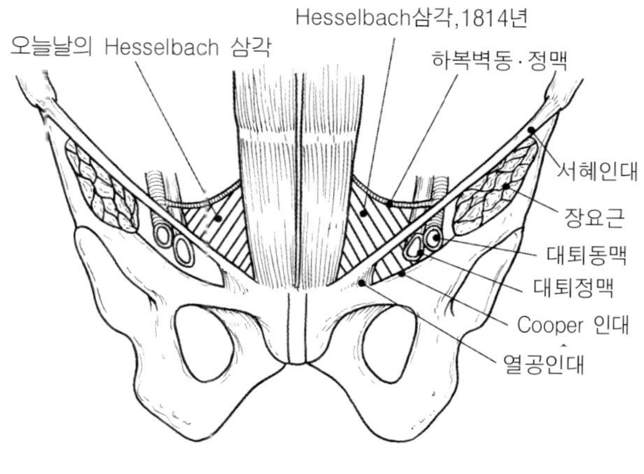

그림 26 1814년 Hesselbach 자신이 제시한 본래의 Hesselbach 삼각과 오늘날의 Hesselbach 삼각의 차이
1814년 당시는 대퇴륜까지 포함시켰다.(문헌 18에서 인용, 일부 개정)

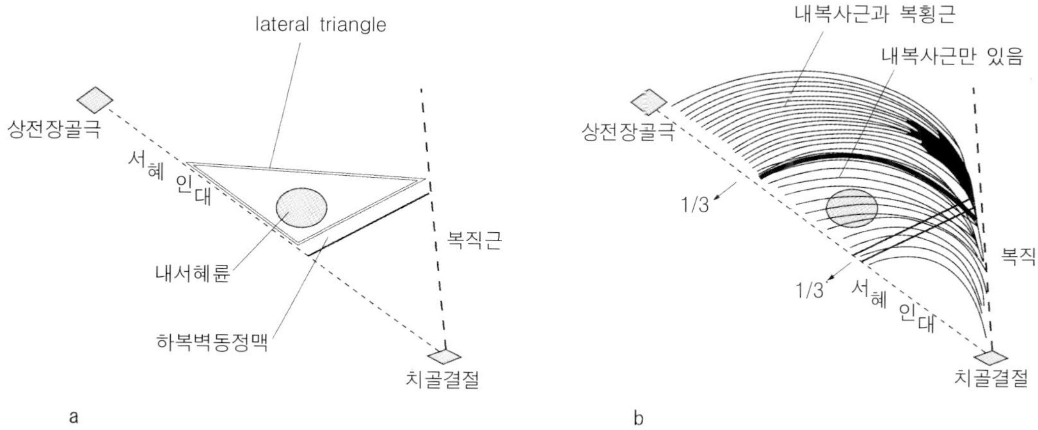

그림 27 Gilbert의 lateral triangle 가쪽 삼각(일부 개정) (문헌 19에서 인용)

맥의 가쪽에 있는 삼각형의 부분을 lateral triangle(가쪽 삼각)이라고 명명하였다. 내서혜륜의 가쪽 부위는 내복사근과 복횡근의 두 근육으로 덮여 있다. 서혜인대의 가쪽 1/3의 영역은 확실히 2개 층의 근육으로 덮여 있지만 중앙 1/3의 영역에는 복횡근이 없고 내복사근만으로 덮여 있기 때문에 해부학적으로 약한 부위이다. 게다가, 내서혜탈장(direct inguinal hernia)의 수술 시에 정삭을 열고 외서혜탈장의 공존 유무를 검색할 때에는 탈장방어기전의 중요한 부분인 복횡근근막 sling이 손상되는 것을 피할 수 없다. 만약 내서혜탈장문만을 mesh로 보강하고 내서혜륜을 포함한 가쪽 삼각을 보강해 주지 않으면 내서혜륜의 가쪽에 있는 내복사근의 틈으로 탈출하는 간질탈장(interstitial hernia)이 재발될 위험이 있다고 지적하고 있다.

4. 보그로스 강(Bogros's space)과 치골후극(Retzius space)

1823년, Bogros는 서혜관 뒤벽을 절개하면 복막을 열지 않고도 외장골동정맥과 하복벽동정맥의 기시부에 도달할 수 있다고 생각했다[20]. 이 복막에서 복벽 사이에 있는 삼각형의 공간을 보그로스 강이라고 한다. Read는 inlay mesh를 보그로스 강에 배치해야 한다고 하였으며 이 공간을 "home space of prosthesis"라고 하였다.

Stoppa는 보그로스 강이 신근막 후엽과 복벽의 복횡근근막 사이에 있는 공간, 즉 posterior pararenal space로 연속된다고 보았다(그림 28)[20].

Umbilico-prevesical fascia와 복횡근근막 사이의 공간이 소위 치골후극(Retzius space)으로, 지방조직이 많고 박리하기가 용이하여, mesh를 이 공간에 배치한다.

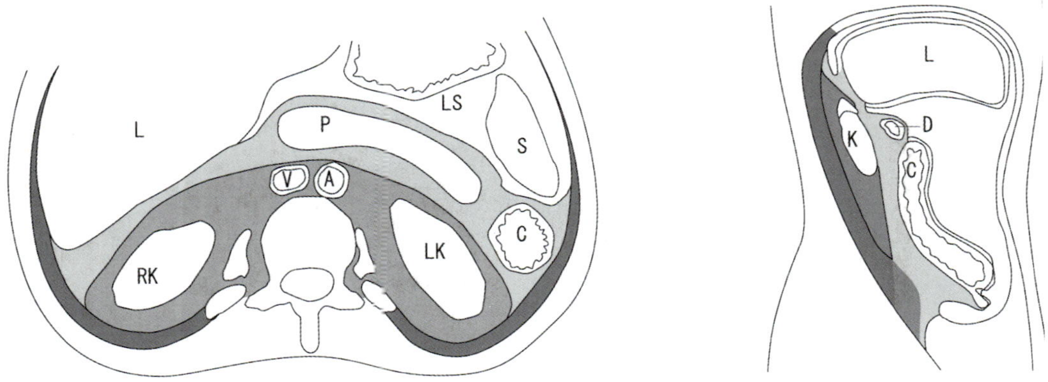

▭ : anterior pararenal space, ▭ : perirenal space, ▬ : posterior pararenal space

그림 28 후복막강의 구획

a : 횡단면도, b : 시상단면도
L=간, P=췌장, LS=그물막주머니(Lesser sac), S=비장(spleen), V=하대정맥, A=대동맥
K=신장, RK=우측 신장, LK=좌측 신장, C=결장, D=십이지장 (문헌 20 에서 인용)

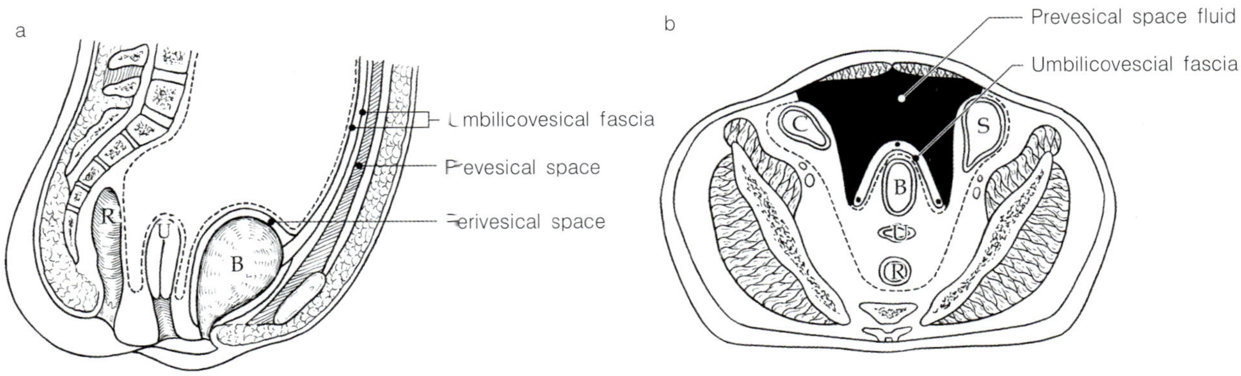

그림 29 방광 앞 Retzius space로의 액체의 저류

a : 하복부와 골반의 시상단면도, b : 수평단면도. 치골후극(Retzius space) 안으로 대량의 액체가 저류하는 모습은 어금니 모양을 나타낸다.
R : 직장, U : 자궁, B ; 방광, C ; 맹장, S : S상 결장, 점선 : 복막

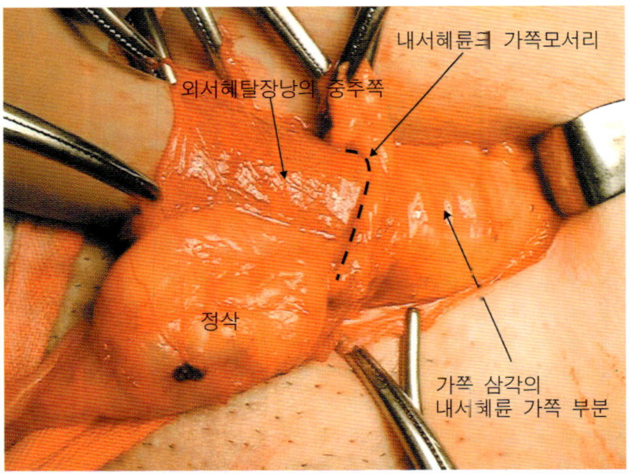

사진 24 가쪽 삼각 (lateral triangle)
외서혜탈장낭 안으로 손가락 끝을 넣어 가쪽 삼각의 강도를 검토하고 있다.

보그로스 강과 치골후극은 서로 통해 있는 것으로 알려져 있었으나, 최근에는 양쪽 공간이 서로 통하는 것은 인위적인 것이며, 하복벽동정맥이 있는 곳에서 갈라진다는 다른 이론이 있다[20]. 이 견해는 방광 주위의 치골후극에 액체가 저류되는 모습을 CT scan으로 보면 액체가 방광 주위에만 어금니 모양으로 모여 있어 가쪽에 있는 보그로스 강(외장골동정맥 주위)으로는 퍼지지 않는 소견을 보이기 때문에 지지를 받고 있다(그림 29)[20].

O 서혜부의 신경

아래에 열거한 3개의 신경이 있지만 서로 연결하는 신경섬유가 있기 때문에 적어도 이들 중 하나만 남아 있으면 지각장애는 거의 문제가 되지 않으며, 문제가 있더라도 수주일 내에 회복된다.

1. 장골하복신경(iliohypogastric nerve) (사진 6, 9, 10)

T12와 L1에서 나오는 지각신경으로 상전장골극(ASIS)에서 2cm 안쪽의 후복막강으로부터 근육층을 관통하여 내복사근의 표면으로 나와서, 내복사근의 표면 안쪽의 아래방향으로 주행하여 외서혜륜의 위쪽에서 복직근전초(anterior rectus sheath)를 타고 넘어가 외복사근건막을 관통하여 피하로 나와 치골 윗부분의 피부에 분포한다. onlay patch를 내복사근에 봉합하여 고정할 때에는, 이 신경이 onlay patch와 내복사근 사이에 끼어들어가지 않도록 주의해야 한다.

2. 장골서혜신경(ilioinguinal nerve) (사진 9, 10)

역시 T12와 L1에서 나오는 지각신경으로 장골하복신경의 약간 아래쪽에서 내복사근의 표면으로 나온다.

내복사근 표면의 안쪽 아랫방향으로 주행하는데, 고환거근의 표면을 정삭 앞면에 부착시킨 상태로, 다시 안쪽으로 주행해서 외서혜륜을 통과한 후에 음낭(대음순)에 분포한다. 때로는 정삭 부위에서 분지되거나 고환거근 내에 파묻혀 찾기 어려운 경우도 있다.

3. 음부대퇴신경(genitofemoral nerve) (사진 7, 8)

L2와 L3에서 나오는 신경으로 후복막강에서 대퇴가지(femoral branch)와 음부가지(genital branch)로 분지된다. 대퇴가지는 지각신경으로 외장골동맥의 가쪽에서 iliopubic tract의 아래로 빠져나가 대퇴부 앞면의 피부에 분포한다. 음부가지는 내서혜륜의 7시 방향(오른쪽의 경우)에서 고환거근 안으로 들어가, 고환거근에 운동신경을 내면서 외정삭동정맥(blue line)과 거의 함께 정삭 아래쪽으로 주행하며, 음낭(대음순)에 지각신경을 낸다.

P 고환의 혈행

고환의 주된 영양혈관은 고환동맥이지만 외음부동맥(external pudendal artery), 내음부동맥(internal pudendal artery), 상방광동맥(superior vesical artery), 전립선동맥(prostatic artery) 등에서 오는 측부혈행(collateral circulation)이 있고, 이 혈관들은 모두 외서혜륜의 말초쪽에서 서로 통하고 있기 때문에 서혜관 내에서의 정삭동맥의 손상이 반드시 고환에 허혈을 초래한다고 할 수 없다. 그러나 고환을 음낭으로부터 박리시켜 서혜부로 이동시키면 허혈이 발생될 위험이 증가된다. 고환정맥은 포도송이 모양의 정맥총(venous plexus)을 형성한다.

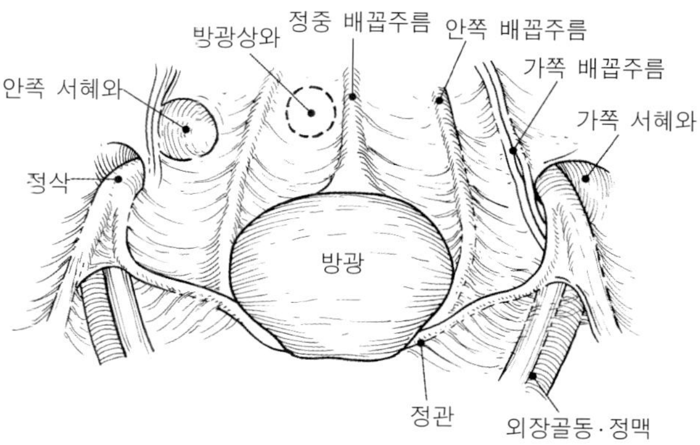

그림 30 복강 안에서 본 하복부의 복벽
(문헌 21에서 인용)

Q 복강쪽에서 본 서혜부의 해부학적 구조

하복부의 앞복벽을 복강쪽에서 관찰해 보면, 복막에 다음과 같이 아래쪽으로 주행하는 3종류, 전체적으로는 5개의 주름과 이 주름들에 의해 나뉘어져 좌우 대칭으로 움푹 파인 곳이 4군데 있다[21](그림 30).

① 정중 배꼽주름(median umbilical fold): 정중앙에 위치하고, 배꼽과 방광의 첨단부를 연결한다. 요막관(urachus)이 폐쇄되어 생긴 정중제삭(median umbilical ligament)이 들어 있다.

② 안쪽 배꼽주름(medial umbilical fold): 정중배꼽주름의 가쪽에 1쌍이 있는데, 배꼽으로부터 방광의 가쪽을 향한다. 배꼽동맥이 폐쇄되어 생긴 제동맥삭(lateral umbilical ligament)이 들어 있다.

③ 가쪽 배꼽주름(lateral umbilical fold): 안쪽 배꼽주름보다 더 가쪽에 1쌍이 있고 하복벽동정맥이 들어 있다.

④ 방광상와(supravesical fossa): 정중배꼽주름과 안쪽 배꼽주름 사이의 함몰 부위로, 이곳으로부터 방광상

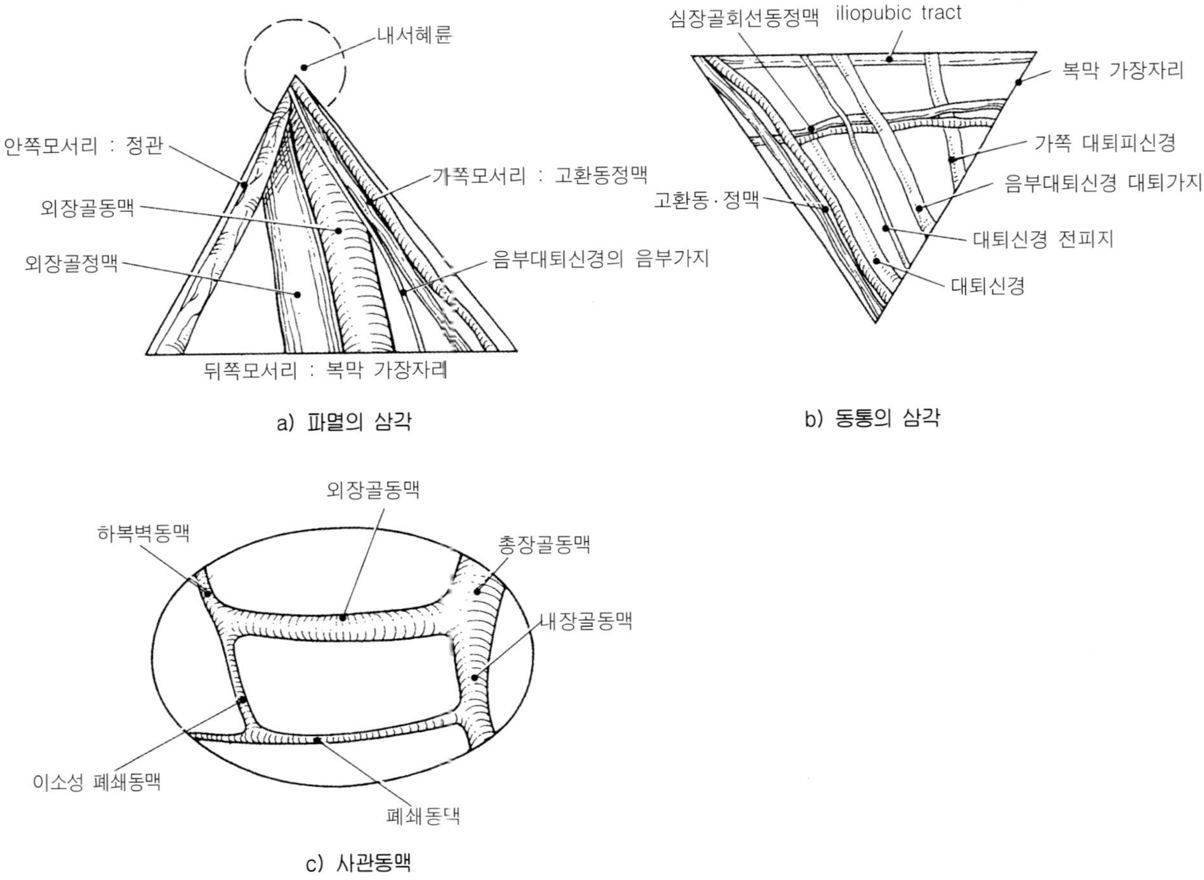

그림 31 복강경적 서혜탈장 수술에서 주의해야 할 영역
(문헌 21에서 인용)

탈장이 발생한다. 방광상탈장에는 통상적인 탈장처럼 복횡근근막의 바깥쪽으로 탈출하는 외방광상탈장과, 방광의 앞쪽에 있는 치골의 뒷부분인 치골후극(Retzius space)이나 방광의 가쪽에서 탈출과정이 멈추는 내방광상탈장(internal supraves cal hernia)이 있는데, 후자는 골반탈장(내탈장)으로 취급해야 할 질환이다. 외방광상탈장은 통상적인 anterior approach에 의한 수술시에는 서혜관 뒤벽의 치골결절 가쪽에 국한된 내서혜탈장(direct inguinal hernia(게실형 내서혜탈장이라고 한다))으로 진단되기 때문에(사진 5), 발견되지 않는 경우는 없다.

⑤ 안쪽 서혜와(medial inguinal fovea): 안쪽과 가쪽 배꼽주름 사이에 있는 함몰 부위로 내서혜탈장이 발생한다.

⑥ 가쪽 서혜와(lateral inguinal fovea): 가쪽 배꼽주름의 가쪽에 있는 함몰 부위로 외서혜탈장이 발생한다.

R 복막외극에서 본 해부학적 구조

복막, 복막전근막의 심층 그리고 복막전지방조직을 박리하면, 복막외극에서 볼 수 있는 해부학적 구조가 전개된다(그림 7). 실제로 복막전 접근법(open)이나 복강경적 수술시에 복막외극에서 박리를 시작한 시점의 소견에서는 정관과 고환동정맥이 복막전근막의 심엽으로 형성된 spermatic sheath(Stoppa)로 덮여 있기 때문에(사진 12) 이 그림과는 다르다는 점에 주의해야 한다.

중요한 신경은 내서혜륜의 가쪽에 있고, 골반 안에서부터 iliopubic tract의 밑으로 들어가 대퇴부를 향해 주행하는데, 중요한 혈관은 모두가 내서혜륜의 안쪽으로 주행하고 있다.

복강경적 수술 시에는 특히 주의해야 할 영역이 3군데 있다(그림 31)[21].

① 파멸의 삼각(triangle of doom; 혹은 불운의 삼각): 내서혜륜을 정점으로 하여 고환동정맥(testicular vessels)과 정관으로 둘러싸인 삼각 지역으로, 이 안에 외장골동정맥(external iliac vessels), 심장골회선정맥(deep circumflex iliac vein), 음부대퇴신경(genitofemoral nerve)의 음부가지(genital branch) 및 대퇴신경(femoral nerve)이 주행한다(그림 31a).

② 동통의 삼각(triangle of pain): iliopubic tract의 아래쪽, 고환동정맥의 가쪽에 있는 영역으로, 이 안에는 가쪽으로부터 외측대퇴피신경(lateral femoral cutaneous nerve), 대퇴신경의 전피지(anterior cutaneous branch), 음부대퇴신경의 대퇴가지 및 대퇴신경이 포함되어 있다(그림 31b). 내서혜륜의 가쪽에서 iliopubic tract에 clip을 끼우면 이 신경들이 말려 들어가게 되어 수술후에 극심한 통증이 발생될 위험이 있다.

③ 사관동맥(arteria corona mortis): 이소성 폐쇄동맥(aberrant obturator artery)의 존재에 의해 총장골동맥(common iliac artery), 내외장골동맥(internal and external iliac artery), 폐쇄동맥 및 하복벽동맥이 고리 모양으로 서로 연결되어 있다(그림 31c). 같은 명칭의 정맥들도 서로 연결되어 있다. 이 혈관이 손상되면 대출혈을 일으키기 때문에 사관(死冠)이라는 이름이 붙여졌다.

문헌

1) Condon RE: The anatomy of the inguinal region and its relation to groin hernia. In: Nyhus LM, Condon RE, ed. Hernia, JB Lippincott, Philadelphia, 1995, pp.16-53.

2) Anson BJ, McVay CB: Abdominal wall. In: Surgical anatomy, WB Saunders, Philadelphia, 1971, pp.461-545.

3) Amid PK, Bendavid RB, Fitzgibbons RJ Jr, McKernan B, Murphy JW: Surery Round Table: Current Issues in Inguinal Herniorrhaphy. http:// surgery. medscape.com/Medscape/surgery/TreatmentUpdate/2000/tu01/public/toc-tu01/html

4) Read RC:Cooper's posterior lamina of transversalis fascia. Surg Gynecol Obstet, 174:426-434, 1992.

5) 佐藤達夫: 체벽에서의 근막층 구성의 기본설계. 醫學のあゆみ, 114:168-175, 1980.

6) 桐瀬信太郎: 복벽근막의 층구조. 臨床外科, 55:867-878, 2000.

7) Davies JW: Abdominal and pelvic fascias with surgical applications. SGO, 54:495-504, 1932.

8) Cooper A: The anatomy and surgical treatment of crural and umbilical hernia. Longman, London, 1807, pp.3-4.

9) Cleland J,Mackey JY, Young BJ: The relations of the aponeurosis of the transversalis and internal oblique muscles to the deep epigastric artery and to the inguinal canal. In:Memories and memoranda in anatomy, Vol.1, Williams & Norgate, London, 1889, pp.142-145.

10) Lytle WJ: The internal inguinal hernia. Br J Surg, 32:441-446, 1945.

11) Fowler R: The applied surgical anatomy of the preperitoneal fascia of the groin and the "secondary" internal ring. Aust NZ J Surg, 45:8-14, 1975.

12) Read RC: Pre-peritoneal approach to inguinofemoral herniorrhaphy. Am J Surg, 114: 672-678, 1967.

13) Arregui ME, Navarrete J, Davis C, Castro D, Magan R: Laparoscopic inguinal herniorrhaphy: Techniques and controversies. Surg Clin North Am, 73:513-527 1993.

14) Arregui ME: Surgical anatomy of the preperitoneal fascia and posterior transversalis fasciae in the inguinal hernia. Hernia, 1:101-110, 1997.

15) Dirarra B, Stoppa R, Verhaeghe P, Mertl P: About prolongation of the urogenital fascia into the pelvis. Hernia, 1:191-196, 1977.

16) Stoppa R, Diarra B, Mert P: The retroperitoneal spermatic sheath - An anatomical structures of surgical interest. Hernia, 1:55-59, 1997.

17) Wantz GE: In: Atras of Hernia Surgery, Raven Press, New York, 1991, p.4.

18) Skandalakis PN:Supravesical hernia. In: Nyhus LM, Condon RE, ed. Hernia, JB Lippincott, Philadelphia, 1995, pp.400-411.

19) Gilbert A, Graham MF, Voigt WJ: The lateral triangle of the groin. Hernia, 4:234-237, 2000.

20) Kingthnorth AN, Skandalakis PN, Colborn LG, et al: Embryology, anatomy and surgical applications of the preperitoneal space. Surg Clin North Am, 80: 1-24, 2000.

21) Colborn GL, Skandalakis JE: Laparoscopic cadaveric anatomy of the inguinal area. Problems in General Surgery, 12:13-20, 1995.

22) 柵瀨信太郎: 서혜부의 국소해부. 吉野肇一, 武藤徹一郎, 二川俊二編. 手術 별책시리즈, 최신 Appe·hemo·hernia·하지varix의 수술, 金原出版社, 東京, 2000, pp.209-219.

23) 柵瀨信太郎: 서혜부의 국소해부. 外科 Mook, 52:11-23, 1989.

24) Nyhus LM: An anatomical reappraisal of the posterior inguinal wall. Surg Clin North Am, 5:1305, 1964.

25) 川滿富裕, 芦澤雅夫: 복근근막에 관한 사적 고찰. 解剖誌, 72:425-431, 1997.

26) Read RC, Barone GW, Hauser-Jensen M, et al: Preperitoneal prosthetic placement through the groin. Surg Clin North Am, 73:545-554, 1993.

27) Skandalakis JE, Colborn GL, Androulakis JA, Skandalakis LJ, Pemberton LB: Embryologiv and anatomic basis of inguinal herniorrhaphy. Surg Clin North Am, 73:799-837, 1993.

28) 柵瀨信太郎: 서양에서의 서혜부 근막층 구조의 견해. 臨床外科, 37: 1033-1042, 2002.

29) 金谷誠一郎: 막의 해부에서 본 소화기 일반외과 수술-서혜헤르니아 근치술·내서혜륜의 처리-. 臨床外科, 51:903-911, 1996.

[柵瀨信太郎:]

II

서혜부 탈장의 분류와 수술방법의 선택

Ⅱ 서혜부 탈장의 분류와 수술방법의 선택

서혜부의 탈장에서는 지금까지 오랜 기간, 외서혜탈장, 내서혜탈장 및 대퇴탈장이라는 전통적이며 단순한 분류법이 이용되어 왔고 지금도 일반적으로는 대부분의 외과의들이 이 분류법을 이용하고 있다. 그러나 여러 가지 수술방법들이 시행되고 있고, 각각의 수술성적을 비교하는 경우 등, 더욱 엄밀한 분류법의 필요성이 지적되면서 더욱 상세한 분류법들이 많이 제창되어 왔다[1]. 이러한 분류법들은 탈장문(portal)의 해부학적 위치, 탈장문의 크기, 서혜부의 기능적 이상 등을 기준으로 하고 있다. 나아가서는, 이런 분류법을 기준으로 하여 각 탈장의 형태에 맞는 수술방법을 선택해야 한다는 의견도 주장되어 왔다.

여기서는 많은 분류법들 중에서 비교적 일반적이며 합리적이라고 생각되는 분류법 및 각 형태에 맞는 수술방법의 선택에 대해서 기술하겠다. 그러나, 수술방법의 선택에 관해서는 이 책의 전반에 걸쳐서 기술되어 있는 것처럼 절대로 의견의 일치를 기대할 수 없기 때문에 각각의 수술방법들을 소개함과 동시에 필자의 개인적인 견해도 포함하여 기술하려고 한다.

A 서혜부 탈장의 분류

다음에 몇 가지 대표적인 서혜부 탈장의 분류법을 제시했는데, 약간의 다른 점은 있으나 기본적으로는 그다지 다른 점이 없다.

1. Gilbert의 분류 (표 1)[2]

Gilbert는 1989년에 50명 이상의 "hernia surgeons"가 등록을 하기 위해 만든 분류법을 발표했다[2]. 기본적으로는 3가지의 간접형과 2가지의 직접형으로 모두 5가지의 형태로 분류했다. 간접형의 I 형은 내서혜륜이 커져 있지 않고 서혜관 뒤벽이 정상인 형이다. 간접형의 II 형은 내서혜륜이 커져 있으나 그 정도가 2횡지(finger-breadth)이내이고 서혜관 뒤벽이 정상을 유지하고 있는 형이다. III 형 탈장은 내서혜륜이 2횡지 이상으로 커져 있고 서혜관 뒤벽의 가쪽도 취약해져 있는 형이다. IV 형은 서혜관 뒤벽 전체가 약해져 있으나 내서혜륜은 정상적인 형이다. V 형은 서혜관 뒤벽의 탈장문이 1횡지 이내이고 게실(diverticulum) 형태로 탈출된 형이다. 그 후, Rutkow와 Robbins[3]가 VI형으로서 이른바 pan-taloon형인 간접형과 직접형의 복합형을 추가했고, 다시 대퇴탈장을 VII형으로 추가했다.

2. Nyhus의 분류 (표 2)

Nyhus는 1993년 탈장의 형태에 따라 수술방식을 선택해야 한다고 하면서 다른 분류법을 제창하였다[4]. Nyhus의 I 형은 내서혜륜의 크기와 형태 모두 정상인 간접형 탈장으로 유유아와 젊은 성인에서 볼 수 있다.

표 1 Gilbert의 분류(Rutkow, Robbins의 추가를 포함)[2,3]

Indirect	
Small	I
Medium	II
Large	III
Direct	
Entire floor	IV
Diverticular	V
Combined	
Indirect and direct	VI
Femoral	VII

표 2 Nyhus의 분류[4)]

Type I : Indirect inguinal hernia [경도 : 내서혜륜이 크지 않음]
Type II : Indirect inguinal hernia [중등도 : 내서혜륜이 커져 있음]
Type III : 서혜관 뒤벽의 취약화(weakness) A. Direct inguinal hernia B. Large indirect inguinal hernia C. Femoral hernia
Type IV : Recurrent hernia A. Indirect inguinal hernia B. Direct inguinal hernia C. Femoral hernia D. Combinations of A, B, and/or C

Ⅱ형은 내서혜륜은 커져 있으나 서혜관 뒤벽은 약해져 있지 않은 형이다. Ⅲ형은 3 가지의 형으로 나뉘어 지는데 Ⅲ-A형은 모든 내서혜탈장이 해당되며 Ⅲ-B형은 정도가 심한 외서혜탈장으로 통상적으로 서혜관 뒤벽의 이상도 동반하며 탈장낭은 흔히 음낭 부위까지 내려와 있는데, pantaloon형도 여기에 속한다. Ⅲ-C형은 대퇴탈장이며 Ⅳ형은 재발성 탈장이다. 이 Nyhus의 분류법은 서양에서 널리 이용되어 왔다.

3. Zollinger의 분류 (표 3)[1)]

Zollinger는 훨씬 단순화한 분류법을 제창하였다. Ⅰ형은 내서혜륜이 정상을 유지하고 있는 형이고, Ⅱ형은 내서혜륜이 커져 있으나 2횡지 이내인 형으로, 여기까지는 Gilbert의 분류법과 똑같다. Ⅲ형은 정도가 심한 간접형 탈장으로 내서혜륜이 심하게 커져 있고 탈장이 음낭 부위까지 내려와 있는 형이다. Gilbert의 분류법과 다른 점은 서혜관 뒤벽의 상태를 판정하기가 쉽지 않기 때문에 서혜관 뒤벽의 상태를 문제삼지 않는다는 점이다. Ⅳ

표 3 Zollinger의 분류[1)]

I	Indirect, small
II	Indirect, medium
III	Indirect, large
IV	Direct, small
V	Direct, medium
VI	Direct, large
VII	Combined-pantaloon
VIII	Femoral
IX	Others

형은 경도의 직접형 탈장으로 탈장문이 새끼손가락 끝마디 크기 정도인 경우인데, 이 점에서는 Gilbert의 Ⅴ형에 해당한다. Zollinger 분류법의 Ⅴ형은 서혜관 뒤벽의 탈장문이 엄지손가락 끝마디 크기인 경우로 서혜관 뒤벽 자체는 거의 정상 상태를 유지하고 있는 형을 말한다. 그러나 이 Ⅳ형과 Ⅴ형을 구별할 필요가 있는지에 대해서는 의문스러운 점이 있다. Ⅵ형은 서혜관 뒤벽 전체가 약해져 있는 상태의 내서혜탈장이다. 소위 pantaloon형은 Ⅶ형으로 분류하는데, 이 분류법은 오히려 Gilbert의 분류법과 유사하다.

B 수술방법의 선택

탈장의 형태에 따라 수술방법을 선택해야 한다고 가장 강력하게 주장해온 사람은 Nyhus이지만[5)], 이 주장에 많은 '탈장 외과의'들이 찬성하는 것만은 아닌 것 같다. 그러나 한편으로 모든 성인 탈장에 대해 한 가지 수술방법만을 주장하는 외과의도 적기 때문에, 기본적으로는 개별화된 수술방법(표 4)을 선택할 여지가 남아 있다고 생각된다.

표 4 Nyhus가 분류한 탈장형태에 따른 개별화된 수술방법[5)]

I 형 : 탈장낭의 고위 결찰·절단
II 형 : 탈장낭의 고위 결찰·절단, Marcy 수술
III형 : III-A, III-B : 전방 approach(서혜법) iliopubic tract법, Shouldice법, Cooper법(McVay법) 후방 approach(복막전법) mesh(inlay)를 이용한 iliopubic tract법, Stoppa법 III-C : 후방 approach(복막전법) mesh를 이용하지 않는 iliopubic tract법
IV형 : 후방 approach(복막전법) mesh(inlay)를 이용한 iliopubic tract법

Nyhus의 분류법을 중심으로 하여 수술방법의 선택에 대해 살펴보기로 하자. 우선, Nyhus 분류의 Ⅰ형, 즉 내서혜륜이 정상으로 유지되고 있는 소아의 탈장 등에서는 탈장낭의 고위 처리만으로 충분하다는 방침에 이론이 없는 것 같다. 이에 대해, Nyhus Ⅱ형에서는 의견의 일치를 보이지 않는 실정이다. 이 형은 Gilbert Ⅱ형 및 Zollinger Ⅱ형과 거의 같아, Nyhus는 이 경우 Marcy법으로 충분하다고 했으나, 현재 젊은 사람이라고 해도 장래에 고령자가 되었을 때에 탈장의 재발을 일으키지 않는 수술방법을 선택해야 한다는 견해도 있다. 우루시바라(漆原) 등[6]은 이러한 증례는 복막외 복강경적 서혜탈장 수술의 좋은 적응대상이 된다고 하였다.

탈장에 대한 복강경적 수술은 최근 일본에서는 실시하지 않는 경향이 있지만 숙련된 수술자가 한다면, 이론적으로 뛰어난 수술방법이다. 필자 자신도 역시 장기적으로 장래에 재발을 초래하지 않을 수술방법을 선택해야 하고, 구체적인 수술방법으로는 대부분의 경우에 mesh를 이용하는 tension-free의 수술방법을 선택해야 한다고 생각하고 있다.

Nyhus Ⅲ-A형과 Ⅲ-B형에 대해서, Nyhus는 전방접근법(서혜법)으로는 iliopubic tract법, Shouldice법, 혹은 Cooper 인대법(Cooper's ligament repair(McVay법))을 권하고, 또한 후방접근법[복막전법: preperitoneal approach]으로는 mesh(inlay)를 이용한 iliopubic tract법, 혹은 Stoppa법을 권했다.

Nyhus는 대퇴탈장(Ⅲ-C형)의 경우에는 후방접근법으로 mesh를 이용하지 않는 iliopubic tract법을, 또한 재발성 탈장(Ⅴ형)의 경우에는 후방접근법으로 mesh를 이용한 iliopubic tract법을 실시해야 한다고 주장했다. 필자의 생각으로는 대퇴탈장에 대해서는, 내서혜탈장이나 외서혜탈장으로 재발하는 것을 방지하기 위해서도 후방접근법으로 mesh를 이용한 tension-free 수술방법 중 하나를 권한다. 재발성 탈장에 대해서는 재발된 상태에 따라 PHS 혹은 mesh-plug를 이용한 수술방법을 선택한다.

그러나 이미 mesh의 일반적인 안전성이 확립된 지금은 mesh를 이용한 tension-free의 수술방법이 가장 합리적인 것으로 생각된다. 기본적으로는 여러 가지 수술방법들에 대해서 충분히 이해하고 적절하게 시행한다면 재발의 빈도는 저하될 것이다. 여러 가지 tension-free의 각 수술방법의 특징에 대해서는 이 책의 각 항목에 기술되어 있으니 참조하기 바라며, 필자의 개인적인 견해를 아래에 기술한다.

Lichtenstein법으로 mesh를 이용할 경우에는 가능한 한 inlay의 위치에 놓는 방법이 권장되고 있다. 머리쪽에서는 복횡근의 뒷면에, 발쪽에서는 Cooper 인대에 봉합하여 고정해 주는 방법이 좋다고 생각한다. 이 방법에 의해 대퇴탈장으로 재발되는 것을 방지할 수 있다. 또한, 수술후에 mesh는 수축되기 때문에 충분히 여유가 있게 조금 큰 mesh를 사용할 필요가 있다. 서혜관을 개방하는 수술 방법은 서혜부의 정상적인 탈장발생 방지기전을 파괴한다는 의견도 있지만[6], 서혜관을 개방하는 경우에 절개하는 것은 외복사근의 건막이고, 그 외의 근육이나 근막에는 직접적인 손상을 거의 일으키지 않기 때문에 이러한 지적은 맞지 않는다고 생각한다. 또한, 탈장이 발생되어 있는 경우에는 이미 정상이어야 할 구조가 정상이 아니기 때문에 탈장이 생긴 것이므로 이것을 보존해야 한다고 하는 생각도 이론적으로 옳지 않다.

Mesh-plug법은 국소마취하에서 용이하게 시행할 수 있다는 이점이 있으나 대퇴륜을 덮지 않는다는 약점, 즉 빈도는 낮지만 대퇴탈장으로서의 재발을 방지할 수 없다는 점을 알고 선택해야 한다. 또한, 앞에서 기술한 Lichtenstein법과 마찬가지로 plug와 mesh가 수축된다는 것을 예상하고 시행해야 할 필요가 있다.

최근에 시행되고 있는 prolene hernia system(PHS)을 이용한 수술방법은 복막외극의 박리가 직접 볼 수 있는 시야에서 이루어지지 않는다는 점 등으로 초심자에게는 쉬운 방법이 아니라는 문제점도 있지만, 대퇴탈장의 방지를 포함하여 가장 재발을 일으키지 않는 수술방법으로 권장할 수 있다고 생각된다.

또한, 최근에 시행되고 있는 Kugel법은 기본적으로는 Nyhus의 preperitoneal approach이지만, mesh가 새로 고안된 것이다. 이론적으로는 좋은 수술방법이지만 탈장낭의 처리 등 초심자에게는 쉽지 않다는 점과 어느 정도의 경험과 숙련이 필요하다는 점이 문제로 남아 있다.

복강경적 수술은 여러 나라에서 보급, 시행되고 있고, 일본에서도 활발하게 시행되고 있지만, 현재 실제로 시행하고 있는 의료기관은 한정되어 있다. 자세한 것은 이 책에 있는 별도의 항목을 참조하기 바란다. 탈장이 발생되는 3곳의 부위를 mesh로 덮어 준다는 점에서 이론적으로 합리적인 수술방법이며, 특히 복막외법은 유용하다고 생각한다. 문제가 되는 점은 전신마취(경막외마취)가 필요하다는 점과 어느 정도의 숙련을 필요로 한다는 점이라고 생각한다. 통상적으로는 전방 접근법에 의한 tension-free법을 시행하고 있는 의료기관에서도 재발 사례나 좌우 양측에서 발생하는 사례에서는 복강경적 탈장수복술을 선택하고 있는 곳도 있다.

문헌

1) Zollinger RM: Classification of ventral and groin hernias. In: Fitzgibbons RJ, Greenburg AG, ed. Nyhus & Condon's Hernia, 5th Ed, Lippincott Williams & Wilkins, Philadelphia, 2002, pp.71-79.

2) Gilbert AI: An anatomic and functional classification for the diagnosis and treatment of inguinal hernia. Am J surg, 157:331-333, 1989.

3) Rutkow IM, Robbins AW: "Tension-free inguinal herniorrhaphy: a preliminary report on th "mesh plug" technique. Surgery, 114:3-8, 1993.

4) Nyhus LM: Individualization of hernia repair: a new era. Surgery, 114:1-2, 1993.

5) Nyhus LM: The preperitoneal approach and iliopubic tract repair of inguinal hernia. In:Nyhus LM, Condon RE, ed. Hernia, 4th Ed, JB Lippincott, Philadelphia, 1995, pp.153-177.

6) 漆原貴, 黑田義則: Nyhus분류로 본 수술방법의 선택, 外科, 63:956-963, 2001.

[冲永 功太]

III

서혜부 탈장의 수술수기

III 서혜부 탈장의 수술수기

1. Marcy법, Iliopubic tract repair법

시작에 앞서

예전부터 탈장 수복술이라고 하면 Bassini법이 주류였지만 일본에서 시행되는 방법은 원래의 방법과는 다른 「변형 Bassini법」이었다. 그리고 그러한 잘못된 점[1]이 많은 사람들에게 알려져 탈장수술에 대한 논쟁이 일단락된 듯 하였다. 그러나 최근에 mesh를 이용한 수술방법과 복강경 수술의 등장으로 다시 한번 탈장 수술에 관심이 집중되고 있다. 이전에는 탈장의 수술방법을 논할 때, 뒤벽을 보강해 주는 수술방법과 그렇지 않은 수술방법으로 나누어서 논하는 경우가 많았지만, mesh를 이용한 수술방법이 등장한 이후에는 이것을 이용한 수술방법과, 종래의 방법인 인공물질을 이용하지 않는, tissue to tissue의 봉합에 의한 탈장 수복술로 나누어서 논하는 기회가 많아졌다.

수술방법의 선택에 있어서는 재발률이 낮아야 함은 물론이고, 거기에 tension-free 상태를 비롯하여 입원기간의 단축 등 QOL(Quality of Life)를 중요시하는 수술방법을 선택해야 한다. 필자들의 병원에서는 탈장의 발생 요인을 고려하여 mesh를 이용하지 않는 종래의 방법들 중, 내서혜륜을 봉합하여 축소해 주는 것만을 실시하는 Marcy법[1,2]과 복횡근건막을 iliopubic tract (장골치골인대)에 봉합하고 축소하여 뒤벽을 보강해 주는 iliopubic tract repair법[3](이하 IPTR법이라 함), 그리고 mesh를 이용한 각종 수술방법들을 증례에 따라 개별적으로 선택하여 시행하고 있다.

이 항목에서는 종래의 방법들 중 Marcy법과 IPTR법에 대해서 설명하겠다.

A 수술방법의 선택

필자들의 수술방법 선택을 그림 1로 나타내었다.

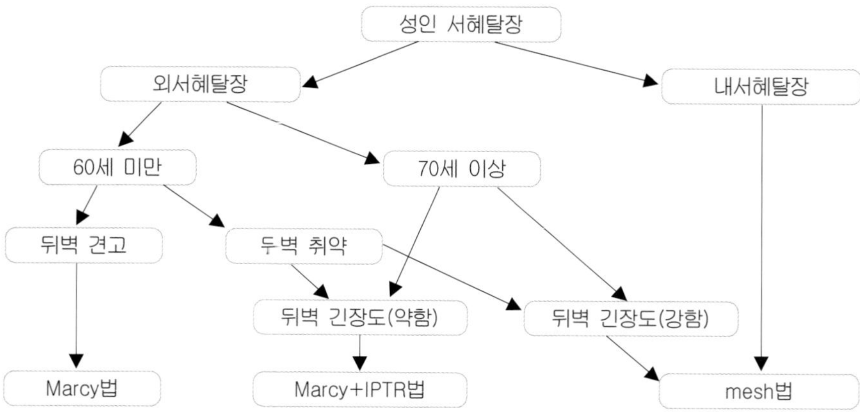

그림 1 성인 서혜탈장의 수술방법 선택

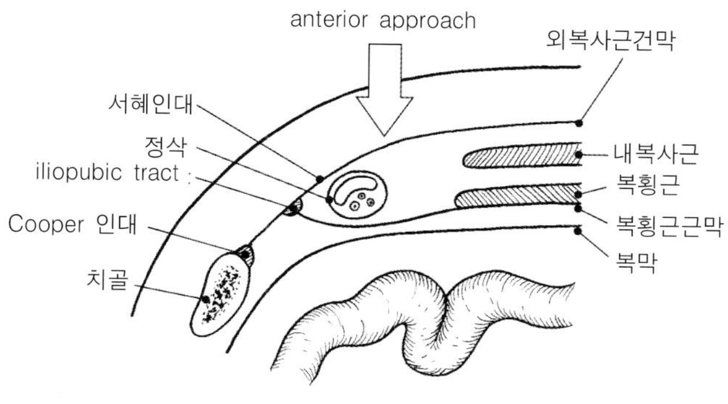

그림 2 체표면 approach

서혜관법, 즉 anterior approach로 외복사근건막을 경유하여 정삭에 도달한다.

Marcy법은 젊은 사람의 외서혜탈장을 적응대상으로 한다. 즉 내서혜륜이 커져서 발생한 탈장으로 뒤벽 보강을 해 줄 필요가 없는 증례에서 실시한다. 젊은 사람을 정의하기는 어렵지만 원칙적으로는 60세 미만을 경계[4]로 한다. 물론 개개의 증례에서, 수술중의 소견에 따라 뒤벽이 약해져 있다고 판단된 증례에서는 연령에 구애받지 않고 뒤벽 보강을 추가하는 수술방법으로 변경한다.

IPTR법은 외서혜탈장에서도 뒤벽이 약해져 있어서 내서혜탈장으로서의 재발이 초래될 위험이 있는 증례와 고령자(70세 이상)를 적응대상으로 한다. 단, Hesselbach 삼각이 크고, 뒤벽 보강을 할 때에 긴장도가 강해 수술 후에 동통의 발생이 예상될 경우에는 tension-free 상태를 만들어주기 위해 mesh를 이용해 뒤벽 보강을 실시한다. 60세 이상 70세 미만은 gray zone으로 취급한다.

종래(mesh법 도입 이전)에는 뒤벽, 즉 Hesselbach 삼각이 약해져서 발생하는 내서혜탈장의 경우에도 모든 예에서 IPTR법을 실시했었다. 그러나 최근에는 tension-free 상태와 재발 방지, 즉 확실한 뒤벽 보강의 관점에서 원칙적으로 mesh를 이용한 수술방법을 선택하고 있다.

B 수술수기

1. 피부절개

탈장문에 대한 접근은 어떤 수술방법에서도 원칙적으로 서혜법, 즉 anterior approach로 실시하고 있다(그림 2).

피부는 가로로 절개하거나 혹은 비스듬히 절개한다(그림 3).

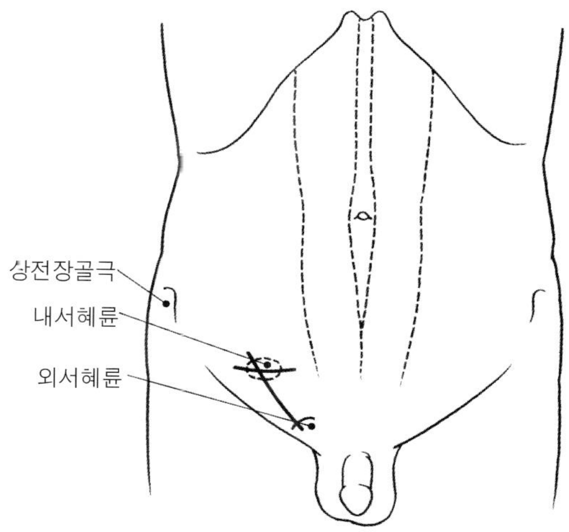

그림 3 피부 절개의 위치

Marcy법이라면 가로절개(①)를, IPTR법이라면 비스듬절개(②)를 선택한다

Marcy법으로만 실시한다면 내서혜륜의 바로 위[5], Langer선을 따라 약 3횡지 길이의 가로절개로도 충분히 수술조작이 가능하다. 가로절개로 수술을 시작하고, 뒤벽 보강을 해 주어야 할 필요가 있는 경우에는 피부절개를 약간만 연장하면 된다. 치골 근방에서의 조작이 약간 힘들지만 수술은 충분히 가능하다.

처음부터 뒤벽을 보강할 필요가 있다고 생각되는 증례에서는 비스듬한 절개 즉, 상전장골극(ASIS)에서 약 2횡지 안쪽으로부터 치골결절의 가쪽 위끝에 이르는 피부절개로 수술을 실시한다.

2. 탈장낭의 처리

피부절개 후, 천복벽동정맥(superficial epigastric vessels)에 유의하면서 피하조직을 전기소작기(electrocautery)로 절개하여 외복사근건막에 도달한다. 외복사근건막을 건막섬유의 섬유 방향으로 절개하여 서혜관을 개방하면 고환거근(cremaster muscle)으로 둘러싸인 정삭(spermatic cord)에 도달한다. 고환거근은 중추 쪽에 있는 내복사근에서 나뉘어진 부위의 가까운 곳에서 빙 둘러 박리한다(그림 4). 이 때, 고환거근의 위를 주행하는 장골서혜신경(ilioinguinal nerve)을 미리 박리하여 손상되지 않도록 보호한다. 근섬유를 절단할 때에는 수술후의 종창(swelling)을 방지하기 위해 반드시 결찰을 하거나 전기소작기(electrocautery)를 사용한다. 고환거근을 빙 둘러서 박리하면 내정삭근막(internal spermatic fascia)에 도달한다.

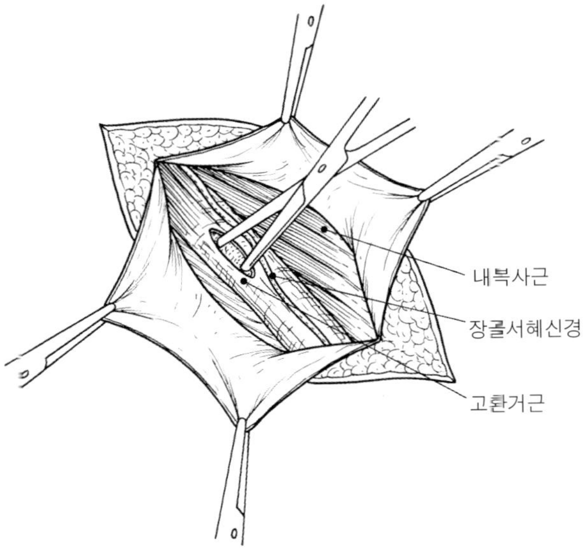

그림 4 고환거근의 박리 및 절단

내복사근에서 분리한 부위에서 근육섬유의 방향으로 박리한다. 장골서혜신경이 손상되지 않도록 주의한다.(남자, 우측의 수술)

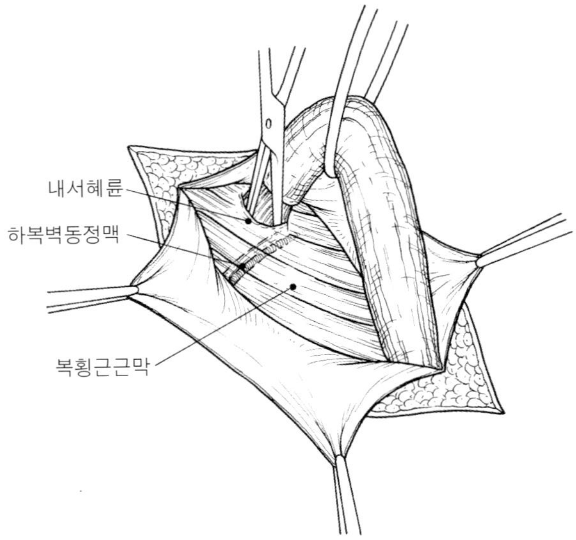

그림 5 내정삭근막의 박리

내정삭근막으로부터 복횡근근막으로 접혀 들어가는 부분에서 Pean forceps를 이용하여 둔적으로 박리한다. 하복벽동정맥이 손상되지 않도록 주의한다.

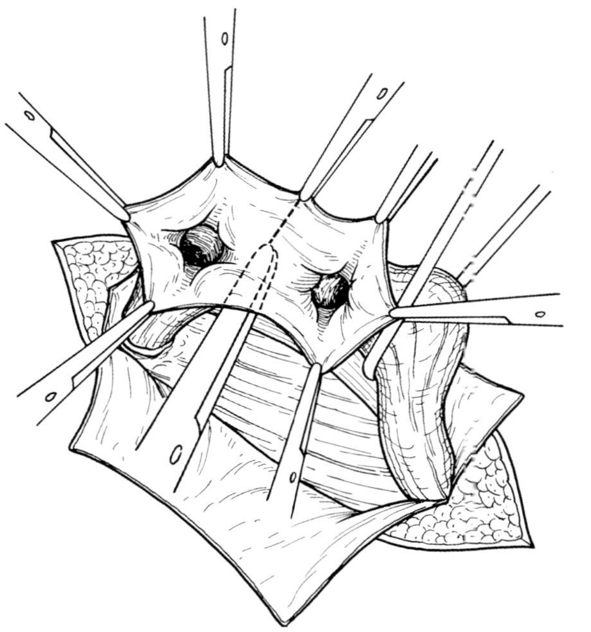

그림 6 탈장낭의 박리

탈장낭은 앞벽에 작은 절개를 가해서 낭 안을 확인한 후에 뒤벽쪽의 고환동정맥 및 정관이 아래쪽으로 떨어지도록 박리하고 그 주위를 빙 둘러서 분리시킨다.

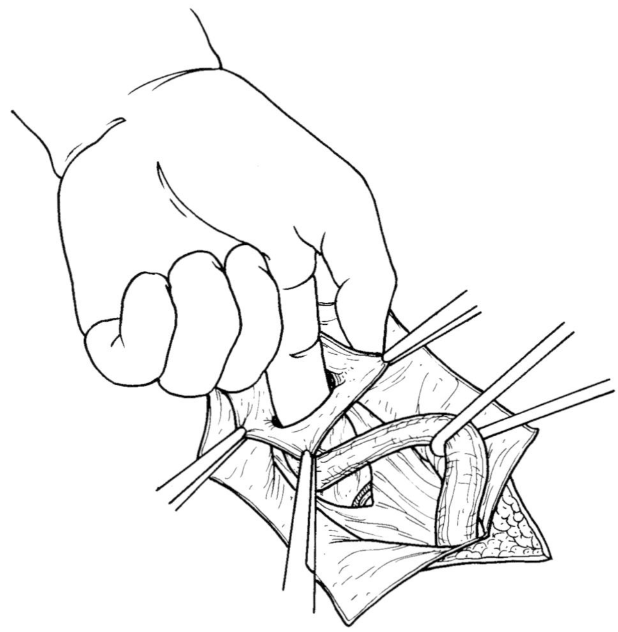

그림 7 뒤벽 강도의 확인

박리하여 분리시킨 탈장낭 안으로 둘째손가락을 삽입하여 내서혜탈장과 대퇴탈장의 유무를 검색한다. 그리고 Hesselbach 삼각을 만져보고, 앞쪽으로 당기듯이 하여 뒤벽의 강도를 확인한다

여기에서 서혜관의 뒤벽이 손상되지 않도록 테이핑한다. 외서혜탈장이면 내정삭근막으로 둘러싸인 정관 및 고환동정맥과 함께 탈장낭을 확인할 수 있다.

종래에는 잇달아 내정삭근막의 박리[1)]를 실시해 왔지만, 최근에는 내정삭근막의 박리를 별로 고집하지 않는 추세이다. 내정삭근막과 탈장낭이 단단하게 유착되어 있어 내정삭근막을 박리하기가 곤란한 경우가 있기 때문이다. 정삭이 내서혜륜에서 수직이 되도록 정삭에 걸어 둔 테이프를 위로 당기면서 정삭의 근부, 즉 박리해 두었던 고환거근의 안쪽을 따라서 Pean forceps를 대고(그림 5), 내정삭근막이 꺾여 되돌아와 복횡근근막으로 변하는 부분에서 내정삭근막을 둔적으로 절개하면 내서혜륜이 뚜렷해진다.

내서혜륜에 대한 접근은 여기서 일단 접어두고, 탈장낭의 처리를 실시한다(그림 6).

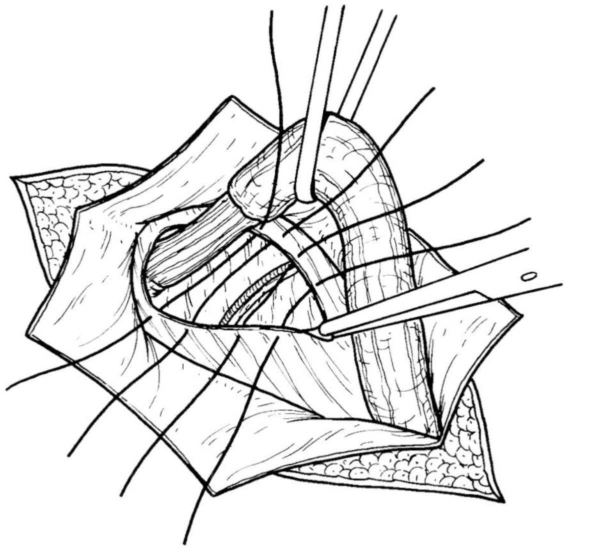

그림 8 내서혜륜의 봉합·축소
내서혜륜의 안쪽 구석진 곳을 Pean forceps로 잡고, 탈장문의 전체 둘레를 확인한 다음 3-0 흡수사로 봉합한다.

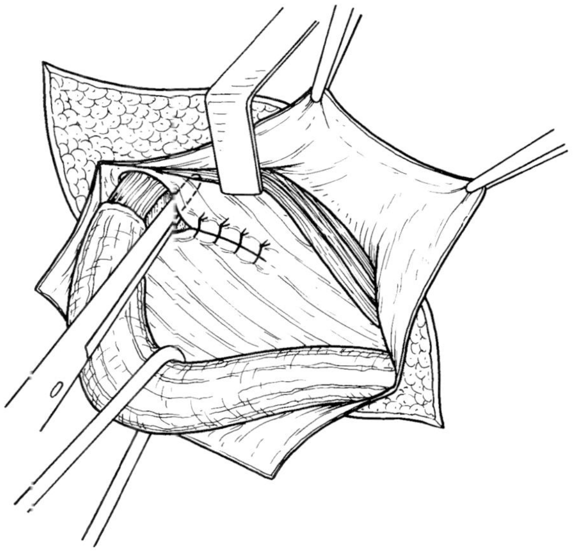

그림 9 내서혜륜의 봉합·축소 후
내서혜륜은 Pean forceps의 끝이 들어갈 정도로 봉합하여 축소시킨다. 정삭의 위쪽은 봉합하지 않는다.

탈장낭의 일부를 겸자(forceps)로 잡은 후에 탈장낭을 조금 절개하여 탈장내용물이 없는 것을 확인하고 나서, 탈장낭에 부착되어 있는 정관과 고환동정맥을 탈장낭으로부터 분리시킨다. 탈장낭은 중추쪽을 향해서 복막전지방조직(preperitoneal fat tissue)의 level까지 박리한다. 탈장낭의 개방된 부위를 통해 둘째손가락을 복강 내에 삽입하여(그림 7) 내서혜탈장이나 대퇴탈장이 없는 것을 확인한다. 그리고 복강 내에서 Hesselbach 삼각 부위를 바깥쪽으로 눌러보아 서혜관 뒤벽의 강도를 확인한다.

고환거근을 처리한 후, 정삭 내부를 촉진하여 탈장낭 안에 장관이나 대망 등의 존재가 의심스러울 때에는 무리하게 테이프를 걸려고 하지 말고 내정삭근막과 함께 탈장낭의 앞벽을 겸자로 잡아당겨서, 충수절제술에서 실시하는 복막 절개의 요령으로 우선 조금 절개하여 탈장낭을 개방한 다음에 탈장내용물을 다시 복강 내로 환납한다. 정관과 고환동정맥을 박리하여 탈장낭의 둘레 전체를 완전히 유리시킨다. 그 후 정관 및 고환동정맥에 테이프를 다시 건 다음, 탈장낭을 고위 결찰(high ligation)한다.

탈장낭이 음낭 내에 도달할 정도로 큰 경우, 탈장낭의 말초쪽은 박리조작에 의한 수술후의 종창 발생을 예방하기 위해 전체를 적출하지는 않는다. 그러나 음낭수종의 형성을 예방하기 위해 혈관 등이 부착되지 않은 부분에서는 가능한 한 말초까지 절개하여 탈장낭을 개방해 둔다.

3. 내서혜륜의 봉합·축소 = Marcy법

먼저 절단하여 분리시켜 놓은 내정삭근막과 복횡근근막의 경계, 즉 내서혜륜의 봉합·축소를 실시한다(그림 8). 우선, 위쪽의 내복사근과 복횡근근막 사이를 박리한다. 또한, 복횡근근막의 바로 아래에 있는 하복벽동정맥(inferior epigastric vessels)을 복횡근근막으로부터 박리한다. 이어서 결찰하여 절단했던 탈장낭의 절단된 끝 부분이 봉합·축소시킨 복횡근근막 내에 파묻히도록 복막외극도 박리해 둔다. 내서혜륜, 즉 복횡근근막의 고리 모양의 가장자리를 Pean forceps로 잡고 정삭 반대쪽의 구석진 곳을 Pean forceps로 견인하면 내서혜륜의 가장자리가 더욱 명확해진다.

봉합·축소에는 3-0 흡수사를 사용하는데 하복벽동정맥이 손상되지 않도록, 또한 내복사근을 봉합사로 뜨지 않도록 주의하면서 안쪽 아래방향에서 가쪽의 정삭을 향해 고환정맥이 혈류장애를 일으키지 않는 범위 내에서 폐쇄(봉합·축소)한다. 봉합·축소의 정도는 대체로 Pean forceps의 끝 부분이 삽입될 수 있을 정도(그림9)를 기준으로 한다. 4~5바늘의 단속봉합(interrupted suture)으로 충분히 봉합축소가 가능하다. 정삭 가쪽에 추가적으로 봉합·축소를 하도록 추천하는 보고[6]도 있지만, 필자들은 안쪽 아래방향으로부터 짜 올라가듯이 봉합만을 하고 있다. 봉합·축소된 탈장문을 가능한 한 위쪽에 두면 내복사근으로 덮이게 되어, shutter mechanism[7]의 이점을 살릴 수 있다고 생각하기 때문이다.

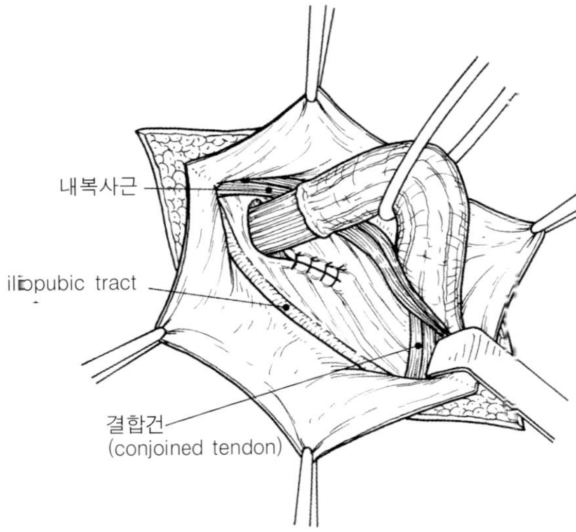

그림 10 iliopubic tract의 확인

서혜인대를 등쪽으로 따라가면 광택이 있는 iliopubic tract에 이른다. 또한, 정삭의 말초쪽을 retractor로 안쪽으로 누르면 결합건이 뚜렷하게 나타난다.

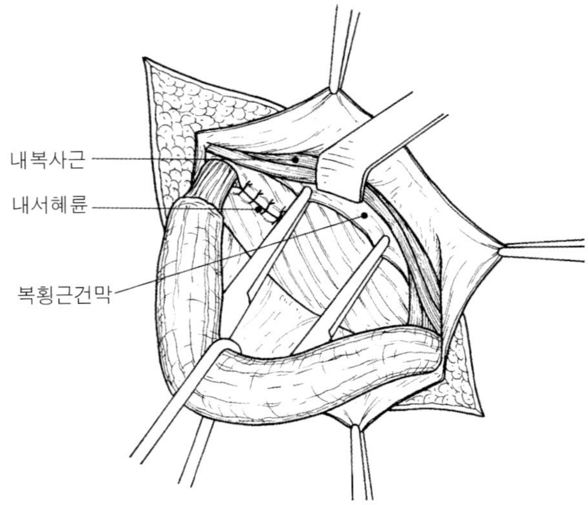

그림 11 복횡근건막

내복사근을 retractor로 머리쪽으로 당기면 뚜렷한 복횡근건막궁이 확인된다. IPTR에 대비해 Pean Forceps로 잡고 있다.

4. 뒤벽의 보강 = IPTR법

IPTR법은 위쪽의 복횡근건막을 서혜관 뒤벽의 가장 가쪽에 있는 iliopubic tract에 봉합·축소하여 약해진 복횡근근막을 대신하여 뒤벽을 새롭게 만들어 주는 수술방법이다. 고령자의 외서혜탈장 및 연소자의 뒤벽이 약해진 증례를 대상으로 한다. 내서혜탈장(direct inguinal hernia)은 원칙적으로 mesh를 사용하는 수술방법(Lichtenstein법 또는 PHS법)을 제1선택으로 하고 있지만, 탈장문이 작고 tissue to tissue로 봉합을 해도 뒤벽의 보강 부위가 tension-free의 상태라면 IPTR법을 선택하는 경우가 있다.

뒤벽의 보강에 앞서, 내서혜탈장이나 외서혜탈장을 불문하고 필자들은 반드시 Marcy법을 추가하고 있다(PHS법과 Plug법은 제외). 이전에 내서혜탈장에 IPTR법만을 시행했던 증례에서 외서혜탈장 형태의 재발을 경험했기 때문이다.

Iliopubic tract는 서혜관 뒤벽의 가장 가쪽에 있고, 복횡근근막이 서혜인대에 부착되어 약간 두꺼워진 섬유성 조직[5]으로 상전장골극(anterior superior iliac spine)에서 치골결절 사이를 주행한다(그림 2, 그림 10). 「변형 Bassini법」은 복횡근건막을 내복사근과 함께 서혜인대에 봉합·축소하는 것인데, 서혜인대는 서혜관의 앞벽을 구성하는 것이기 때문에 서혜인대에 봉합·축소해 주는 것으로 뒤벽이 보강되었다고 말하기는 힘들다.

복횡근근막(transversalis fascia)은 복벽 전체를 안쪽에서 긴장시키는 근막으로 복횡근과 일체화되어 있다. 내복사근을 머리쪽으로 젖혀 올리듯이 끌어당기면 백색의 광택이 있는 복횡근건막궁(transversus abdominis aponeurotic arch)을 확인할 수 있고(그림 11) 머리 쪽은 복횡근으로 이어진다. 복횡근근막을 절개하고 복횡근건막궁을 확인하도록 권장하는 사람도 있지만, 필자는 백색의 광택이 있는 복횡근건막궁을 확인하기가 쉽기 때문에 복횡근근막을 절개하지 않고 수술하고 있다. 정관과 고환동정맥에 걸어둔 테이프를 위로 잡아당기고 그 아래에서 복횡근건막을 Pean forceps로 집어둔다. 이 Pean forceps를 아래쪽으로 잡아당겨 새로 만들어 줄 뒤벽의 긴장도를 확인한다(그림 12). 긴장도가 강해서 tension-free 상태가 될 수 없는 경우에는 mesh를 사용하는 수술방법(Lichtenstein법)을 선택한다.

위쪽의 복횡근건막궁이 확인되면 안쪽 아래방향을 향해서 복횡근건막을 따라간다. 치골결절 근처가 재발이 가장 많이 일어나는 부위이므로 주의해야 한다. 안쪽 아래방향을 retractor로 잡아당겨 충분히 노출시키면 내복사근과 서혜겸(falx inguinalis), 복횡근근막, 반전서혜인대 등이 합류하는 결합건 부위(conjoined tendon area)를 뚜렷하게 볼 수 있다. 본래 안쪽은 이 결합건에 복횡근건막을 봉합시켜 주면 충분하지만, 필자는 치골결절의 골막을 봉합사로 뜨는, 약간은 과도한 조작을 하도록 수련의들을 지도하고 있다. 치골결절쪽으로부터 복횡근건막과 iliopubic tract를 3-0 nylon사(絲)로 뜬다.

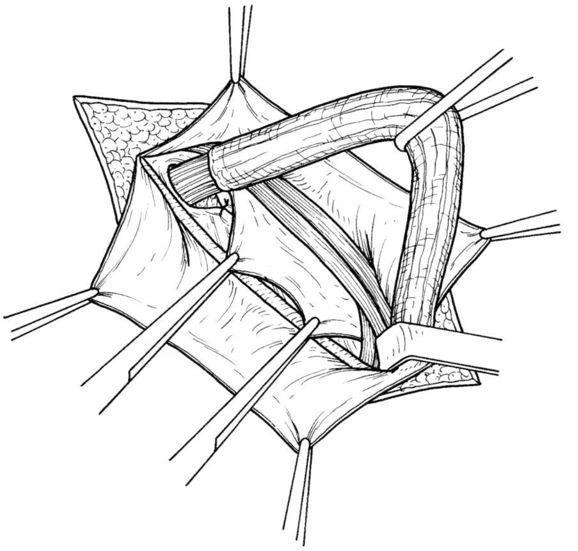

그림 12 뒤벽 긴장도의 확인

정삭의 아래에서 Pean forceps로 잡은 복횡근건막을 아래쪽으로 iliopubic tract까지 잡아당겨 뒤벽의 긴장도를 확인한다.

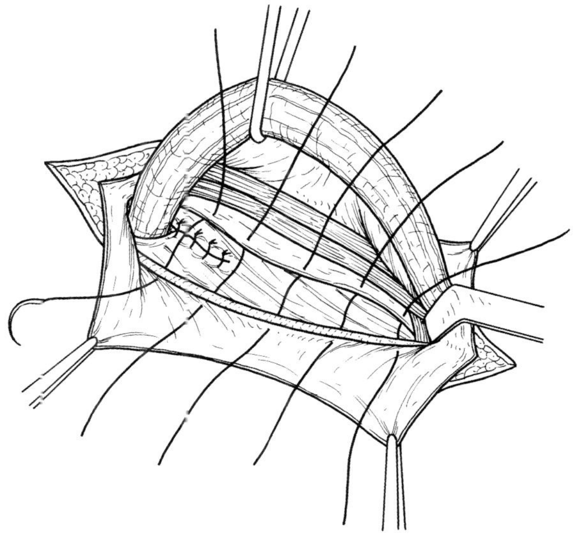

그림 13 Iliopubic tract repair

뒤벽의 형성에 있어서, 위쪽은 내복사근을 봉합사로 뜨지 않도록 하고 아라쪽은 확실하게 iliopubic tract을 봉합사로 떠야 한다.

위쪽은 정삭 근처까지 봉합사로 모두 떠놓은 후에 아래쪽부터 순서대로 봉합한다. 내서혜륜의 봉합·축소는 연속봉합(continuous suture)으로 하는 경우도 있지만 IPTR법에서는 반드시 단속봉합(interrupted suture)으로 한다(그림 13). Hesselbach 삼각이 특별히 큰 경우가 아니라면 보통 5~6바늘의 봉합으로 충분히 뒤벽을 형성할 수 있다. 봉합 후에는 반드시 둘째손가락으로 뒤벽을 눌러 보는데, 특히 치골 부근의 뒤벽에 약한 부위가 남아 있는지 확인해야 한다. 위쪽의 내서륜 부위는 Marcy법에서와 같이 Pean forceps의 끝이 들어갈 정도까지 닫아 준다.

Hesselbach 삼각이 커서 뒤벽에 긴장도가 높을 경우, mesh법 도입 전에는 복직근전초(anterior rectus sheath)에 이완절개(relaxing incision)를 한 후에 IPTR법을 실시했지만, 이것은 충분한 tension-free 상태를 만들 수 없다는 점과 이완절개 부위에서 복벽탈장이 초래될 위험이 있다는 점 때문에 지금은 실시하지 않고 있다.

C 고찰

종래의 수술방법들 중, Marcy법은 소아의 simple ligation과 함께 뒤벽 보강을 해주지 않는다는 점에서 tension-free 상태의 수술방법이라고 할 수 있다. Marcy법은 재발의 위험이 많은 수술방법[8]이라는 의견도 있지만, 탈장낭의 고위 결찰만을 실시하는 소아 탈장에서의 재발률을 생각해 보면, 젊은 사람으로 서혜관 뒤벽이 견고한 외서혜탈장의 경우에 대해서는 내서혜륜을 봉합·축소시키는 것만으로 충분하다고 생각한다.

외서혜탈장의 경우, 뒤벽 보강의 여부는 탈장낭을 통해서 집게손가락을 복강 내에 삽입하여 서혜관 뒤벽의 두께와 탄력성으로 강도를 평가하고 판정한다. 객관적인 판정의 기준을 만들려고 시도[6]했었지만 아쉽게도 확실성이 부족하여 경험에 맡기는 수밖에 없을 것 같다. 명확한 기준은 없지만 필자의 병원에서는 나이를 하나의 기준으로 하고 있다. 즉 60세 미만에서는 Marcy법만을, 70세 이상에서는 뒤벽 보강을 함께 하는 것을 원칙으로 하고 있으며, 60세 이상 70세 미만은 경계영역으로 수술 중에 판단하고 있다. 물론 60세 미만에서 IPTR법을 선택하고, 거꾸로 70세 이상에서 Marcy법만을 실시하는 경우도 있다. 또한 최근에는 뒤벽 보강을 할 때에 복횡근건막에 긴장(tension)이 걸리면 적극적으로 mesh를 사용하고 있다.

내서혜탈장에 대해서는 필자의 병원에서도 확실하게 뒤벽 보강을 해야 한다는 것과 tissue to tissue의 봉합에는 고도의 긴장 발생이 예상되기 때문에 PHS법을 표준 수술방법으로 하고 있다.

탈장의 교정에 있어서는 재발이 없으며 수술후에도 빨리 자리에서 일어날 수 있고(early ambulation) 통증이 적은 수술방법이 좋다는 데에는 이론의 여지가 없다. 그러나 뒤벽 보강을 필요로 하지 않는 증례에도 보강 수술을 해주는 것은 과도한 수술(over surgery)이라고 생각한다. mesh를 사용하는 수술방법에는 많은 이점이 있지만, 종래의 방법도 역시 이물질을 삽입하지 않는다는 점과 비용이 적게 든다는 점 등의 큰 이점이 있다. 각 증례의 탈장 발생의 기전을 고려하여, 거기에 맞는 수술방법을 선택하는 것이[9] QOL(quality of life)을 향상시키는 것으로 이어진다고 생각한다.

오점

성인의 서혜탈장에 대해 mesh를 사용하지 않는 종래의 수술 방법(Marcy법, IPTR법)에 대해서 기술하였다.

외서혜탈장에서, 서혜관 뒤벽이 견고한 젊은 환자에서는 Marcy법이, 또한 뒤벽 보강을 필요로 하는 경우에도 뒤벽의 긴장이 적은 증례에서는 IPTR법으로 충분히 탈장의 교정이 가능하다.

문헌

1) 小栁泰久, 木村辛三郎, 靑木達哉 외: 성인 외서혜헤르니아에 대한 Marcy 수술. 消化器外科, 12(12): 1809-1818, 1989.
2) Marcy MO: The cure of hernia. JAMA, 8:589-592, 1887.
3) Condon RE: Anterior iliopubic tract repair, Nyhus M et al, eds. Hernia, 2nd Ed.Lippincott, Philadelphia, 1978, pp.195-211.
4) 小栁泰久, 木村辛三郎, 靑木達哉 외: 성인 외서혜헤르니아의 근치수술. 手術, 46(3):245-253, 1992.
5) 多村幸之進, 小栁泰久: 서혜헤르니아 수술에 필요한 국소해부. 外科治療, 84(4):379-385, 2001.
6) 大澤二郎, 東出俊一, 伊東正文 외: 고령자 헤르니아의 문제점; 그 수술법과 서혜관저강약 측정기. 日臨外医會誌, 46:1321, 1985
7) 大澤二郎: 서혜부. 手術, 53:1311-1317, 1999.
8) Jess P, Hauge C, Hansen C: Long term results of repair of the internal ring for primary inguinal hernia. Eur J Surg, 165:748-750, 1999.
9) Nyhus LM: Individualization of hernia repair: a new era. Surgery, 114: 1-2, 1993.

[多村幸之進, 小栁 泰久]

III 서혜부 탈장의 수술수기

2. McVay법

시작에 앞서

성인의 서혜부 탈장은, 나이가 증가함에 따라 내서혜륜이 커지고 서혜관이 약해지는 것이 원인이 되어 발생한다고 생각되기 때문에, 이에 대한 수술방법으로는 탈장문을 축소시키고 약해진 뒤벽 부위를 보강해 주는 것에 중점을 두었다. 여기에는 McVay법 외에도 종래의 Bassini법, Shouldice법, Mizrachy법, iliopubic tract repair법 등의 다양한 수술방법이 시행되어 왔다[1~3].

McVay법은 뒤벽 보강의 재료로 복횡근건막과 복횡근근막을 Cooper 인대에 봉합해 주는 방법인데[1~6], 수술방법으로는 소위 transition suture로서 복횡근건막궁과 복횡근근막을 대퇴동정맥초(femoral sheath)에 봉합한다고 하는, 서혜탈장 수술에 약간 여분의 조작을 첨가해 주는 것으로, 실제로는 주로 대퇴탈장에 대한 수술방법으로서 채용하는 경우가 많다. 서혜탈장에 대해서는 거대한 외서혜탈장 내지는 내서혜탈장이나 대퇴탈장, 내서혜탈장과 외서혜탈장이 함께 있는 경우 등이 그 적응 대상이다[1,2,7].

근래에 들어, tension-free의 개념 하에 여러 종류의 mesh를 사용하는 탈장교정술이 주류를 이루어 왔지만[7] 어느 방법이든 탈장의 발생기전을 이해하기 위해서는 복잡한 서혜부의 해부학적 구조를 반드시 숙지해 두어야 하며, 그러한 의미에서도 기존의 수술방법에 관한 지식은 꼭 필요하다. 또한 대퇴탈장에서 많이 발생되는 감돈(incarceration)의 예에서, 탈출된 장관이 괴사 상태에 빠지거나 감염 발생이 예상되어 mesh의 사용이 불안한 경우에는, 종래의 수술방법을 선택해야 하기 때문에 아직은 실제의 임상에서도 꼭 습득해 두어야 할 수술방법이다.

A 수술의 실제

1. 마취

통상적으로 요추마취를 한다. 고령자이거나 순환기계통의 합병증을 가지고 있는 증례에서는 국소마취도 선택할 수 있다. 이 때 수술방법을 숙지하고 있으면 장골서혜신경 차단(block)이 유용한 방법이 된다. 또한 장시간 경과된 감돈탈장(incarcerated hernia)으로 장관절제의 필요성이 있는 증례에서는 전신마취도 고려해야 한다. 다음에 실제 수술방법에 대해서 순서에 따라 설명하겠다. 탈장낭의 처리에 대해서는 내·외서혜탈장에서도 언급하였다.

2. 피부절개

상전장골극(ASIS)에서 안쪽으로 1·5횡지 부위에서 치골결절의 위쪽 1횡지 부위까지 서혜인대에 평행으로 사절개한다(그림 1).

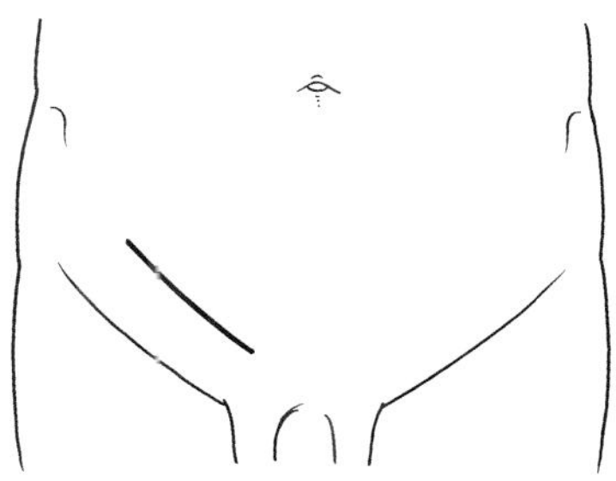

그림 1 피부절개

상전장골극에서 1.5횡지 안쪽으로부터 치골결절의 위쪽 1횡지까지, 서혜인대에 평행하게 사절개한다.

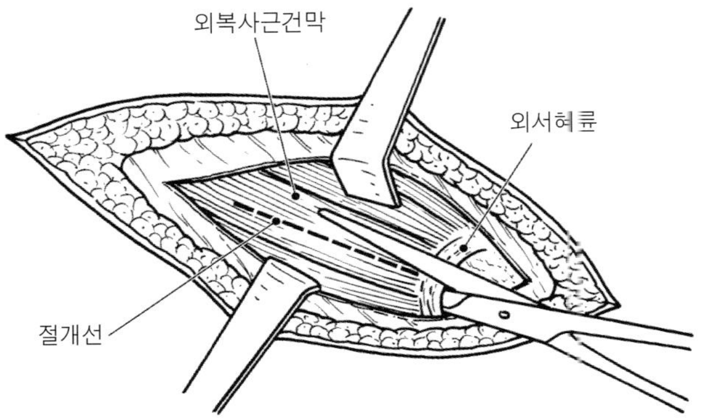

그림 2 서혜관의 개방

외서혜륜의 윗모서리에서 근육섬유의 방향으로 내서혜륜을 향해 절개하여 서혜관의 앞벽을 개방한다.

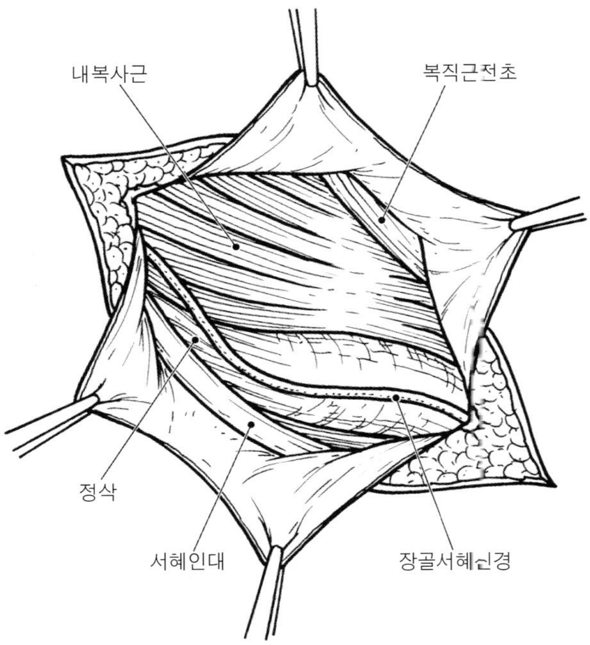

그림 3 외복사근건막의 박리

절개한 건막의 뒷면을 박리한다. 아래쪽에 서혜인대, 안쪽에 복직근전초, 위쪽에는 내복사근이 나타난다. 내복사근의 앞면에서 정삭의 앞면을 따라 주행하는 장골서혜신경을 확인할 수 있다.

대퇴탈장의 경우에도 같은 모양으로 피부절개를 하는 것이 좋다. 가능한 한 피부의 주름을 따라 절개를 하면 수술후에도 흉터가 눈에 띄지 않게 된다. 이어서 천근막(superficial fascia)을 절개하여 외복사근건막에 도달한다. 도중에 천복벽동정맥(superficial epigastric vessels)이 노출되면 결찰하여 절단한다.

3. 서혜관의 개방

외복사근건막 층에서 안쪽 아래방향으로 박리해 가면

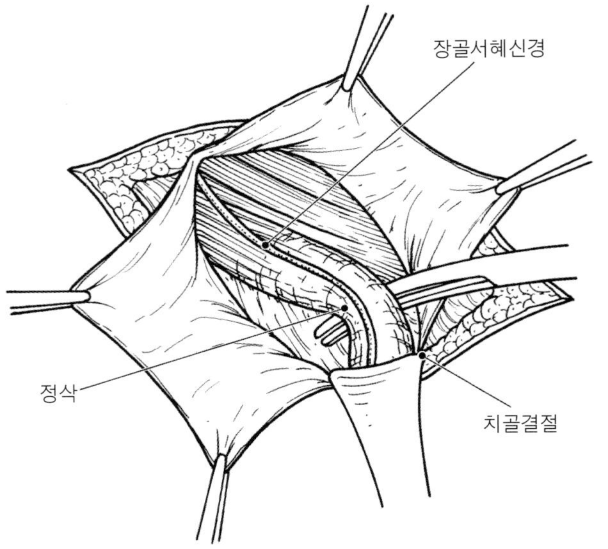

그림 4 정삭의 거상

치골결절 바로 위에서 겸자를 정삭의 아래로 통과시켜 테이프를 건다.

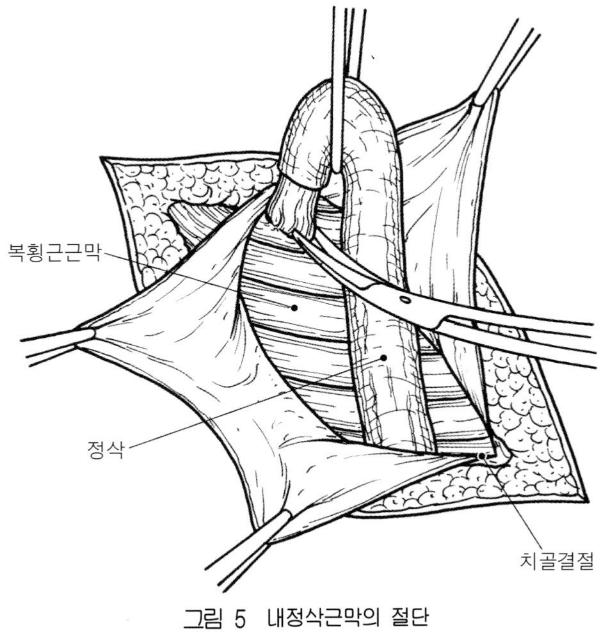

그림 5 내정삭근막의 절단

고환거근을 절단한 후에 내서혜륜 부위에서 정삭 표면을 덮고 있는 내정삭근막의 둘레 전체를 박리한다.

외서혜륜을 확인할 수 있으므로, 외서혜륜의 윗모서리에서 건막섬유의 방향으로 내서혜륜쪽을 향해 절개하여 서혜관의 앞벽을 개방한다(그림 2). 절개된 건막의 뒷면을 따라 넓게 둔적 박리(blunt dissection)를 하면 아래쪽에는 서혜인대를, 안쪽에는 복직근전초(anterior rectus sheath)를, 위쪽에는 내복사근을 확인할 수 있다. 내복사근의 앞면에서 정삭에 걸쳐서는 장골서혜신경을 확인할 수 있다(그림 3). 이 신경은 수술후 동통의 원인이 될 수 있기 때문에 손상시키지 않도록 충분히 주의해야 한다.

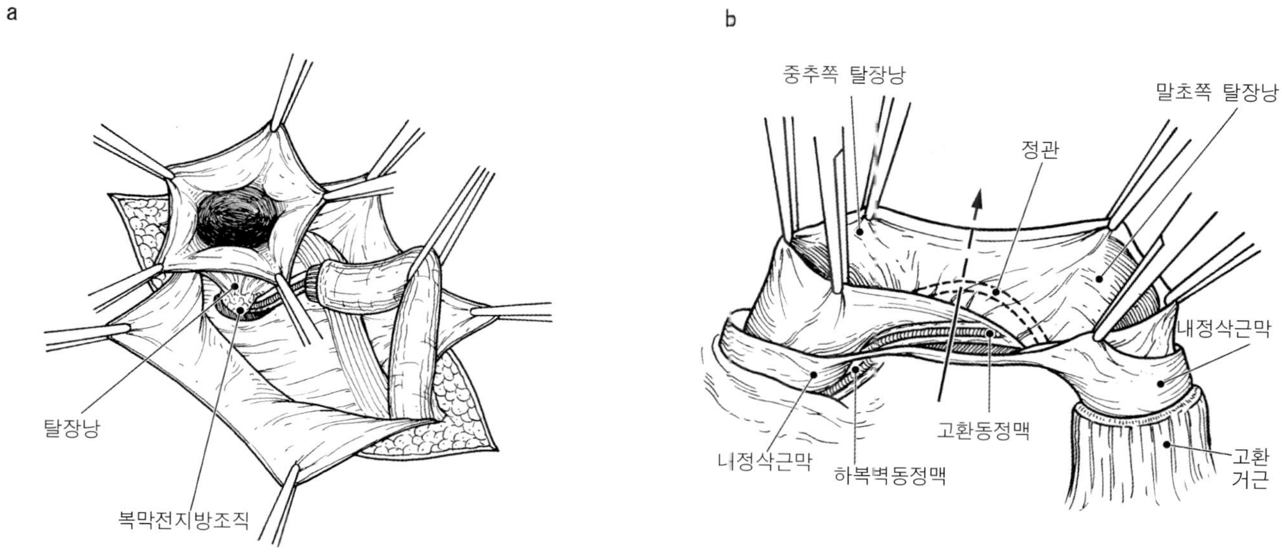

그림 6 탈장낭의 절개와 횡단·절단

a : 탈장낭을 Pean forceps로 잡고 정관과 고환동정맥에서부터 분리해 나간다.
약간 절개하여 복강 내와 연결이 되는지의 여부와 탈장 내용물을 확인한다.

b : 거대한 탈장낭에서는 절개 부위를 크게 열고 고환동정맥과 정관을 박리하면서 횡단·절단을 하고 난 다음에 중추쪽으로 박리를 진행한다.

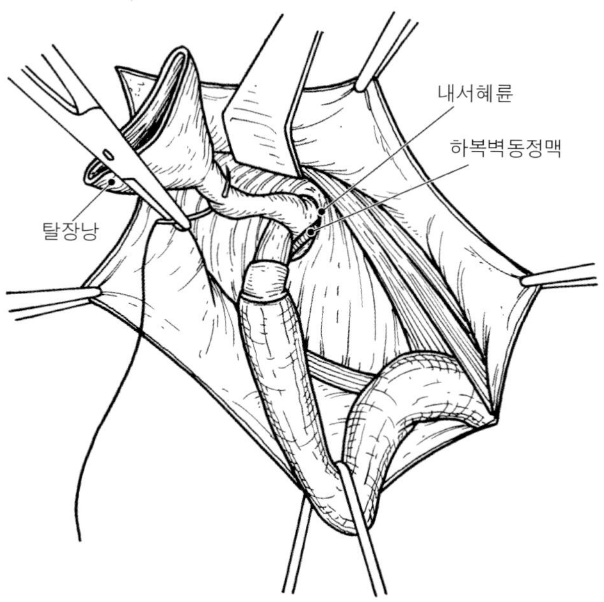

그림 7 탈장낭의 고위 결찰

복막전지방조직이 보일 정도까지 박리하여 이중 관통결찰을 한 후에 탈장낭을 절제한다.

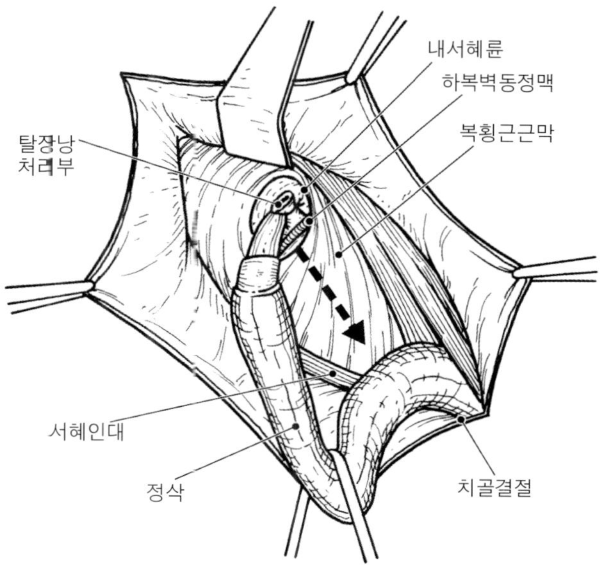

그림 8 복횡근근막의 절개

내서혜륜 부위에서 치골결절을 향해 복횡근근막을 절개한다.

4. 정삭의 유리·거상

외복사근건막을 절개한 상태에서는 바로 아래에 있는 내복사근의 아래모서리에서 굵은 삭상물 형태의 정삭(spermatic cord)을 확인할 수 있다. 정삭을 가볍게 잡아당기면서 위아래 모서리를 박리해 나가다 치골결절의 바로 위에 이르면, 겸자(forceps)를 정삭의 아래쪽으로 통과시켜 테이프를 건다(그림 4). 다음에는 테이프를 올리면서 내서혜륜쪽을 향해 정삭 뒷면의 박리를 진행한다. 박리나 테이핑이 곤란해질 경우에는 내서혜탈장에서 탈장낭이 유착되어 있는 경우도 생각할 수 있기 때문에, 다음에 기술하는 탈장낭의 처리를 먼저 실시한다.

5. 탈장낭의 처리

외서혜탈장의 검색에서는 우선 고환거근을 절단한 후에

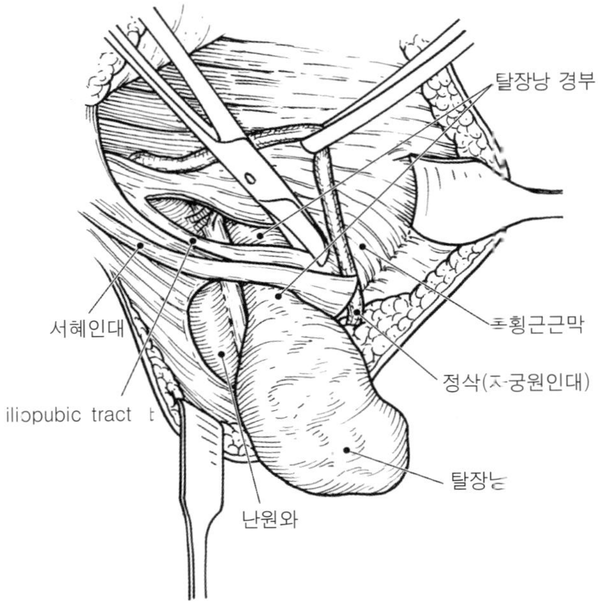

그림 9 대퇴탈장 경부의 노출

Cooper 인대를 넘어서 대퇴륜을 향해 탈장낭이 돌출되어 있는 것을 확인할 수 있다.

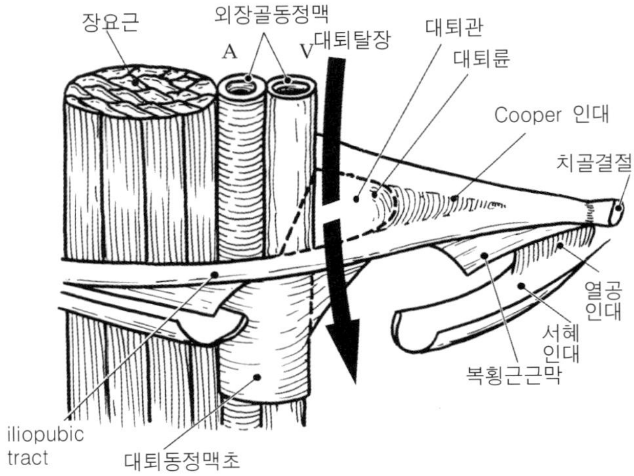

그림 10 서혜·대퇴부의 입체도

대퇴정맥의 안쪽모서리, Cooper 인대, iliopubic tract로 둘러싸인 개구부가 대퇴륜이다.

내서혜륜 부위로부터 정삭의 표면을 덮고 있는 내정삭근막 둘레를 전체적으로 박리한다(그림 5). 정삭을 따라서 탈장낭이 확인되므로, 이 탈장낭만을 작은 Pean forceps로 잡고 정관과 고환동정맥이 손상되지 않도록 주의하면서 주변 조직으로부터 박리해 간다. 탈장낭을 약간 절개하여 복강 내와의 연결 여부와 탈장 내용물의 유무를 확인한다(그림 6a). 탈장낭이 거대하여 고환 근처까지 내려와 있는 경우에는 일단 탈장낭을 가로로 절단하여 중추쪽으로 박리를 진행한다(그림 6b). 복막전지방조직(preperitoneal fat tissue)이 보일 정도까지 박리가 이루어지면 장기의 활탈(slipping)이 없는 것을 확인하고 이중관통결찰(double transfixing suture)을 한 뒤에 탈장낭을 절제한다(그림 7). 말초쪽의 절단된 탈장낭은 개방하여 방치하는 것만으로 충분하다. 여성의 경우에는 자궁원인대(round ligament of uterus)를 포함하여 탈장낭을 절단한다. 이어서 내서혜륜에서부터 복횡근근막의 절개를 실시한다(그림 8). 이때, 하복벽동정맥(inferior epigastric vessels)의 위치와 주행을 확인한다.

내서혜탈장이 있으면 그 안쪽에 탈장낭이 관찰된다. 통상적으로 내서혜탈장이 있는 경우에는 탈장낭을 복강 내로 내번(inversion)만 해주고 절제할 필요가 없지만, 소위 게실형 내서혜탈장(diverticular direct inguinal hernia)의 경우에는 절제한 후에 다시 봉합을 하거나, 쌈지봉합(pursestring suture)을 하여 매몰하거나 혹은 단속봉합(interrupted suture)으로 닫아준다.

대퇴탈장의 경우에는 복횡근근막을 절개하여 복막외극에 도달한 다음, 대퇴정맥의 안쪽, 즉 Cooper 인대와 iliopubic tract(장골치골인대)로 형성된 대퇴륜에서 탈장낭의 경부(neck)를 확인한다(그림 9).

이 대퇴륜이 바로 대퇴탈장의 탈장문이다(그림 10). 탈장낭이 iliopubic tract[(서혜부 쪽에 있는 복횡근근막의 비후된 부위로 장골릉(iliac crest)으로부터 장요근(iliopsoas muscle) 앞모서리의 안쪽 아래방향으로 주행하여 대퇴동정맥의 앞면을 타고 넘어 서혜인대와 평행하게 다시 안쪽 아래방향을 향해 주행하여 치골상지에 부착되는 건막 모양 섬유]의 아래쪽으로 대퇴를 향해서 돌출되어 있는 것을 확인할 수 있다. 감돈(incarceration)이 초래되지 않은 경우에는 탈장낭의 경부 둘레를 전체적으로 빙 둘러서 박리함으로써 대퇴 쪽에서 압박을 가해 탈장낭 전체를 복막외극 내로 되돌려 보낼 수가 있다.

감돈되어 있는 경우에는, 우선 경부를 약간 절개하여 탈장 내용물을 확보한 다음에 대퇴의 앞면에서 탈장낭을 박리한다. 경부에서 탈장내용물의 확보를 태만히 하면 교액(strangulation)이 해제되는 순간에 탈출되어 있던 장기가 복강 내로 빠져 들어가서 순환장애의 유무를 확인하기가 어렵게 되는 경우가 있다[4,6].

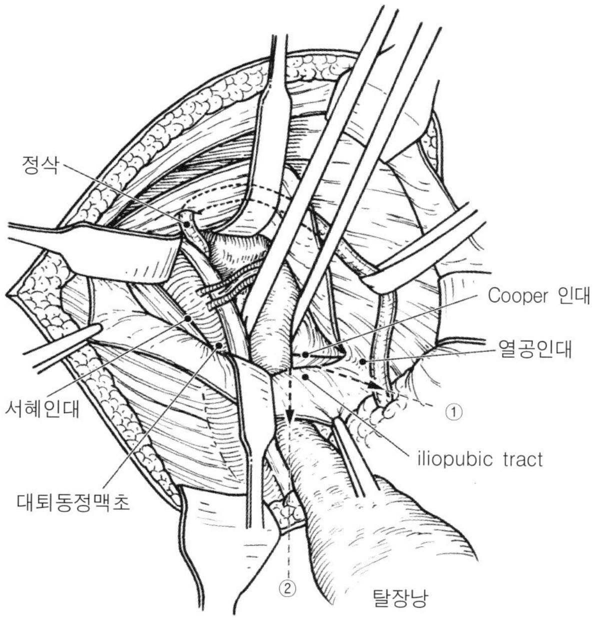

그림 11 탈장낭을 복강쪽으로 환납

탈장낭 경부에 테이프를 걸고, 바닥부분에서 압박을 가해 환납을 시도한다. 환납이 곤란한 경우에는 대퇴륜의 안쪽모서리 부위인 iliopubi tract 혹은 열공인대를 조금 절개한다(①). 그래도 환납을 할 수 없는 경우에는 서혜인대를 절단해도 좋다(②).

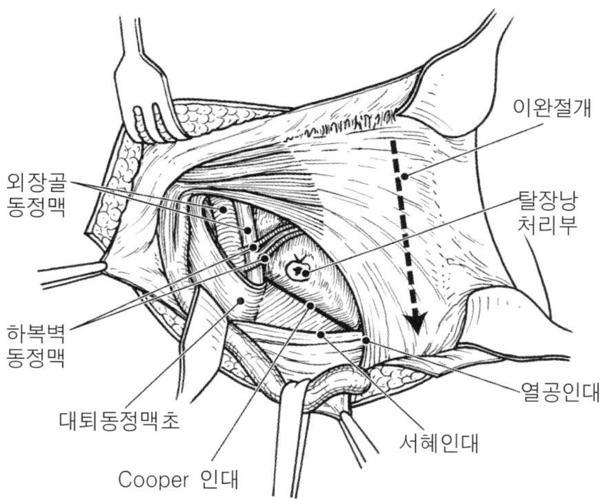

그림 12 이완절개

복직근전초에 세로로 4~5cm 절개한다.

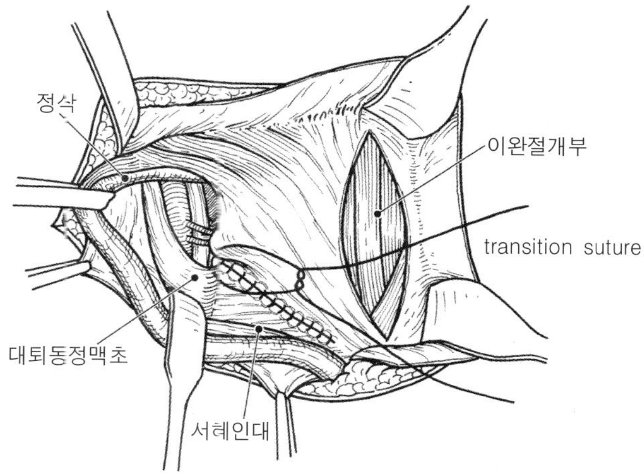

그림 13 뒤벽 보강

복횡근건막궁과 복횡근근막을 Cooper 인대에 치골결합 부위에서부터 단속봉합으로 봉합해 간다. 대퇴륜에서는 transition suture로, 복횡근근막과 Cooper 인대를 봉합사로 뜨고, 다시 이 봉합사로 대퇴동정맥초 앞벽의 안쪽 모서리를 떠서 결찰, 봉합한다.

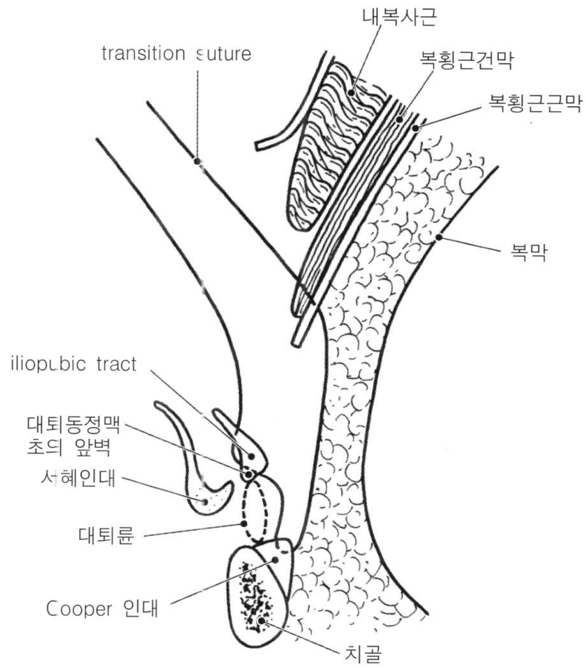

그림 14 McVay법 : 대퇴륜 부위에서의 단면도 (문헌 8에서 인용)

복횡근건막궁과 복횡근근막을 뜬 봉합사로 Cooper 인대를 뜨고, 다시 대퇴동정맥초의 앞벽을 형성하는 iliopubic tract를 동시에 떠서 대퇴륜을 봉합한다.

탈장낭의 경부에 테이프를 통과시키고 대퇴 부위에서 서서히 압박을 가해 환납(reduction)을 시도한다. 환납이 곤란한 경우에는 대퇴륜의 안쪽모서리 부분인 iliopubic tract나 열공인대(lacunar ligament)를 절개한다[6]. 그래도 환납이 되지 않는 경우에는 탈장낭 경부의 바로 위(앞쪽)에서 서혜인대를 절단해도 좋다(그림 11).

환납이 되면 탈장낭을 크게 절개하여 탈출된 장기의 순환장애 유무를 확인한 다음에 복강 내로 환납시킨다. 탈장낭은 방광의 활탈(slipping)에 주의하면서 처리한다.

6. 뒤벽의 보강

뒤벽 보강에 앞서 이완절개(relaxing incision)를 해

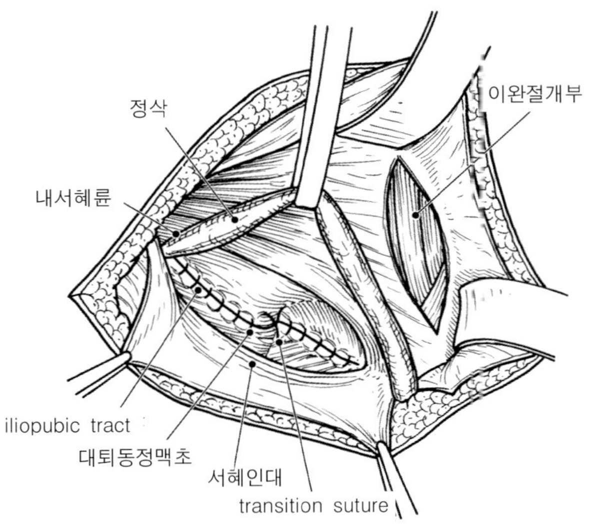

그림 15 뒤벽 보강의 완성도

둔다. 즉, 외복사근건막의 안쪽 flap의 뒤쪽과 내복사근 사이를 박리해서 복직근전초(anterior rectus sheath)를 노출시킨 후에 복직근전초를 세로로 4~5cm 절개한다(그림 12). 봉합부에 작용하는 과도한 tension을 완화시키는 의미로 매우 중요하지만, McVay는 대퇴탈장에서 반드시 이완절개를 해야 할 필요는 없다고 하였다[6].

복횡근건막궁을 노출시켜, 앞에서 절개한 복횡근근막과 함께 Cooper 인대에 치골결합부(symphysis pubis)에서부터 단속봉합(interrupted suture)으로 봉합, 결찰해 나간다. 대퇴정맥의 안쪽까지 도달하면, 대퇴륜에서는 transition suture로서, 즉 복횡근근막과 Cooper 인대를 꿰맨 봉합사로 다시 대퇴동정맥초(femoral sheath) 앞벽의 안쪽 모서리를 꿰매서 봉합한다(그림 13). 그림 14는 transition suture를 단면으로 그린 것이다[8]. Cooper 인대를 지지하기 위한 뒤벽의 보강과 함께, 대퇴륜의 봉합축소가 이루어지는 것을 이해할 수 있다. 이렇게 봉합하는 것이 McVay법의 가장 중요한 요점이며, 대퇴탈장에 대해 실시할 경우에도 탈장문을 봉합·축소하는 데 있어서 가장 중요한 부분이라고 할 수 있다. 이어서 같은 방법으로 대퇴동정맥초의 앞벽을 형성하는 iliopubic tract에 봉합해 가는데, 이 때 외장골정맥(external iliac vein)을 손상하거나 과도하게 압박하지 않도록 주의해야 한다. 또한, 가쪽에서 복횡근건막궁과 복횡근근막을 iliopubic tract에 봉합함으로써 내서혜륜이 형성된다. 내서혜륜의 크기는 정삭 옆으로 Kelly forceps의 끝 부분이 들어갈 정도로 한다. 이상으로 뒤벽 보강이 완료되었다(그림 15). 정삭을 서혜관 뒤벽으로 되돌려 놓고 외복사근건막을 봉합한 다음 피부봉합을 하고 수술을 끝낸다.

문헌

1) 柵瀨信太郎, 桜井健司: 서혜·대퇴탈장입문. 手術, 49(6):867-880, 1995.
2) 長町幸雄: 서혜탈장의 수술(1). 탈장의 모든 것. 冲永功太編, 제1판, へるす出版, 1995, pp.87-99.
3) 小柳泰久, 清木達哉, 日馬幹弘 외: 성인서혜탈장의 手術, 49(6):905-912, 1995.
4) McVay CB: Inguino-abdominal Region. In:McVay CB ed. Anson & Mc Vay Surgical Anatomy, 6th Ed, Saunders, Philadelphia, 1984, pp.517-569.
5) Harkins HN: the Cooper's Ligament Repair of Direct Inguinal Hernia. In: Nyhus LM, Harkins HN, ed. Hernia, 2nd Ed, Lippincott, Philadelphia, 1964, pp.179-185.
6) McVay CB: Femoral hernioplasty. The inguinal approach. In: Nyhus LM, Harkins HN, ed. Hernia, 2nd Ed, Lippincott, Philadelphia, 1964, pp.215-229.
7) 柵瀨信太郎: Mesh를 이용한 서혜헤르니아의 수술. 消化器外科, 21:1717-1737, 1998.
8) 柵瀨信太郎, 牧野永城: 서혜헤르니아와 대퇴헤르니아-신외과학체계25B, 中山書店, 東京, 1990, pp.50-63.

[藤田 尚久, 和田 信昭]

III 서혜부 탈장의 수술수기

Comment: McVay법

McVay법은 필자가 tension-free 수술방법인, mesh를 이용하는 방법을 실시하기 이전에 가장 많이 실시했던 수술방법이다. Rutledge[1)]가 언급한 것처럼 적절하게 실시한다면 가장 재발률이 낮은 수술방법이라고 생각된다. 앞의 항목에서는 후지타(藤田)선생과 와타(和田)선생의 표준적인 방법을 기술하였다.

Rutledge[1)]는 1,682번의 경험 사례에서 재발률이 약 2%였다고 했는데, 이 방법의 이점으로는 서혜관 뒤벽만이 아니고 대퇴륜을 포함한 모든 서혜부 탈장의 탈장문을 폐쇄할 수 있다는 점이다. 재발률을 살펴보면 Shouldice법에서도 2.3%의 재발률을 보이고 있으며[2)] 그 밖의 수술방법에서도 숙련도에 따라 상당한 정도까지 재발 발생을 예방할 수 있음을 보여주고 있다. 본 수술방법의 불리한 점으로는 박리 범위가 넓어 침습(stress) 정도가 비교적 크고 수술시간이 더 길며 회복이 느리다는 점이다. 앞의 항목에서 기술한 것처럼 이 수술방법은 제 1선택의 수술이라고 하기는 어렵지만 감돈이 초래된 증례 중에서 장관 절제가 필요하여 mesh를 사용하는 일이 주저되는 경우 등이 좋은 적응대상이라고 생각된다.

이 수술방법에서는 이완절개가 필수적이며, 창상 치유에 충분할 정도의 이완 상태를 이룰 수는 있지만 결코 전혀 긴장이 없는, 소위 'tension-free'상태는 이룰 수 없다는 점에 유의할 필요가 있다. 앞의 항목에서 기술된 내용을 포함한 Rutledge의 기술[1)]에서도 이 이완절개에 관하여 필자는 의문을 느낀 것이 있다. 즉, 뒤벽 보강을 할 때에 머리쪽(안쪽)의 봉합 부위는 복횡근건막궁이지만, 실제로 이완절개를 하는 곳은 복직근전초이기 때문에 직접적인 이완은 이루어지지 않으리라고 생각되는 점이다. 그러나 현실적으로는 이완 효과를 얻을 수 있고, 이것은 내복사근과 복횡근건막이 안쪽에서 유합(fusion)되어 복직근전초로 연속되기 때문에 내복사근건막의 이완이 복횡근건막을 봉합할 때에 생기는 긴장의 이완에 효과가 있다고 해석된다. 또한 이 점이 완전하게 tension-free 상태가 되지 않는 요인이라고도 생각된다. 또한, Rutledge는 복직근전초의 이완절개부를 mesh로 덮는 방법을 제시했지만 복직근후초는 원래의 상태대로 있기 때문에 통상적으로는 필요하지 않은 방법이라고 생각된다.

문헌

1) Rutledge RH: The Cooper's ligament repair. In: Fitzgibbons RJ, Greenburg AG eds. Nyhus & Condon's Hernia, 5th Ed, Lippincott Williams & Wilkins, Philadelphia, 2002, p.139-148.
2) Bendavid R: The Shouldice repair. In: Fitzgibbons RJ, Greenburg AG eds. Nyhus & Condon's Hernia, 5th Ed. Lippincott Williams & Wilkins, Philadelphia, 2002, pp.129-138.

[沖永 功太]

III 서혜부 탈장의 수술수기

3. 전방 접근법과 복막전 접근법에 의한 preperitoneal repair법

시작에 앞서

1980~90년대에 걸쳐서 서혜탈장의 수술은 큰 변화를 이루었다. 복강경적 수술이 도입된 이래, 통상적인 수술에서도 mesh가 적극적으로 사용되게 되었고, 현재에는 tension이 걸리지 않는 뒤벽 보강 방법이 주류를 이루고 있다. mesh를 이용한 탈장 수복술에는 여러 가지 방법이 있으며 각각 장점과 단점이 있다. 본 항목에서는 이론적으로는 가장 뛰어난 수술방법 중 하나라고 생각되는 preperitoneal repair법에 대해서 상세하게 살펴보겠다.

A 수술방법의 해설

1 Preperitoneal repair란?

Preperitoneal repair는 inlay mesh repair라고도 하는데 1958년 Usher(anterior approach), 1963년 Estin (preperitoneal approach) 등에 의해 보고되었다[1]. 이 수술방법은 복막외극, 즉 서혜관 뒤벽의 복강쪽에 mesh를 삽입하여 뒤벽을 보강하는 방법으로 매우 합리적인 뒤벽의 수복 방법이다. 서혜관 뒤벽뿐만이 아니라 대퇴륜과 폐쇄공(obturator foramen)도 동시에 수복할 수 있어서 하복부에 생기는 모든 탈장에 대응할 수 있다. 그러나 다른 수복술에 비해 수기가 약간 번잡하다는 단점도 있다.

필자의 병원에서는 1996년 이후, 뒤벽 보강이 필요한 증례에 대해 제 1선택으로 이 수복술을 실시해 왔다[2]. 개념적으로는 mesh를 이용함으로써 조직에 tension이 걸리지 않는 McVay법이라고 생각한다. 따라서 이 수술방법의 요점은 복막외극에 mesh를 삽입하는 것과 치골 및 Cooper 인대의 확실한 봉합이라고 할 수 있다. 또한, 이 수복술은 전방 접근법과 복막전 접근법의 두 가지 방법을 상호 보완할 수 있는 접근법으로 실시할 수 있기 때문에 재발 증례를 비롯하여 각종 탈장에 대처할 수 있다.

2. Approach법에 관하여

복막외극에 도달하는 방법에는 ① 전방 접근법(anterior approach)(그림 1)과 ② 복막전 접근법(pre-

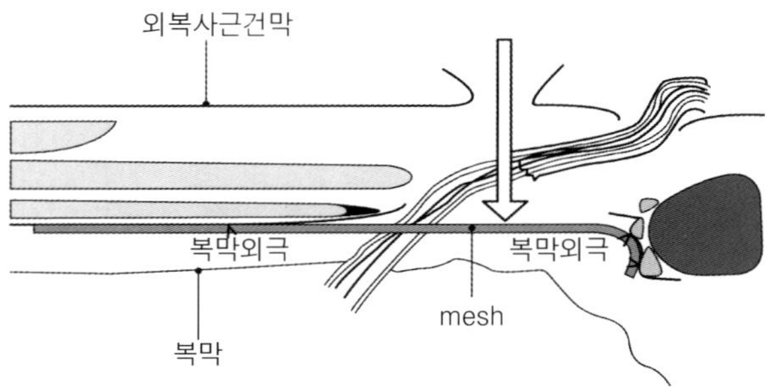

그림 1 Anterior approach에 의한 preperitoneal repair

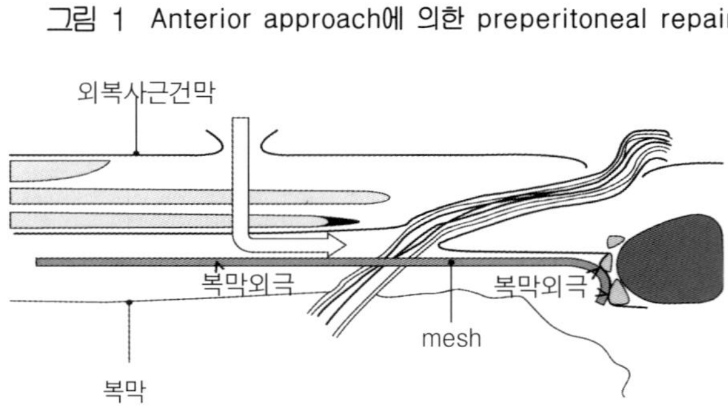

그림 2 Preperitoneal approach에 의한 preperitoneal repair

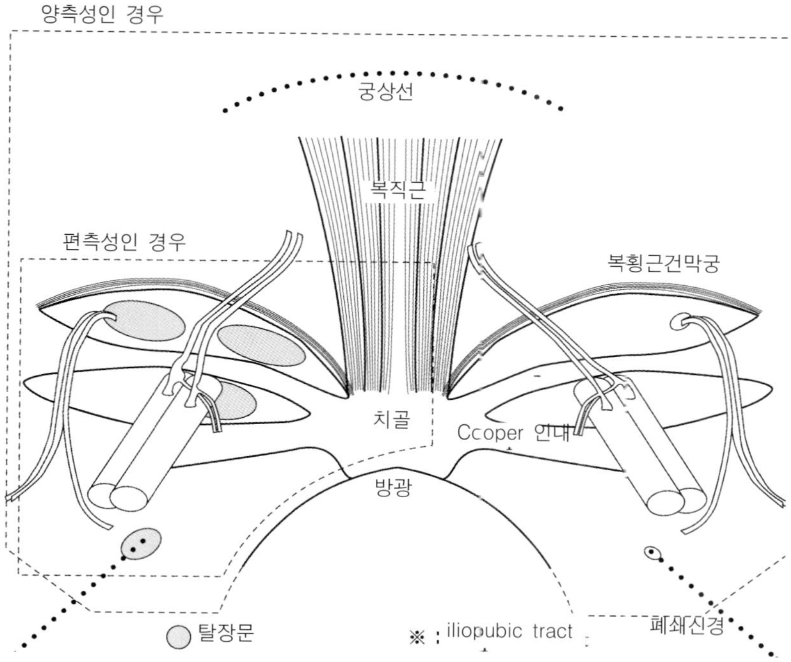

그림 3 Mesh로 덮어야 할 범위

peritoneal approach)(그림 2)이 있다. 전방 접근법은 눈에 익숙한 수술시야(operation field)가 전개되고 거대한 외서혜탈장낭의 처리도 용이한 반면에 복막외극에 도달하기 위해서는 복횡근근막을 절개·절단해야 할 필요가 있고 복횡근의 뒷면을 박리해야 하는 등 직접 보면서 조작할 수 없는 부분도 있다. 또한 고환동정맥과 외서혜탈장낭을 노출할 때에는 복횡근근막의 연장인 내정삭근막과 고환거근을 절단할 필요가 있다. 따라서 처음부터 preperitoneal repair를 시행할 예정인 증례에서는 정상조직의 손상이 많아진다는 점에서 복막전 접근법에 비해 불리하다. 단, 전방 접근법은 Marcy법과 plug and patch법 등 현재 시행되고 있는 다른 수복술과 같은 접근법으로, 수술중에 쉽게 이런 수술방법들로부터 변경할 수 있다는 장점을 갖고 있다.

한편, 복막전 접근법은 통상적인 방법과는 다른 수술시야가 되기 때문에 다소 익숙해져야 할 필요가 있지만 수술시야는 대단히 양호하고 서혜관의 정상 조직이 손상되는 경우도 적다. 초회수술에서 전방 접근법이 많이 실시되고 있기 때문에 재발된 증례에서도 유착이 적은 양호한 수술시야를 확보할 수 있다. 그러나 음낭에 도달될 정도로 거대한 외서혜탈장낭의 처리는 전방 접근법에 비해 번거롭다. 결국 어떤 접근법에서도 mesh의 삽입과 고정 방법은 같다(그림 3).

B 실제의 수기

1. Anterior approach에 의한 prepeitoneal repair

서혜관을 충분히 개방하기 위해서는 내서혜륜과 치골을 연결하는 선이 이상적이지만 창상의 미적인 형태를 문제삼는 현실 때문에 내서혜륜에서 약간 아래쪽(다리쪽)을 지나가는 Langer선을 따라 5~8cm의 피부절개를 실시한다(그림 4). 외복사근건막을 노출시키고 외서혜륜을 검색한 후, 서혜관을 개방한다.

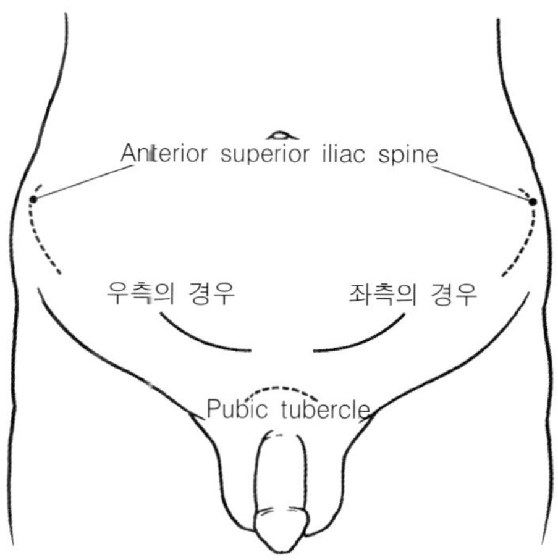

그림 4 전방 접근법에서의 피부절개선

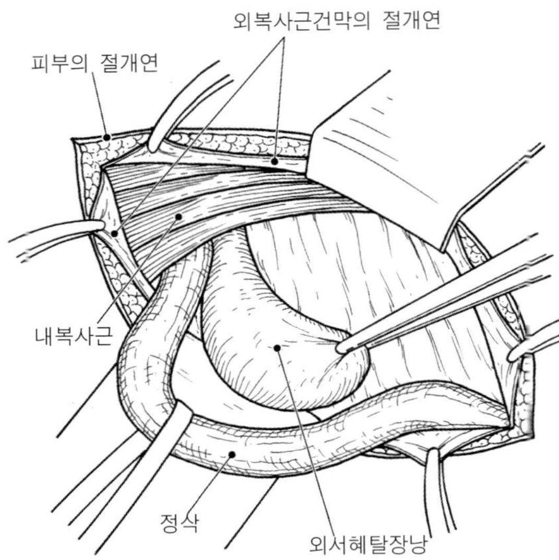

그림 5 정삭의 확인과 외서혜탈장낭의 처리

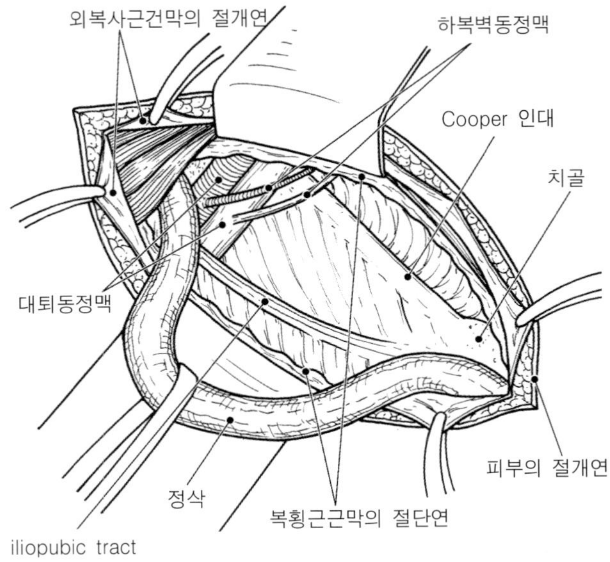

그림 7 복막외극의 박리

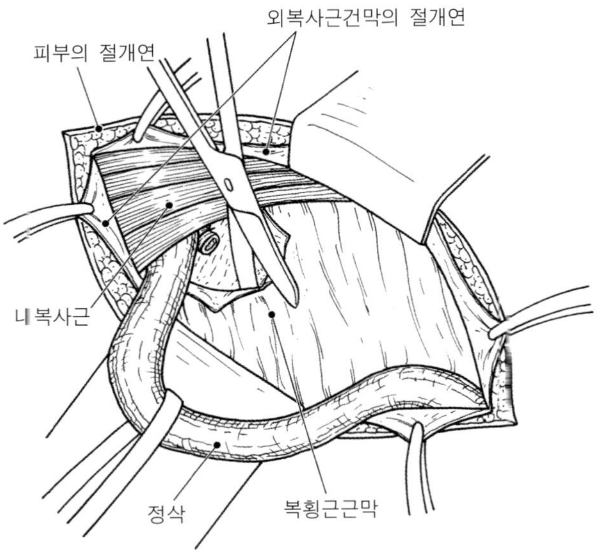

그림 6 복횡근근막의 절단

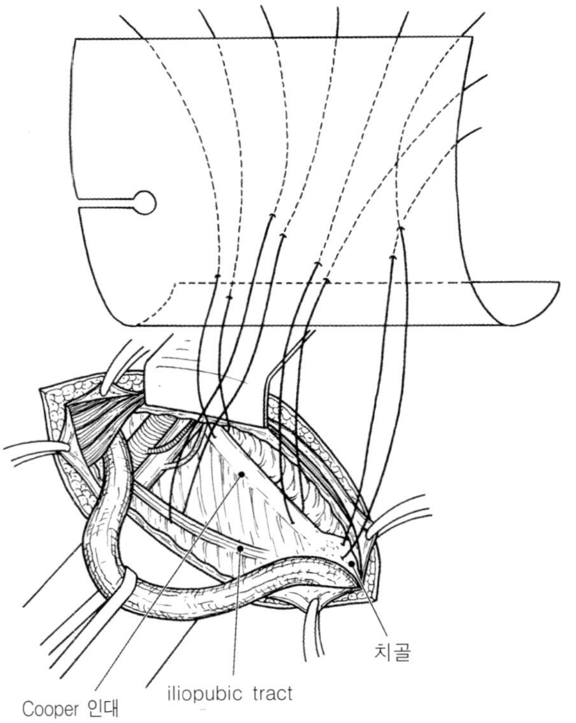

그림 8 mesh의 고정

정삭을 검색하고 외서혜탈장낭의 유무를 내서혜륜의 바로 윗부분에서 확인하여 탈장낭이 있으면 고위 결찰과 원위쪽의 탈장낭을 가능한 한 절제한다(그림 5). 정관과 고환동정맥을 확보한 후에 내서혜륜으로부터(내서혜탈장낭이 있으면 그 주변에서부터 해도 좋다) 복횡근근막과 와간인대(interfoveolar ligament)를 절단하여 서혜관 뒤벽을 개방한다(그림 6). 복횡근근막의 내서혜륜으로부터 치골에 이르는 곳까지 절개하면 복막외극에 도달한다. 대퇴탈장이나 폐쇄탈장(obturator hernia)의 유무를 확인해서, 이런 탈장이 있으면 탈장낭은 복강쪽으로 되돌려 넣어 둔다. 외서혜탈장의 경우를 제외하고는 통상적으로 탈장낭은 복강쪽으로 되돌려 넣어주기만 한다.

머리쪽(위쪽)이나 안쪽으로 복막외극을 박리하려면, 복횡근근막의 뒷면에 그림을 그리듯이 손가락을 이동시키면 비교적 용이하게 박리할 수 있다. 모든 탈장낭을 복강 내로 되돌려 넣고 정관, 고환동정맥, 대퇴동정맥, 하복벽동정맥, iliopubic tract, Cooper 인대, 그리고 복횡근의 뒷면과 복직근의 뒷면을 박리하여 확인하면 박리조작은 완료된다(그림 7). 박리한 복막외극에 mesh를 삽입하고 치골, Cooper 인대 및 iliopubic tract에 1~2바늘씩 고정한다(그림 8).

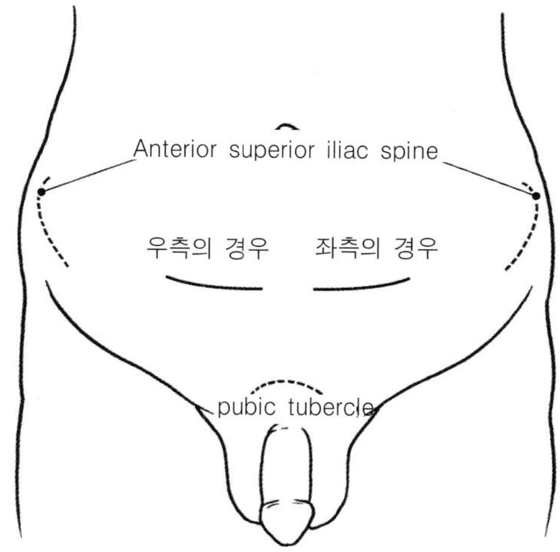

그림 9 복막전 접근법에서의 피부절개선

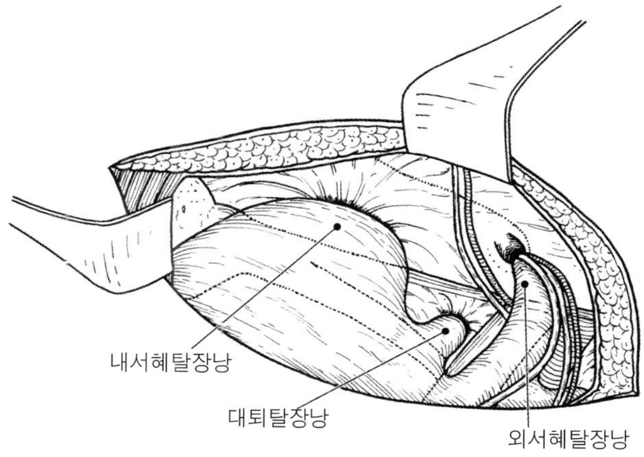

그림 11 탈장낭이 탈출되어 있는 상태

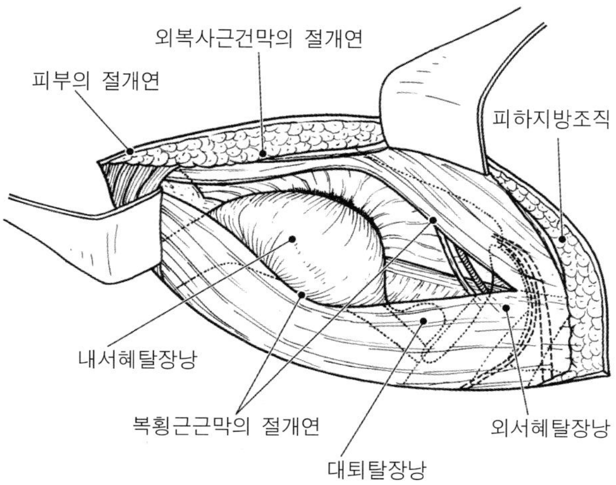

그림 10 복횡근근막의 절개

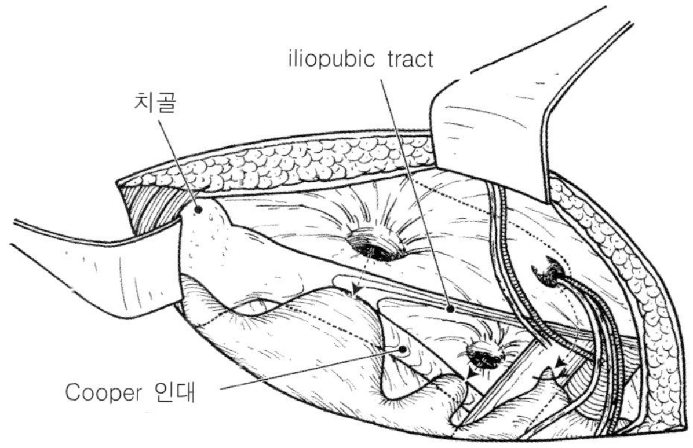

그림 12 탈장낭의 처리

남자의 경우에는 정관과 고환동정맥이 통과하는 작은 구멍을 mesh에 만들어, 정관과 고환동정맥을 통과시킨 뒤에 mesh의 절개부를 2바늘 정도 꿰매서 결찰한다(새로운 내서혜관의 제작). 복막외극에 mesh를 펴고 안쪽은 복직근 뒷면에 한 바늘, 위쪽은 복횡근 뒷면에 2바늘 정도 고정해 준다. 절개했던 외복사근건막을 봉합하고 피부를 봉합해서 수술을 끝낸다.

2. Preperitoneal approach에 의한 preperitoneal repair

복막전 접근법에 있어서 피부절개의 위치는 매우 중요하다. 내서혜륜으로부터 5~10mm 머리쪽에서 복직근의 가쪽에 2cm 정도가 걸쳐지도록 5~7cm 정도의 피부절개를 Langer선을 따라 실시한다(그림 9). 너무 높은 위치에 피부절개를 하면, 그 후의 조작이 매우 어렵게 된다.

또한, 수술자는 수술하는 부위의 반대쪽에 자리를 잡는 것이 조작하기에 편하다. 복직근전초와 외복사근건막을 절단하고 내복사근과 복횡근을 split하면 복횡근근막이 노출된다. 이것을 절개하면 복막외극에 도달하게 된다(그림 10). 이 부위에서 아래쪽(다리쪽)을 향해 둔적으로 박리해 나가면 방광 치골, iliopubic tract, Cooper 인대, 내서혜륜, 정관, 고환동정맥, 탈장낭, 대퇴동정맥 및 하복벽동정맥을 직접 눈으로 확인할 수 있다(그림 11).

탈장낭의 처리는 앞에서 기술한 anterior approach를 할 때와 같은 방법으로 실시한다. 외서혜탈장낭은 복강쪽으로 되돌려 넣어 처리한다. 아무리 해도 복강쪽으로 되돌려 넣어지지 않는 경우에는 일단, 탈장낭을 절단하여 고위 결찰을 하고 원위쪽도 가능하면 절제해 버린다. 내서혜탈장, 대퇴탈장 및 폐쇄탈장(obturator hernia)의 탈장낭은 복강쪽으로 되돌려 넣어주는 것만으로 충분하다(내서혜탈장낭은 복막외극의 박리조작 중에 자연히 복강쪽으로 다시 들어가 버리는 경우가 대부분이다)(그림 12).

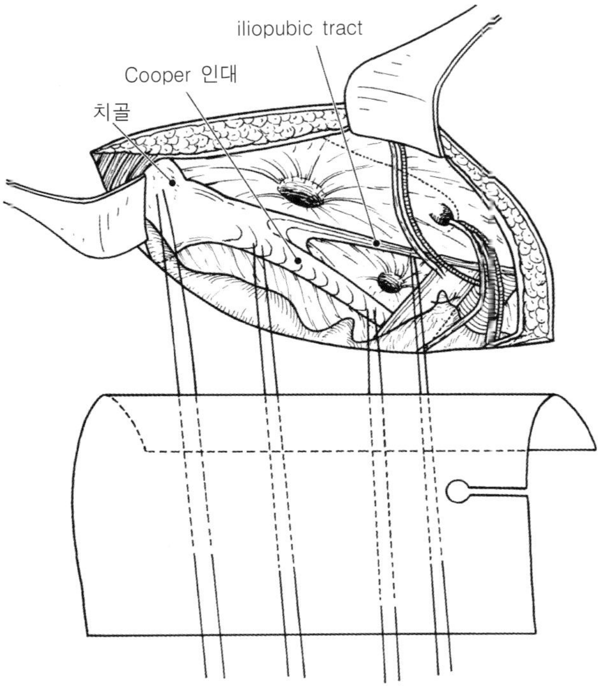

그림 13 Mesh의 봉합 (다리쪽)

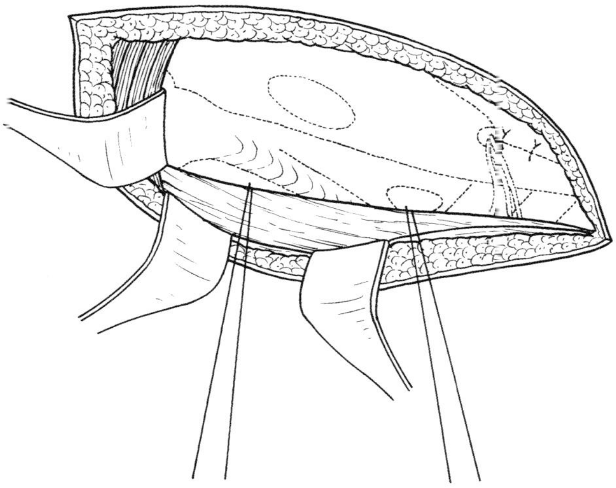

그림 14 Mesh의 봉합 (머리쪽)

Mesh를 삽입할 공간을 확보하기 위해서 바깥쪽은 내서혜륜의 바깥쪽 2~3cm 정도까지, 안쪽은 복직근 뒷면의 중앙 부근까지, 위쪽은 절개선에서 머리 쪽으로 5~6cm 부근까지 박리한다. 이것으로 박리 조작은 완료된다. 박리된 복막외극에 mesh를 삽입하여 치골, Cooper 인대 및 iliopubic tract를 1~2바늘씩 떠서 고정한다(그림 13).

남자의 경우에는 정관과 고환동정맥을 통과시킬 작은 구멍을 mesh에 만들어, 이것들을 통과시킨 후에 mesh의 절개부를 2바늘 정도 봉합한다. 복막외극에 mesh를 펼친 후에 안쪽은 복직근의 뒷면에 1바늘, 위쪽은 절개부 머리 쪽의 복횡근 뒷면에 2바늘 정도 봉합, 고정한다(그림 14).

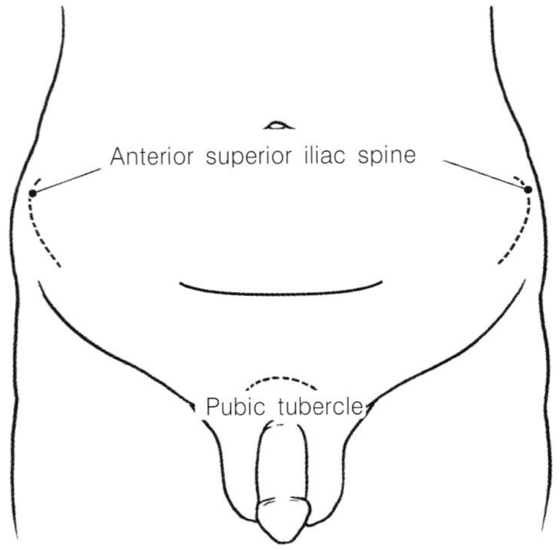

그림 15
Median horizontal incision

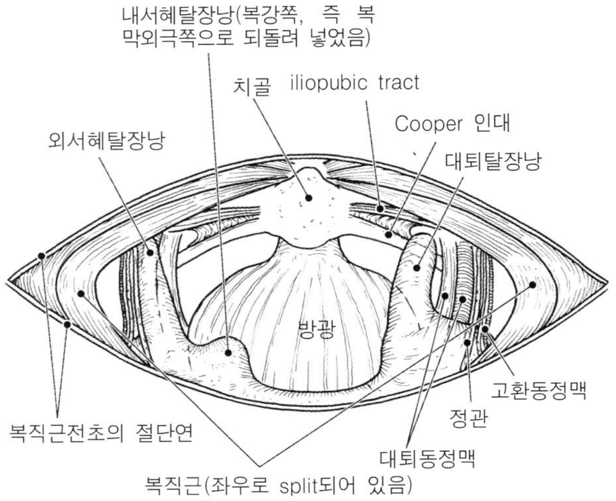

그림 16 Median horizontal incision에 의한 복막외극의 박리

절개했던 외복사근건막과 복직근전초를 봉합하고 피부를 봉합하여 수술을 종료한다.

3. 특수한 approach법에 대하여

양측 서혜탈장에 대해, median horizontal incision을 이용하여 시행하는 방법과 작은 피부절개로 가능한 Kugel patch를 이용하는 방법을 소개한다.

1) Median horizontal incision

복막전 접근법으로 preperitoneal repair를 실시하는 경우, 피부절개의 위치를 하복부 중앙에 둠으로써 양쪽의 탈장을 하나의 피부절개로 실시할 수 있다. 이 경우에는 내서혜륜과 거의 같은 높이에서 하복부 중앙에 Langer선을 따라 수평방향으로 8~10cm 정도의 피부를

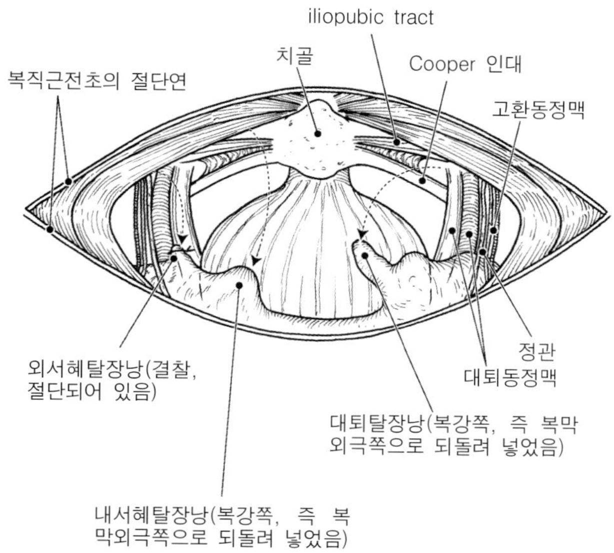

그림 17 Median horizontal incision에 의한 복막외극의 박리와 탈장낭의 처리

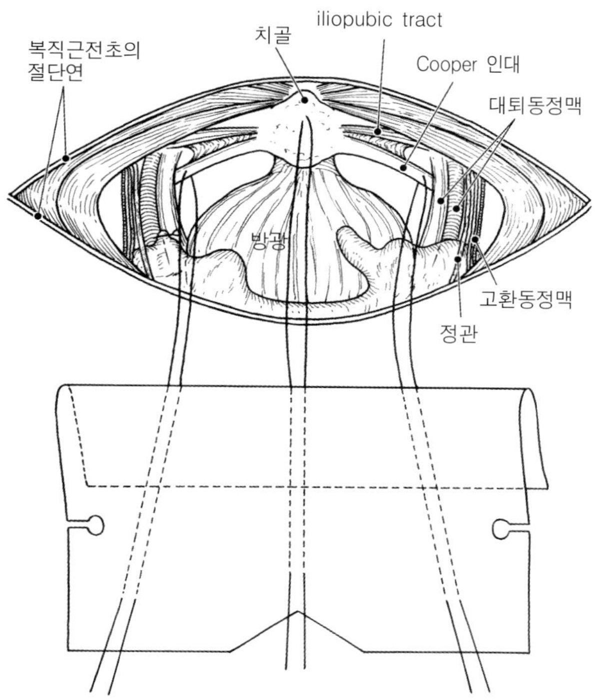

그림 18 Mesh의 고정

절개한다(그림 15). Stoppa 등은 하복부의 정중앙에 세로절개(median incision)로 동일한 수복술을 실시하여 보고했으나[3] 가로절개쪽이 흉터가 깨끗하고 수술시야에도 문제가 없기 때문에 필자의 병원에서는 가로절개를 실시하고 있다.

복직근전초, 외복사근건막, 내복사근 및 복횡근을 split하거나 절단하면 복횡근근막이 노출된다.

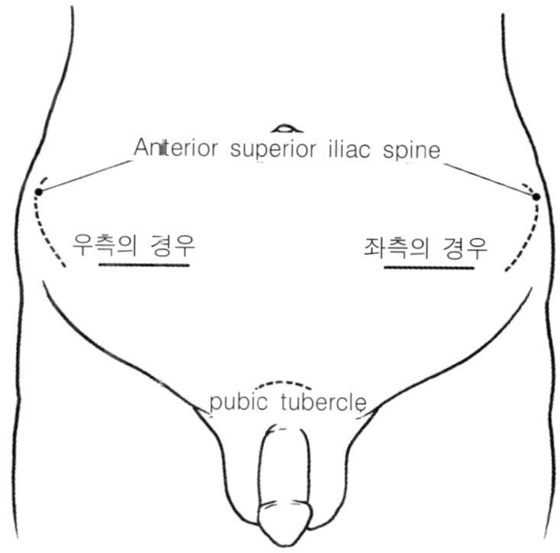

그림 19 Kugel patch법에서의 피부절개선

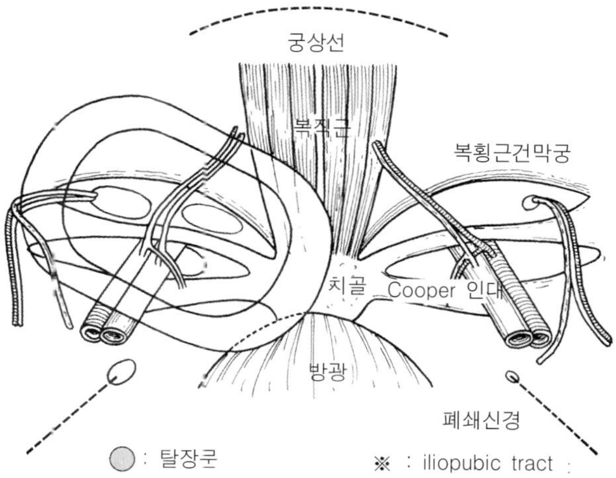

그림 20 Kugel patch로 덮어야 할 범위

이것을 절개하면 복막외극에 도달하게 된다. 이 부위로부터 아래쪽(다리 쪽)을 향해 둔적 박리(blunt dissection)를 진행하면 방광과 치골이 노출되고 양쪽의 iliopubic tract, Cooper 인대, 내서혜륜, 정관, 고환동정맥, 탈장낭, 대퇴동정맥 및 하복벽동정맥을 직접 눈으로 확인할 수 있게 된다(그림 16).

탈장낭의 처리는 앞에서 기술한 한쪽의 경우와 같은 방법으로 실시한다(그림 17). mesh를 삽입할 공간을 확보하기 위해서 가쪽은 내서혜륜의 외방 2~3cm 정도까지, 위쪽은 더글라스궁상선(semicircular line of Douglas) 부근까지 박리한다. 삽입할 mesh는 한쪽만 시행하는 경우와는 달리 양측을 동시에 덮을 수 있는 크기의 mesh를 사용한다. 고정은 치골과 양쪽의 Cooper 인대에 하며 위쪽의 고정은 복직근초궁상선에 실시한다(그림 18). 좌우 별개의 창상에서 수복술을 실시하는 경우와 달리, 수술시야가 매우 좋다는 점과 치골 근방이 넓은 mesh로 완전히 덮여지기 때문에 mesh의 dislocation이 초래될 가능성이 매우 낮다는 점이 특징이다. 물론 수술시간도 단축할 수 있고 요추마취로 시술이 가능하다. 진통제의 경구투여로 통증을 관리할 수 있으며 Langer선을 따라 피부절개가 가능하기 때문에, 시간이 경과되면 수술창상은 거의 눈에 띄지 않게 된다.

2) Kugel patch법

형태를 유지하기 위한 ring이 부착되어 있고 삽입용 slit와 주위 조직의 압박을 막아주는 apron이 구비된 polypropylene mesh를 이용함으로써 복막외극으로 mesh를 삽입하여 고정하는 것을 간략화한 수복술을 시험하여 얻은 수술성적이 1999년 Kugel에 의해 보고되었고[4] 일본 내에서도 2002년 4월부터 이 patch의 사용이 가능하게 되어 필자의 병원에서도 실시하고 있다.

이 방법은 복막전 접근법을 이용한 preperitoneal repair법 중 한 가지이지만 mesh에 대해서 여러 가지로 연구함으로써, 지금까지 시행해 온 방법과는 달리, 안쪽에 mesh를 고정할 필요가 없는 방법으로 주목을 받고 있다. 안쪽에 mesh를 고정할 필요가 없기 때문에 지금까지 필자의 병원에서 실시해 온 방법에 비해 더 작은 피부절개로 시행할 수 있고 수술시간도 단축할 수가 있다. 그러나 가쪽의 작은 피부절개 부위를 통해 복막외극을 박리해야 하고, 직접 눈으로 보면서 시행할 수 없다는 단점이 있다. 또한, 박리범위가 너무 좁으면 mesh가 깔끔하게 전개될 수 없고, 너무 넓으면 dislocation의 가능성이 있기 때문에 입체적인 박리 범위를 어느 정도 상상할 수 있을 만큼의 지식과 경험이 필요하다. 게다가 단단하게 유착되어 있는 치골 근처나 대퇴탈장낭을 복강쪽으로 되돌려 넣는 조작이 곤란한 경우도 있는데, 이러한 경우에는 피부절개를 확장하여 직접 눈으로 보면서 처리하는 것이 더 쉽다.

피부절개를 확장하는 경우에는 Cooper 인대와 치골에 mesh를 고정해 주는 종래의 방법인 preperitoneal repair가 더 확실하다고 생각한다. 내서혜탈장만 있는 증례나 탈장낭이 음낭에는 도달되지 않을 정도의 크기인 외서혜탈장의 증례에 대해서는 어느 정도 복막전 접근법의 경험이 많은 의사가 실시할 경우, 그 수기의 간편성 때문에 좋은 적응대상이 될 수 있다고 생각한다.

요약

서혜탈장의 수복술에는 아직 gold standard라고 할만한 방법이 없다. 오히려 탈장형과 생활환경, 입원기간, 비용, 병원의 시설환경 등 많은 요인에 의해 수술방법을 선택해야 한다. 많은 종류의 수복술을 터득하여 증례에 적합한 수술을 해야 할 필요가 있다고 생각한다. mesh를 사용하는 수복술 중에서도 가장 합리적인 방법인 이 수술방법은, 다른 수술방법으로부터 쉽게 변경할 수 있고 재발 증례에 있어서도 충분히 대응할 수 있는 유연한 방법이라고 생각한다.

문헌

1) Read RC: Preperitoneal herniorrhaphy: A historical review. World J Surg, 13:532-540, 1989.
2) 掘孝吏, 坂本昌義, 久保琢自: 서혜헤르니아-성인에서의 표준수술방법과 그 성적. 外科治療, 77:664-673, 1997.
3) Stoppa RE, Warlaumont CR: The midline preperitoneal approach to and the prosthetic repair of groin hernias. In: Nyhus LM, Baker RJ eds. Mastery of surgery, 2nd Ed, Little Brown, Boston, 1992.
4) Kugel RD: Minimally invasive, nonlaparoscopic, preperitoneal, and sutureless, inguinale herniorrhaphy. Am J Surg, 178:298-302, 1999.

[堀 孝吏, 坂本 昌義]

Ⅲ 서혜부 탈장의 수술수기

Comment : Kugel™ patch를 이용한 방법

서혜탈장의 수술에 있어서, 지금까지 폭넓게 시행되어 온 Bassini법과 McVay법 등에 비해서 tension-free repair의 우월성이 확인되어 mesh-plug법과 prolene hernia system (PHS)법이 도입된 이래, mesh의 사용이 급속하게 보급되었다. 이 항목에서 소개하는 Kugel법[1]은 preperitoneal approach로 복막외극에 도달하여 특수한 mesh(KugelTMpatch)를 이용해서 시술하는 새로운 서혜탈장 수복법이다. 이 수술방법은 내·외 서혜탈장, 대퇴탈장 및 재발성 탈장에 적용할 수 있으나 복막외극에서의 수술(전립선 수술 등)을 받은 기왕력이 있는 증례나 소아의 경우에는 금기로 간주되고 있지만, anterior approach에 의한 탈장 수복술 후에 재발된 증례는 좋은 적응대상이 된다.

이 방법에 사용되는 Kugel™patch(사진 1)는 성인의 서혜탈장에 대한 수복 및 보강용으로 개발된 것으로 (a) double layer mesh (2층 구조를 갖는 monofilament의 polypropylene mesh), (b) self expanding mesh (patch 사이에 memory recoil ring이 들어 있고 patch를 삽입할 때에 적절한 위치에서 확실하게 펴지고, 또한 그 형태를 유지한다), (c) conforming edge (patch의 apron 부분에 방사상의 slit가 들어 있어서 서혜부의 해부학적 구조에 꼭 맞게 된다), (d) positioning pocket(patch 사이에 손가락이나 가느다란 기구를 삽입할 수 있어 patch의 삽입을 용이하게 한다)이라는 특수하게 고안된 부분이 있다.

아래에 Kugel법의 수술수기를 설명하겠다.

국소마취 하에 상전장골극(ASIS)과 치골결절의 중간지점에서 머리쪽으로 1cm 올라간 부위(내서혜륜의 머리쪽)에 3~4cm의 피부절개를 하고(사진 2), 충수절제술에서 실시하는 McBurney 절개와 같은 방법으로 외복사근 건막을 섬유 방향으로 절개하여(서혜관은 개방하지

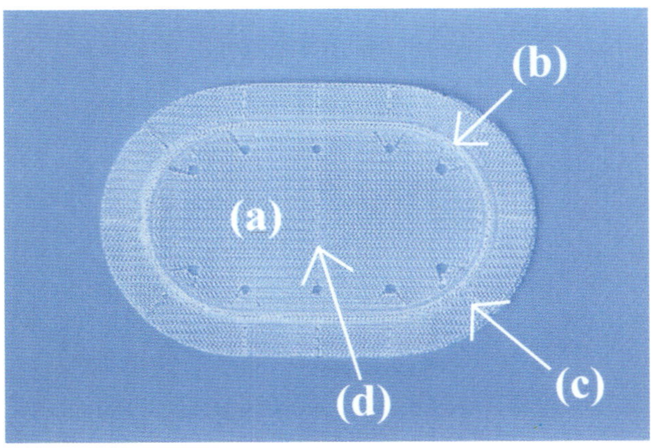

사진 1 Kugel patch
a : double layer mesh, b : self expanding mesh,
c : conforming edges, d : positioning pocket

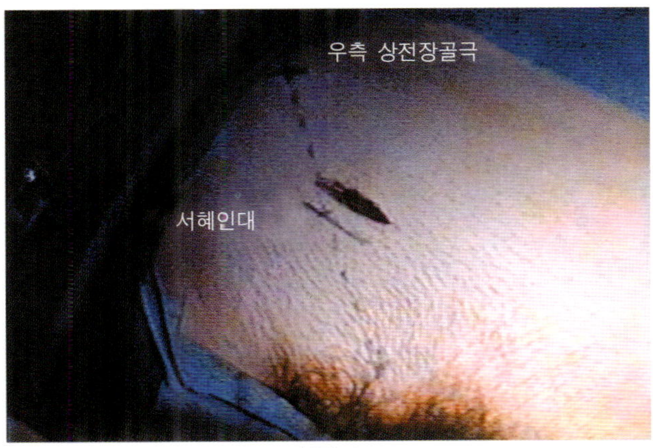

사진 2
상전장골극과 치골결절 사이의 가운데 지점에서 1cm 머리쪽에 3~4cm 정도 피부절개를 한다.

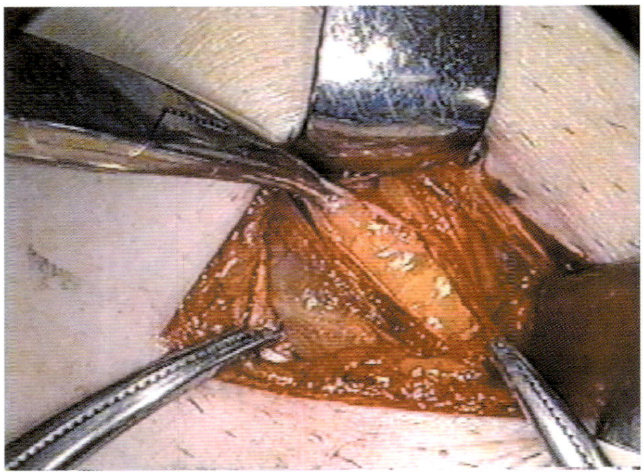

사진 3 복횡근근막의 절개 및 복막외극으로의 도달

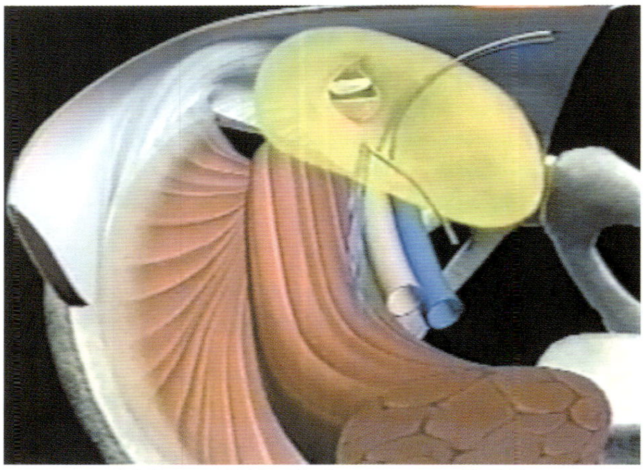

사진 4 복막외극에 만드는 pocket의 범위

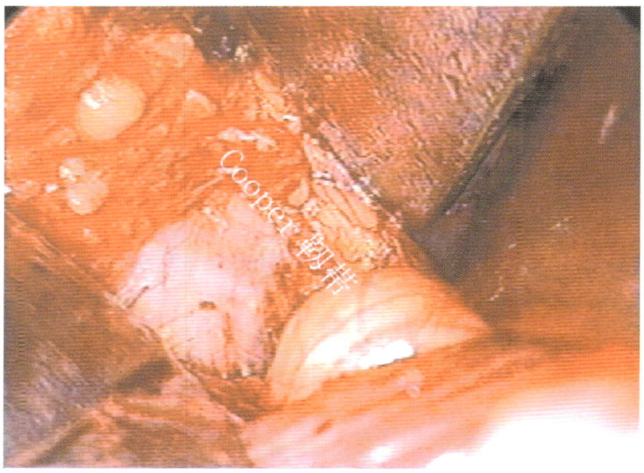

사진 5 Cooper 인대의 노출

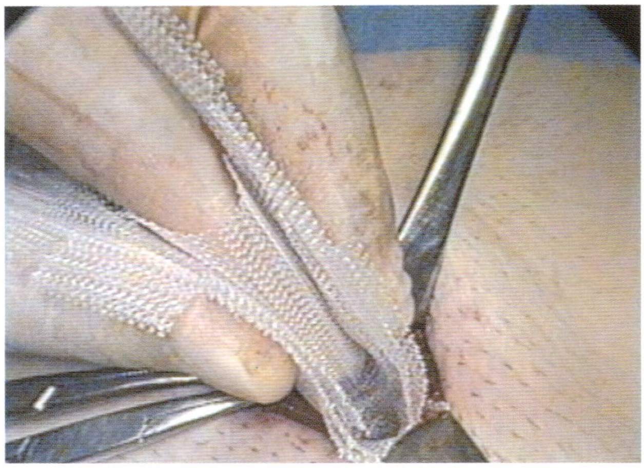

사진 6 Kugel patch의 삽입

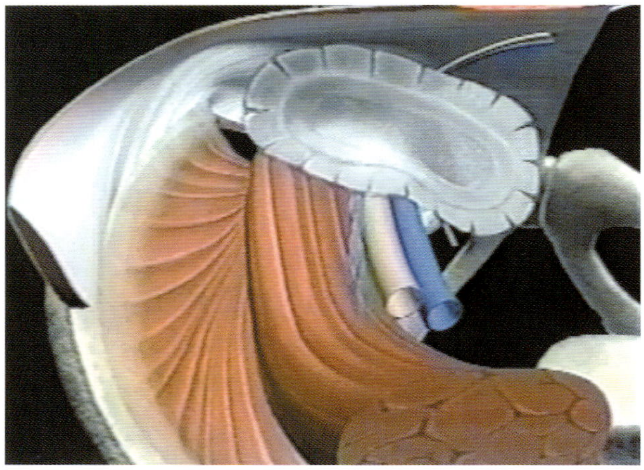

사진 7 Kugel patch의 위치

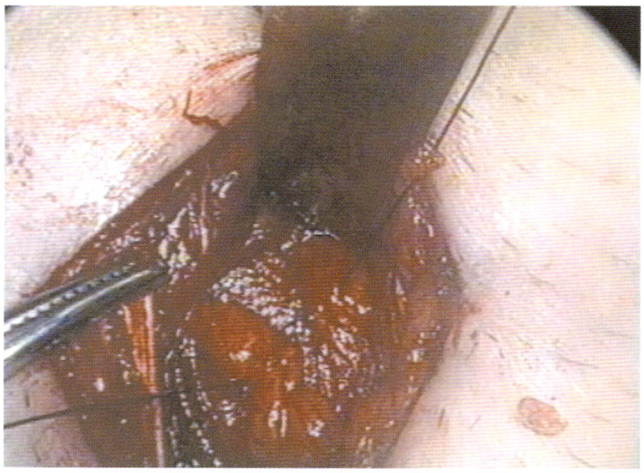

사진 8 복횡근근막에 Kugel patch를 고정

않는다), 내복사근과 복횡근을 박리한다. 다음으로 복횡근근막을 노출시켜 수직으로 약 3cm 절개하면 복막외극에 도달한다(사진 3). 하복벽동정맥의 등쪽에서 복막전지방조직을 복막으로부터 둔적으로 박리하여 촉진으로 탈장낭을 확인한다. 외서혜탈장의 경우에는 탈장낭을 주위 조직으로부터 박리하여 내서혜륜을 통해서 서혜관으로부터 끌어내어 고위 결찰을 한다. 내서혜탈장의 경우에는 탈장낭을 처리하지 않고 복막외극을 광범위하게 충분히 박리한다. 복막외극에 pocket을 만드는 범위(사진 4)는 안쪽은 치골결절의 뒤쪽까지, 가쪽 및 위쪽은 복횡근근막의 절개부를 약 3cm 정도 넘어간 부위까지, 아래쪽은 충분하게 Cooper 인대의 아래쪽까지로 한다(사진 5).

Kugel™ patch의 positioning pocket에 둘째손가락을 넣어 손바닥 쪽으로 구부리듯이 해서 쥐고 치골결절의 방향으로 삽입한다(사진 6). patch의 아래모서리를 Cooper 인대와 장골동정맥의 위를 덮듯이 펼치고 다시 patch의 위모서리를 펼치며 마지막으로 patch의 가쪽모서리를 복횡근근막의 절개부 아래로 찔러 넣듯이 하여 펼쳐준다. 이렇게 하면 patch로 Hesselbach 삼각, 내서혜륜 및 대퇴관을 충분히 덮어 쌀 수 있다(사진 7). Cooper 인대와 iliopubic tract에 patch를 봉합·고정할 필요는 없고 흡수사로 복횡근근막에 한 바늘만 떠서 고정하는 것으로 충분하며(사진 8) 흡수사로 수술창상을 닫아준다.

필자의 병원에서 Kugel법으로 시행한 10례와 과거에 PHS법으로 시행한 160례의 경험을 비교하면 수술시간의 단축, 수술창상의 축소, 수술후 동통의 경감 및 입원기간의 단축을 기대할 수 있다고 생각한다. 따라서 환자의 QOL(Quality Of Life)면에서 훌륭한 저침습 수술방법이 될 수 있다고 생각한다. 피부절개 길이가 짧아 좁은 수술시야에서 실시해야 하는 수술조작의 어려움에 대해서는, preperitoneal approach시의 해부학적 구조를 충분히 이해하고 있으며, 복막전 수술수기에 정통한 의사라면 큰 문제가 되지 않는다. 필자의 병원에서는 PHS법에 대한 경험이 풍부했기 때문에 이 수술방법을 비교적 쉽게 받아들일 수 있었다고 생각한다. 수술중 시야의 전개와 Kugel™ patch의 삽입에 가늘고 편평한 갈고리의 사용이 매우 유용하다는 점과 복막외극을 필요한 만큼 충분하게 박리하여 pocket를 만들어 주는 것이 patch의 적절한 배치에 있어서 핵심이 된다는 2가지 점을 강조하고 싶다. 이 수술방법은 patch의 memory recoil ring (PET polymer) 때문에 PHS법의 inlay patch에 비해, patch의 형태를 바꾸는 것과 접어서 작게 만들기가 어렵다는 느낌을 받았다. Kugel법의 재발률은 0.6%[1]~ 1.1%[2]로 다른 tension-free 수술방법과 비교해도 손색이 없는 데이터를 보이고 있으나, 장기적인 수술성적에 대해서는 더 많은 증례의 집적과 장기간의 경과관찰이 필요하며, 그것은 또한 앞으로의 검토과제라고 생각한다.

문헌

1) Kugel RD: Minimally invasive, nonlaparoscopic, preperitoneal and sutureless, inguinal herniorrhaphy. Am J surg, 178:298-302, 1999.
2) Branum GD: Minimally invasive open-preperitoneal herniorrhaphy. Operative Techniques in General Surgery, 1:203-210, 1999.

[野村 昌哉, 井上 善文, 宗田 滋夫]

III 서혜부 탈장의 수술수기

4. Tension-free법

[1] Lichtenstein법

시작에 앞서

1990년 이후, 많은 외과 분야에서 수술수기의 변혁이 일어났는데 서혜부 탈장수술도 예외는 아니어서, 이전의 방법과 전혀 다른 많은 방법들이 등장하였다. 특히 Lichtenstein이 제창한 tension-free법의 개념은 매우 빠르게 확산되어 mesh를 사용하여 전방에서 approach 하는 방법이, 자가조직끼리의 봉합에 의한 수복술인 종래의 방법을 대신하게 되었다.

이제 tension-free법의 대표적인 2가지 방법인 Lichtenstein법과 mesh-plug법을 해설함에 있어서, 우선 tension-free법의 역사를 기술한 다음에 각 방법에 대해서 해설하기로 하겠다.

A Tension-free법의 역사

서혜탈장의 수술은 외과의에게 있어서는 가장 일반적인 수술중 하나이며 또한 역사적으로 가장 오래된 수술 중 하나이다. 이 수술방법은 종래 19세기의 위대한 외과의인 Marcy[1], Bassini[2], Halsted[3] 등이 개발한 생체의 막을 봉합하는 방법과 그 변법이 오랫동안 주류를 이루어 왔다[4~6]. 그러나 이런 방법들은 수술수기가 복잡하고, 또한 봉합선(suture line)상에 과도한 긴장이 걸리기 때문에 재발률이 높으며 수술후에 동통이 발생하는 경우가 많았다.

1958년 Usher 등은 처음으로 인조물질인 polypropylene을 종래의 방법을 보강할 목적으로 사용함으로써 탈장수술에 인조물질을 이용한다고 하는 선구자적인 성공을 거두었다[7]. 이어서, 1974년 Lichtenstein 등이 roll 형태로 말은 mesh를 대퇴탈장과 재발성 서혜탈장에 사용했다[8]. 이 방법은 현재 가장 많이 실시되고 있는 mesh-plug법의 원형이라고 할 수 있다. 다시, 그들은 1984년 환자 자신의 막(膜)끼리는 전혀 봉합을 하지 않고 mesh만을 onlay patch로 하여 조직과 봉합하는 Lichtenstein법을 개발하여[9] 그 방법의 우수성을 보고하였다[10]. 그들에 의하면 Lichtenstein법으로 수복한 1000례의 증례를 5년 이상 추적조사한 결과, 재발이 한 예도 발생되지 않았고, 또한 모든 예에서 정상적인 일상생활로 복귀하였다. 이 때, Lichtenstein이 처음으로 "tension-free"라는 용어를 사용하였고, 그 이후 이 단어가 빈번하게 사용되기 시작하였다.

또한, Gilbert는 원추형으로 성형한 mesh를 비교적 작은 탈장문에 삽입하여 평평한 mesh를 서혜관 뒤벽에 장치하는 획기적인 방법을 개발하였다[11]. 이 때 mesh는 조직과 전혀 봉합을 하지 않고 삽입만 한다고 하여, 그는 이 방법을 "suturless repair"라고 하였다.

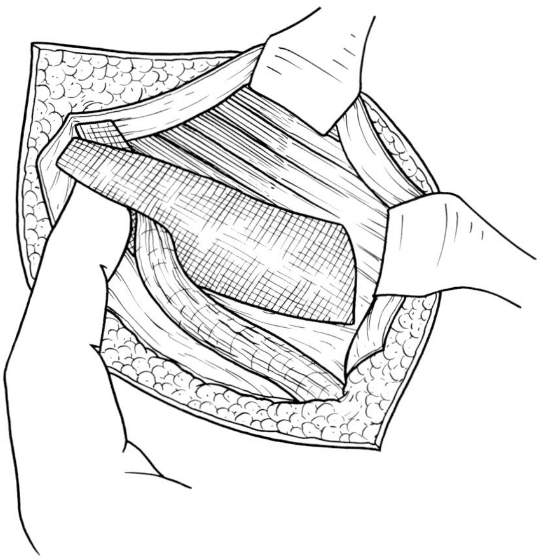

그림 1 서혜관 뒤벽에 넓게 onlay mesh를 삽입한 모습

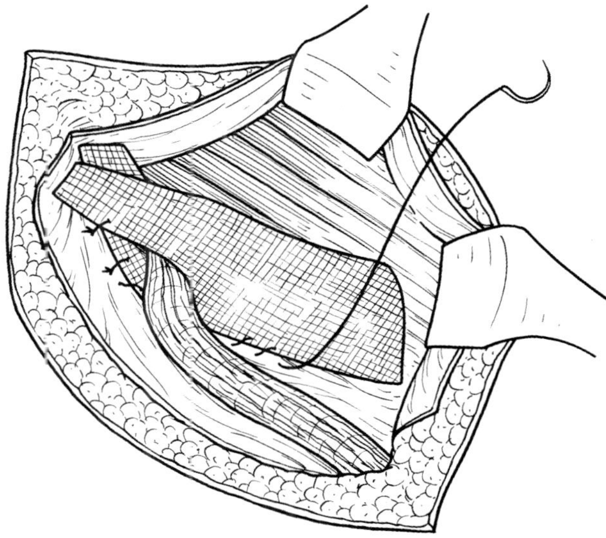

그림 2 가는 흡수사로 mesh를 고정하고 있는 모습

이어서 Rutkow 등은 탈장문이 큰 외서혜탈장이나 내서혜탈장도 이 방법의 적응대상으로 확대하였으며, 또한 안쪽에 꽃잎 모양의 구조를 갖고, 가쪽에 치마 주름의 형태로 된 우산 모양의 Perfix plug®를 개발하였다[12]. 그는 Gilbert와는 달리 plug를 복횡근근막에 고정해 주는 것이 중요하다고 생각하고 onlay patch만을 sutureless로 하였다. 이 plug는 1993년 미국의 Bard사에 의해 시판되었고 이어서 1995년 일본에서 사용이 허가되자 급속하게 보급되었다.

B Lichtenstein법의 수술수기

Lichtenstein법은 현재 미국과 영국에서 가장 많이 시행되고 있는 수술방법이다. 수술 수기는 비교적 용이하고 재발률도 낮으며 learning curve도 짧다. 아래에 수술수기의 요점을 해설하기로 하겠다.

1. 탈장낭의 처리

직접탈장이나 간접탈장, 어느 경우에도 탈장낭을 고위에서 박리한다. Lichtenstein은 탈장낭을 고위에서 결찰할 필요가 없다고 기술했으나 필자는 서혜관 뒤벽을 평평하게 하기 위해 결찰하여 절제한다.

2. Onlay mesh의 삽입과 고정

서혜관 뒤벽 전체를 덮을 수 있게 평평한 mesh를 삽입한다. 즉, 안쪽은 치골결절에 충분히 걸쳐지게 하고, 위쪽은 내복사근이, 그리고 아래쪽은 서혜인대가 충분히 덮여지도록 한다. mesh에는 가쪽에 정삭을 통과시킬 수 있게 slit를 넣고, 정삭을 통과시킨 후에 이 slit의 가쪽에서 mesh끼리 봉합한다(그림 1). mesh의 고정에는 흡수사를 사용하며, 느슨하게 연속봉합((continuous suture))을 하거나 단속봉합(interrupted suture)을 한다(그림 2). 반응성이 강하고 두꺼운 봉합사로 강하게 연속봉합을 하면 동통의 원인이 되는 경우가 있으므로 주의해야 한다. 또한 이 수기에서는 mesh를 고정하기 위해 봉합하는 회수가 많아질 경우가 많기 때문에 신경의 주행로에 충분히 주의해야 할 필요가 있다. 특히, 장골서혜신경(ilioinguinal nerve)과 음부대퇴신경(genitofemoral nerve)의 음부가지(genital branch)는 봉합하기 전에 잘 확인해야 한다. 봉합을 할 때에도 조직을 너무 많이 뜨지 않도록 그리고, 너무 깊게 뜨지 않도록 한다. 탈장수술에서 가장 피해야 할 합병증은 신경통증(neuralgia)이라는 점을 깊이 명심해야 한다.

문헌

1) Marcy HO: the radical cure of hernia by the anti-

septic use of animal ligature. Trans Am Med Assoc, 29:295-305, 1878.

2) Bassini E: Sopra 100 casi di cura radicale dell'ernia inguinale operata col metodo dell'autore. Arch Atti Soc Ital Chir, 5:315-319, 1988.

3) Halsted WS: The radical cure of hernia. Bull Hopkins Hospital, 1:12-13, 1889.

4) Condon RE: Anterior iliopubic tract repair. In: Nyhus LM, Condon RE, eds. Hernia, 3rd Ed, JB Lippincott, Philadelphia, 1989, pp.137-153.

5) McVay CB: The anatomic basis of for inguinal and femoral hernioplasty. Surg Gynecol Obstet, 139:931, 1974.

6) Bendavid R: The Shouldice method of inguinal herniorrhaphy. In:Nyhus LM, Baker RJ, eds. Mastery of Surgery, 2nd Ed, Little Brown, Boston, 1992, pp.106-116.

7) Usher FC, Ochsner J, Tuttle LLD Jr Use of Marlex mesh in the repair of incisional hernias. Am Surg, 24: 969-972, 1958.

8) Lichtenstein IL, Shore JM: Simplified repair of femoral and recurrent inguinal hernias by a "plug" technique. Am J Surg, 128:439-444, 1974.

9) Lichtenstein IL, Shulman AG: Ambulatory outpatient hernia surgery, including a new concept, introducing tension-free repair. Int surg, 71:1-7, 1986.

10) Lichtenstein IL, Shulman AG, Amid PK: The tension free hernioplasty. Am J Surg, 157: 188-193, 1989.

11) Gilbert AI: Sutureless repair of inguinal hernia. Am J Surg, 163:331-335, 1992.

12) Rutkow IM, Robbins AW: "Tension-free" inguinal herniorrhaphy: A preliminary report on the "mesh plug" technique. Surgery, 114:3-6, 1993.

[蜂須賀丈博]

III 서혜부 탈장의 수술수기

4. Tension-free법

[2]
Mesh-plug법(1)

시작에 앞서

필자의 병원에서는 1995년 Rutkow가 개발한 Perfix plug®가 일본에서 사용인가를 받음과 동시에 mesh-plug법을 서혜부 탈장수술의 제 1 선택수술로 채용하여 지금까지 1,000례가 넘는 증례를 경험하였다. 이 경험을 토대로 현재 필자들이 실시하고 있는 mesh-plug법에 대하여 해설하겠다.

A 간접형 서혜탈장

1. 피부절개

Langer선에 일치하여 외서혜륜의 위모서리에 접해서 약 4~5cm의 피부를 절개하여 수술을 시작한다. 천근막(superficial fascia)을 확인하고 절개한다. 외복사근건막을 노출시키고 외서혜륜을 확인한 뒤에 scalpel로 절개한다.

2. 정삭의 테이핑

정해진 대로 정삭의 박리를 실시한다. 이 때, 내복사근 위를 주행하는 장골서혜신경(ilioinguinal nerve)과 정삭을 따라 주행하는 음부대퇴신경(genitofemoral nerve)의 음부가지(genital branch)를 손상시키지 않도록 충분히 주의한다. 정삭을 박리하고 여기에 가느다란 vinyl tube를 걸어 견인한다(그림 1) (Dr. Rutkow는 penrose drain을 사용한다).

3. 탈장낭의 고위 박리

우선 정삭을 둘러 싼 내정삭근막을 절개하여 탈장낭이 있는지 확인한다. 만약 탈장낭이 그곳에 없는 경우에는 직접형 서혜탈장일 가능성이 높기 때문에 환자에게

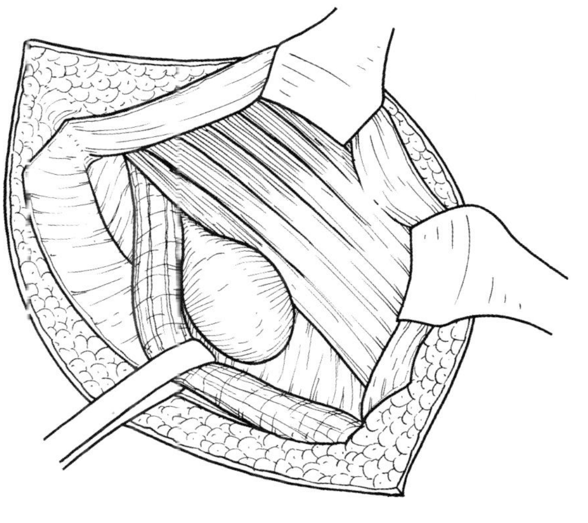

그림 1 정삭을 테이핑하여 견인하고 있다

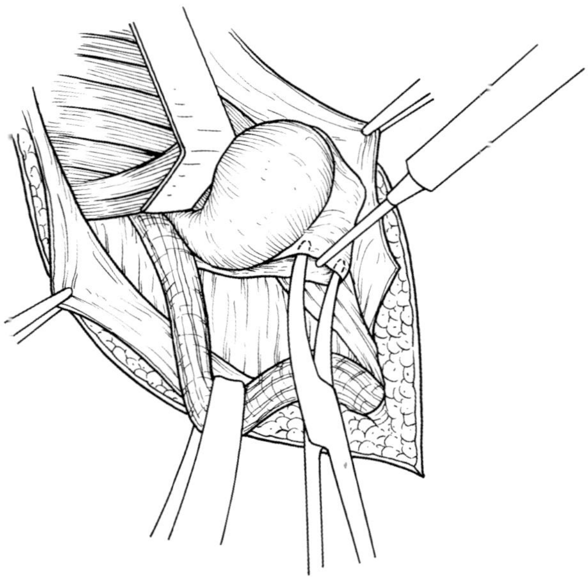

그림 2 Curved Pean forceps로 복횡근근막의 가장자리를 빙 둘러서 박리하여 electrocautery로 절개하고 있다.

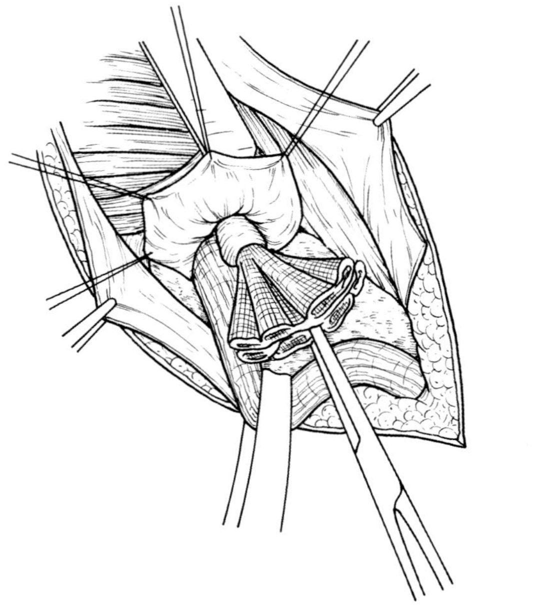

그림 3 박리된 탈장문에 plug를 삽입하고 있다

복압을 상승시키도록 하여 하복벽동정맥의 안쪽에 탈장낭이 없는지를 확인한다. 정삭의 안에 탈장낭이 있으면 고환동정맥과 정관을 확인한 후에 가능한 한 고위까지 박리를 실시한다. 박리는 종래와 같이 둔적으로 실시하지 말고 가능한 한 electrocautery를 이용하여 실시하도록 한다. 출혈하는 곳이 있으면 망설이지 말고 electro-cautery로 충분히 지혈해 준다. 탈장낭은 음낭 안을 차지할 정도로 거대한 증례를 제외하고는 원칙적으로 절개하지 않는다. 이 조작은 지금까지 서혜탈장 수술의 기본적인 수기로서 반드시 실시했으나 mesh-plug법에 있어서는 필요하지 않을 뿐만 아니라 복막에 손상을 주기 때문에 나중에 mesh와의 사이에 누공이 형성될 가능성을 고려하면 실시하지 않는 편이 좋다고 생각한다.

4 복횡근근막의 전주성 박리

탈장낭의 기부(base)에서 복횡근근막을 절개하여, 그 층에서 복횡근근막의 주위를 빙 둘러서 전주성으로 절개한다(그림 2). 이 조작은 curved Pean forceps를 이용하여 박리된 복횡근근막을 electrocautery로 절개해서 그 잘린 부분을 straight Pean forceps로 잡는다. 절개한 복횡근근막 아래에는 복막전지방조직(preperitoneal fat tissue)이 나타나는데, 이것이 표적이 된다. 이 조작을 완전히 끝내면 탈장낭의 재탈출, 즉 재발이 매우 어려워진다. 최근에 복횡근근막의 아래에 있는 복막전근막이 주목을 받고 있는데, 필자들은 이 막도 확인하려고 노력하며, 막의 존재가 확인되면 복횡근근막을 절개하는 방법과 동일한 방법으로 빙 둘러서 절개한다.

5. 플러그(plug)의 선택과 고정

Straight Pean forceps(보통 복횡근근막을 3군데에서 잡는다)를 위쪽으로 끌어당겨 탈장문을 관찰한다. 우선, 손을 이용하여, 복막으로 이루어진 탈장낭과 복횡근근막의 둘레가 전체적으로 박리되었는지를 재차 확인한다. 다음에, 탈장낭을 straight Pean forceps로 잡고 안쪽으로 환납시켜 보는데, 무엇인가에 걸리는 느낌이 있으면 복횡근근막과 탈장낭의 박리가 불충분한 것이다. plug의 사이즈 선택은 탈장문의 크기를 관찰하여 수술자가 결정한다. 탈장낭을 복강 내로 환납시키고 선택한 plug를 탈장문으로 삽입한다(그림 3). 이 때, 탈장의 탈출 방향을 해부학적으로 충분히 이해하고 나서 올바른 방향으로 삽입해야 한다. 조금이라도 걸리는 것 같은 감촉이 있으면 다시 삽입해야 한다. plug의 고정은 4-0 흡수사를 사용하는데 먼저 잡아두었던 복횡근근막과 plug를 보통 3바늘 정도 떠서 고정한다(그림 4). 여기에서 환자에게 복압을 상승시키도록 하여 plug의 탈출이나 형태의 변화가 없다는 것을 확인한다. plug의 서혜인대쪽이 젖혀져 올라가듯이 변위되기 쉬우므로 충분히 확인하며, 그러한 경우에는 주저하지 말고 고정·봉합을 추가로 실시한다.

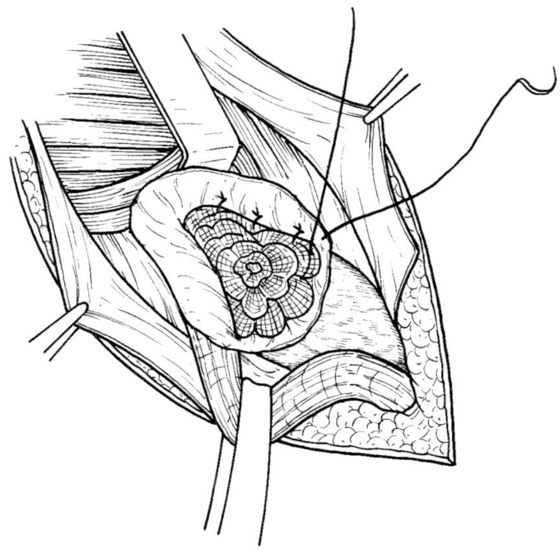

그림 4 삽입한 plug를 4-0 흡수사로 복횡근근막에 고정하고 있다

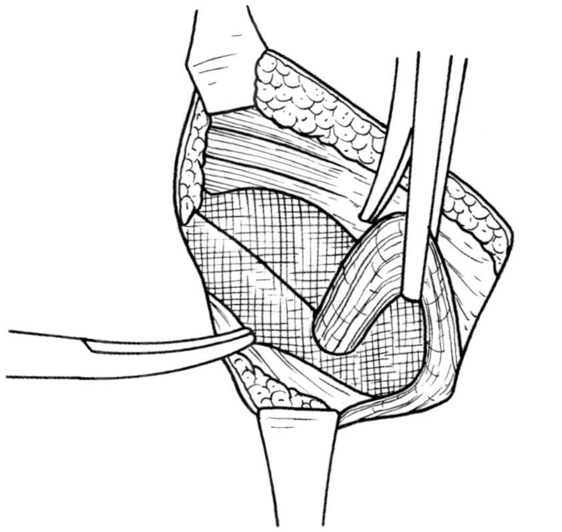

그림 5 Onlay patch를 삽입한 모습
봉합·고정하지 않는 'sutureless'로 한다.

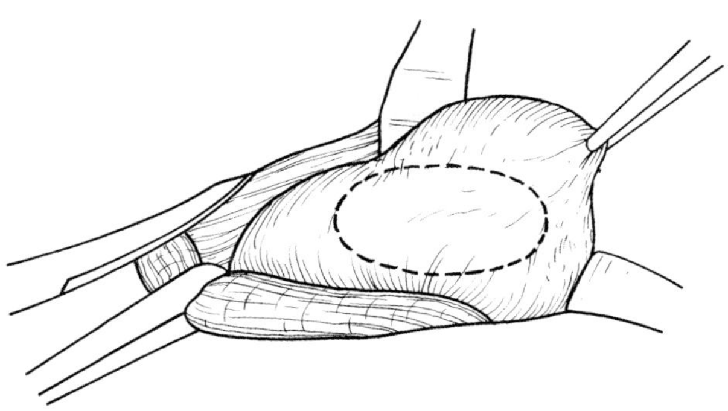

그림 6 탈장낭을 주변조직으로부터 박리하여 견인하는 모습
점선으로 표시한 부위에 복횡근근막을 빙 둘러서 전주성으로 절개할 line을 상정한다.

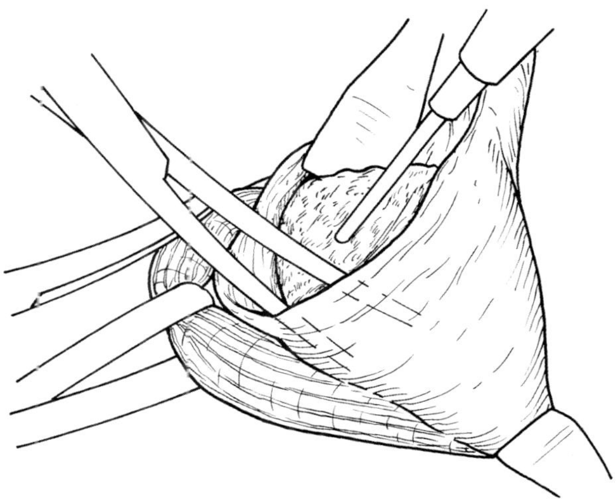

그림 7 먼저 상정한 line을 따라 복횡근근막을 빙 둘러서 절개하고 있다
curved Pean forceps로 박리하여 electrocautery로 절개한다.

6. Onlay patch의 삽입

손을 이용하여 정삭을 뒤벽으로부터 완전히 박리하여 내서혜륜의 안쪽모서리와 치골 사이의 길이에 맞추어서 onlay patch를 작게 trimming한다. onlay patch는 앞쪽 끝이 치골에 충분히 걸쳐지고 평평하게 펼쳐지도록 하는데, 원칙적으로 주위조직과 봉합하지 않는 sutureless repair로 하고 있다(그림 5). patch를 Lichtenstein법처럼 조직과 봉합해야 한다는 의견도 있지만 mesh-plug법의 본질은 plug에 의한 탈장문의 폐쇄이며, 어디까지나 patch는 보강이라고 생각하여 필자들은 일체 봉합을 하지 않는다. 마지막으로 4-0 흡수사로 patch의 꼬리 부분 끼리를 봉합한다.

7. 수술창상의 봉합

외복사근건막을 4-0 흡수사로 연속봉합한다. 천근막(superficial fascia)을 1~2바늘 봉합한 후에 피하조직을 봉합하고 피부의 절개면은 steristrip tape로 맞추어 닫아준다.

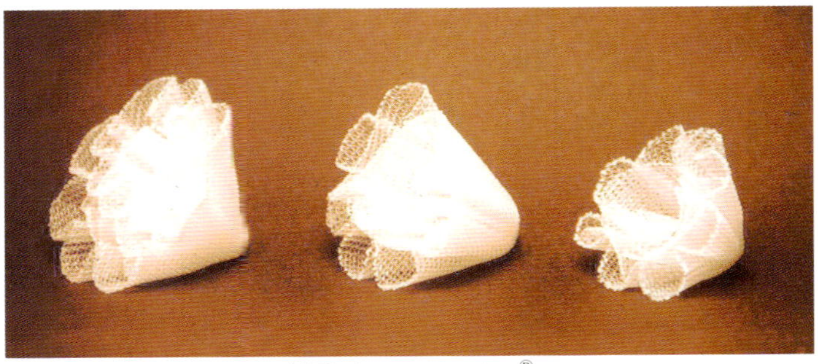

사진 1 Perfix plug®
왼쪽부터, 필자들이 고안한 Perfix plug extra-large와 Large, Medium의 사진이다. Extra-large는 Large보다 직경이 크고 높이가 낮게 설계되어 있으며, mesh가 3층으로 이루어진 강도 높은 구조로 되어 있다.

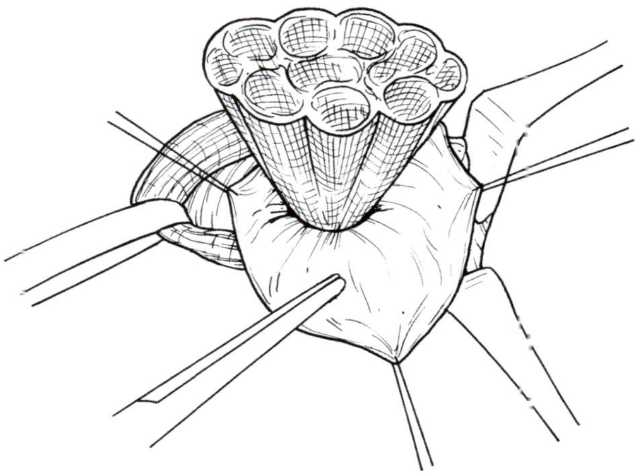

그림 8 Mesh plug를 탈장문에 삽입하고 있다.
위에서 강하게 누르지 말고, 약간 머리쪽을 향하여 주의 깊게 삽입하는 것이 비결이다.

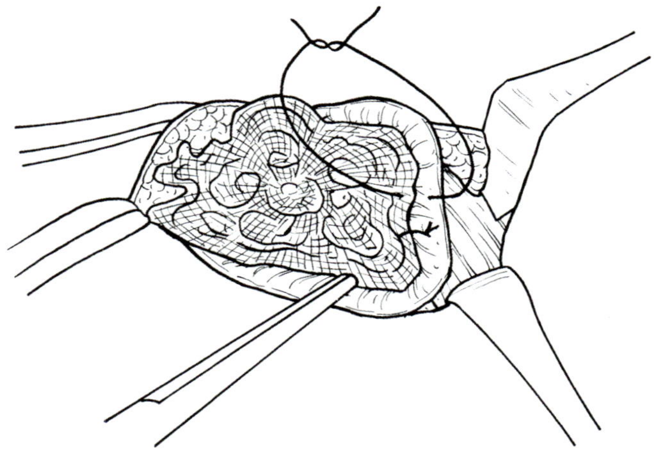

그림 9 4-0 흡수사로 plug와 복횡근근막을 고정하고 있다
치골쪽은 plug가 말려올라가기 쉽기 때문에 환자에게 복압을 걸게 하여 몇 번이고 확인한 다음 필요하다고 판단되면 봉합·고정을 추가한다.

B 직접형 서혜탈장

1. 탈장낭의 확인과 복횡근근막의 전주성 박리

피부절개와 정삭의 테이핑까지는 앞에서 기술한 간접형 서혜탈장의 수복술과 같은 방법으로 실시한다. 직접형 서혜탈장 이라고 판단되면 탈장낭에 복횡근근막이 덮여 있는 곳까지 주위조직을 박리한다. 여기에서 탈장낭을 견인하여 복횡근근막 가장자리를 빙 둘러서 박리할 line을 그림 6에 점선으로 표시한 기부에 상정한다(그림 6). electrocautery로 복횡근근막의 일부를 절개하고, 그 곳으로 curved Pean forceps를 삽입하여 복횡근근막과 탈장낭 사이를 박리한다(그림 7). 절개는 electrocautery를 이용하고, 그 잘린 끝 부분은 straight Pean forceps로 잡는다. 이 조작은 mesh-plug법에 있어서 가장 중요한 조작으로 복횡근근막과 복막의 정확한 구별이 요구된다. 복횡근근막의 아래에는 통상적으로 또 다른 한 층의 복막전근막이 존재한다. 직접형 탈장에서는 간접형 탈장에 비해 복막전근막이 뚜렷한 경우가 많아, 필자들은 이 막의 가장자리를 가능한 한 빙 둘러서 박리한다. 박리가 완전히 끝나면 복횡근근막이 탈장낭의 앞쪽 끝에서 뚜껑 모양으로 분리된다. 원칙적으로 탈장낭의 개방은 실시하지 않는다.

2. Plug의 선택과 삽입, 고정

복횡근근막을 잡은 straight Pean forceps를 위쪽으로 견인하여 탈장문을 관찰한다. 간접형 탈장의 경우와 마찬가지로 손으로 박리가 완전히 이루어진 것을 확인하고, 다시 탈장낭을 복강 내로 되돌려 넣어, 환납에 문제가 없는지 확인한다.

Plug는 직접형 탈장의 경우, 일반적으로는 extra-large size의 Perfix plug를 사용한다. 이 plug는 필자들과 Bard사가 제작한 직접형 탈장용 mesh-plug로 직경이 크지만 높이가 낮으며, mesh가 3층으로 이루어진 강도가 강한 plug이다(사진 1). plug의 안쪽에 있는 petal(꽃잎)을 straight Pean forceps로 잡아서 탈장문으로 삽입한다. 이 때, 삽입하는 방향에 충분히 주의하여 신중하게 삽입한다(그림 8). 조금이라도 어떤 저항이 느껴지면 삽입에 문제가 있거나 박리에 문제가 있는 것이다. 잘 삽입이 되면 흡수사를 이용하여 plug와 복횡근근막을 함께 몇 바늘 떠서 봉합하여 고정한다(그림 9). 직접형 탈장에서는 plug와 복횡근근막의 고정이 중요하므로 몇 번이고 환자에게 복압을 걸도록 하여 plug의 변위나 탈출이 초래되지 않았는지 확인한다.

3. Onlay patch의 삽입

마지막으로 간접형 탈장의 경우와 같은 방법으로 onlay patch를 삽입한다. 직접형 탈장의 경우에도 필자들은 일체 고정봉합을 하지 않고 sutureless로 하고 있다.

요약

현재, 세계적으로 가장 많이 시행되고 있는 Lichtenstein법과 mesh-plug법에 관해서 해설하였다. 이 방법들은 종래의 탈장수술에서 상식으로 되어 있던 수술의 개념을 뒤집는 획기적인 방법이며, 더구나 간편하고 재발률과 수술후 합병증의 발생빈도가 낮다는 점에서 지극히 유용한 방법이다. 그러나 '간편'이라는 말을 잘 이해하지 못하고 잘못 받아들인다면 심한 합병증이 발생되어 환자와의 사이에 분쟁이 생길지도 모른다. 어떤 방법을 실시하는 경우라도 서혜부의 해부학적 구조, 특히 복횡근근막과 신경의 주행을 숙지한 다음에 수술조작을 진행해야 한다.

[蜂須賀丈博]

III 서혜부 탈장의 수술수기

4. Tension-free법

[2]

Mesh-plug법(2)

시작에 앞서

서혜탈장을 plug로 치료하려는 시도는 이미 19세기 초반에 있었다. 당시에는 피부 표면을 통해 나무로 만든 plug를 억지로 밀어 넣어 국소에 염증반응을 야기시킴으로서 탈장문이 유착되어 막히게 하는 거친 방법이 시행되었다[1]. 그러나 plug로서 안전하게 생체 내에 유치할 수 있는 적당한 인조 재료가 없었기 때문에 결국은 Marcy, Bassini, Halsted의 시대에 들어와 탈장문을 봉합하여 축소시키는 방법과 환자의 조직으로 뒤벽을 수복하는 방법(tissue to tissue법)이 주류를 이루었다.

1950년대 후반에 들어와 polypropylene으로 만든 mesh의 개발[2] 및 임상응용[3]이 이루어져 다시 plug에 의한 서혜탈장 수술이 시도되었다[4]. 동시에, 수술후 환자의 QOL의 향상과 재발률의 저하라는 관점에서 수복한 조직에 긴장을 일으키지 않는 tension-free법의 중요성이 제창되었다[4].

처음에 사용한 plug는 polypropylene으로 만든 mesh를 원통 형태로 말은 "cigarette type"의 mesh로, 간편하다는 점과 침습이 적다는 점으로 주목을 받았다. 1980년대 후반부터는 현재 널리 이용되고 있는 plug의 원형이라고도 할 수 있는, 우산 형태(umbrella type)의 plug가 Bendavid[5]와 Gilbert[6]에 의해 고안되어 양호한 성적이 보고되었다. 그리고, 1993년에 Rutkow[7]에 의해서 제품화(Bard® PerFix™ plug, 이하 mesh-plug)되었다. 이 mesh-plug를 이용한 서혜탈장 수복술은 mesh-plug법이라고 하며, 인조막을 이용한 tension-free법 중에서도 가장 일반적으로 시행되는 수술방법 중 하나가 되었다.

이 항목에서는 이 mesh-plug법에 의한 성인의 서혜탈장 수복술에 대하여 해설하겠다.

A Bard®PerFix™ Plug(mesh-plug)

Mesh-plug는 polypropylene으로 만들어진 mesh를 우산 모양으로 가공한 것으로 size는 탈장문의 크기에 따라 S, M, L, XL로 나뉘어 있어 이들 중에서 선택하여 사용한다(사진 1, 표 1).

Mesh-plug의 안쪽에는 전체의 형태를 유지하기 위해 petal이라고 하는 몇 장의 mesh편(片)이 배열되어 있는데, 탈장문의 크기에 따라 적당하게 몇 장을 절제하여 사용한다. 환자가 수술후에 느끼는 이물감을 최소한으로 하기 위해서이다. mesh의 그물코는 큰 경우 수백 micron 정도로, 감염에 강한 구조로 되어 있다(사진 2). 일반적으로 인조막 내에 10micron 이하의 space가 있으면 세균이 그 space 안에 숨어서 호중구의 탐식작용으로부터 벗어날 가능성이 있기 때문에 감염에 불리하다고 본다[8].

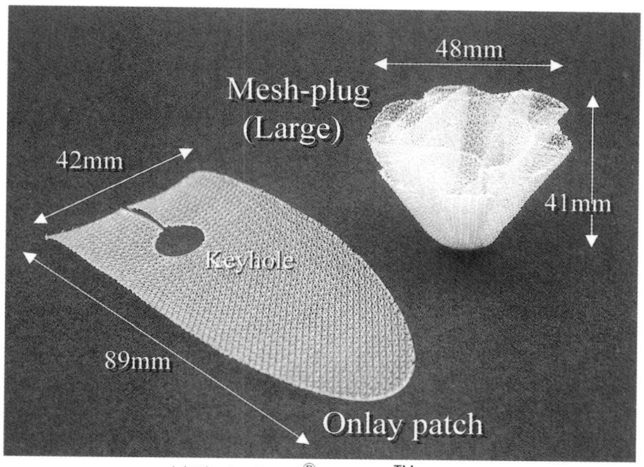

사진 1 Bard® PerFix™ Plug

우산형의 mesh-plug와 onlay patch가 set로 포장되어 있다.

표 1 Mesh-plug의 size와 치수

size	길이(mm)	폭(mm)
Small(S)	25	34
Medium(M)	33	39
Large(L)	41	48
Extra large(XL)	38	51

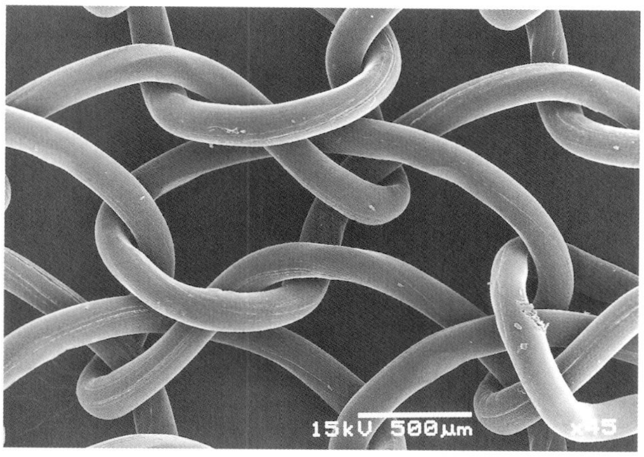

사진 2 주사형 전자현미경으로 본 mesh의 그물코 구조

Mesh-plug는 앞쪽 끝의 뾰족한 쪽부터 탈장문 안으로 삽입하여 전체가 복막외극에 배치되도록 한다. 이렇게 하면 긴장이 생기는 일 없이 탈장문이 충전·폐쇄된다. mesh-plug와 함께 set로 포장되어 있는 onlay patch는 polypropylene으로 만든 89×42 mm 크기의 mesh sheet로서 keyhole 부분에 정삭을 통과시켜, 복횡근근막 위에 배치함으로써 뒤벽을 보강한다. 이렇게 하여 Hesselbach 삼각 혹은 내서혜륜과 그 근처에서 장래에 발생될 수 있는 탈장을 예방한다. mesh-plug를 탈장문에 고정하는 것은 필수적이지만 onlay patch는 반드시 고정해 줄 필요가 없다.

표 2 Nyhus가 분류한 서혜탈장의 병형

Type Ⅰ	간접형 서혜탈장 내서혜륜은 정상 (i.e. 소아 탈장)
Type Ⅱ	간접형 서혜탈장 내서혜륜은 커져 있지만 뒤벽은 정상이고 하복벽동맥의 위치도 전위되어 있지 않다
Type Ⅲ	서혜관 뒤벽의 취약화를 동반한 서혜부 탈장 A 직접형 서혜탈장 B 간접형 서혜탈장 내서혜륜이 커져 있고 Hesselbach 삼각인 복횡근근막의 안쪽이 침식 혹은 파괴되어 있는 경우(i.e., sliding hernia, pantaloon hernia) C 대퇴탈장
Type Ⅳ	재발성 탈장 A 직접형 서혜탈장 B 간접형 서혜탈장 C 대퇴칼장 D 복합형 탈장

B 적응

18세 이상의 서혜탈장을 원칙으로 하며, Nyhus의 병형 분류[9](표 2)를 기준으로 하고 있다. Type Ⅰ에는 소아의 서혜탈장이 있으며 고위 결찰만으로 충분하다. Type Ⅱ는 젊은 사람에게서 많이 볼 수 있으며 탈장낭의 고위 결찰과 내서혜륜의 봉합·축소(Marcy법)를 권장하는 병원도 있다. 그러나 Marcy법에서도 다소의 긴장이 생긴다는 점과 mesh를 이용한 tension-free법에 비해서 재발률이 높다는 점[10,11], 그리고 Type Ⅱ와 Type ⅢB를 감별하는 객관적인 지표가 없기 때문에 뒤벽이 약해져 있다는 것을 간과할 염려가 있어서 필자들은 mesh-plug법의 적응 대상으로 하고 있으며, 주로 M-size의 mesh-plug를 사용하고 있다.

수술시간과 침습의 면에서도 mesh-plug법은 Marcy법과 비교해 동등한 여건을 갖고 있다고 생각된다. Type Ⅲ는 뒤벽의 취약화를 동반한 형으로 mesh-plug법의 좋은 적응 대상이다. Type ⅢA와 ⅢB에 대해서는 L-size의 mesh-plug를 사용하는 경우가 많다. Type ⅢC의 치료는 별도의 항목에서 다루겠으나, 필자들은 대퇴법으로 apprcach하며 mesa-plug법의 아주 좋은 적응 대상이라고 생각한다[12]. Type Ⅳ에 대해서는 통상 onlay patch를 사용하지 않고 mesh-plug만으로 치료가 가능하다. 많은 경우 탈장문이 작아 M-size가 권장되고 있다.

C 수술전 준비

제모는 수술 직전에 전동 clipper를 이용하여 최소한의 필요 범위에만 실시한다. 또한, 세펨(cephem)계 항생제를 수술 전에 1회만 정맥 내에 주사한다.

Povidon-Iodine(Potadine)으로 소독한 수술 부위에 투명한 플라스틱으로 된 drape를 붙여 수술중에 발생할 수 있는 오염을 방지한다.

D 마취

경막외마취를 기본으로 한다. 마취 전 투약은 실시하지 않는다. 경막외마취로 용이하게 분절마취가 이루어질 수 있고 순환기계통에 대한 영향이 적으며 호흡곤란을 초래하는 경우도 적다. 또한 요도 카테터(catheter) 유치의 필요성도 없고 척추마취 후에 발생될 수 있는 두통도 없기 때문에 환자는 수술 직후부터 보행이 가능하다. 더구나 삽입된 mesh-plug의 고정성을 확인하는 데 있어서, 수술중 환자에게 기침을 하게 하는 데에도 편리하다. 기침을 하게 함으로써 미처 발견하지 못했던 다른 탈장을 확인할 수도 있다.

경막외마취는 L1~3의 level에 17G의 경막외침(Tuohy needle)을 천자하여 10~12mℓ의 0.5% bupivacaine을 주입한다. 마취제를 주입한 후에 곧바로 천자침을 빼내고, 경막외강에는 카테터를 유치하지 않는다.

E 수술수기

1. 간접형 서혜탈장

내서혜륜에서 외서혜륜까지 서혜인대에 평행으로 치골결절의 상부를 향해서 사절개한다. 피부절개의 길이는 4~6cm 정도이지만 환자의 체형과 연령, 성별, 탈장의 크기 등에 따라 조절한다. 또한 미리 음낭피부를 통해서 둘째손가락으로 외서혜륜의 위치를 확실하게 해 두면 잘못되는 일이 없다. 젊은 여성 등에서는 절개를 거의 수평으로 하여 Langer선에 따라서 실시하는 경우도 있다.

피하지방조직과 천근막(superficial fascia)을 절개하면 외복사근건막에 도달한다. 수술후에 피하혈종(subcutaneous hematoma)이 발생되는 것을 방지하기 위해 박리조작은 적극적으로 electrocautery를 사용하고 retractor 같은 것으로 거칠게 박리하지 말아야 한다. 도중에 피하에서 비교적 굵은 맥관인 천복벽동정맥(superficial epigastric vessels)이 관찰되기 때문에, 이것을 결찰·절단한다.

외복사근건막에 도달하면 외서혜륜을 둘째손가락으로 확인하고, 이곳에서부터 외복사근건막을 내서혜륜을 향해 절개하여 서혜관을 개방한다. 내복사근의 앞면에 장골하복신경(iliohypogastric nerve)이, 또한 정삭의 앞면에는 장골서혜신경(ilioinguinal nerve)이 바로 보이기 때문에, 이 신경들은 가능한 보호하도록 한다(그림 1).

다음에는 정삭을 박리하는데, 뒤벽의 손상을 피하기 위해서 될 수 있는 한 치골결절의 위에서 손으로 박리를 한다. 박리된 정삭을 Nelaton catheter 등으로 견인하면서 뒤벽과의 결합조직을 절단하고 내서혜륜을 향해 박리를 진행한다. Pean forceps를 사용하여 고환거근(cremaster muscle)과 내정삭근막(internal spermatic fascia)을 둔적(鈍的)으로 분리하여 정삭의 안에서 탈장낭을 확인한다. 이곳에서부터 말초쪽과 중추쪽을 향해 정삭을 따라서 고환거근과 내정삭근막을 세로로 절개하고 탈장낭을 박리하여 정삭으로부터 분리한다(그림 2).

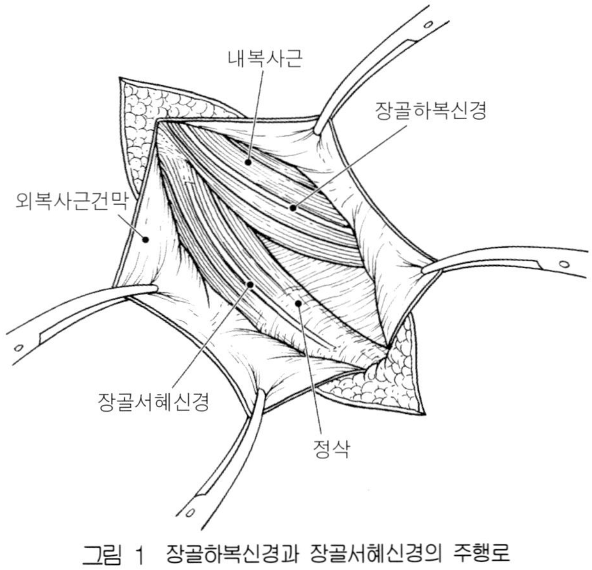

그림 1 장골하복신경과 장골서혜신경의 주행로

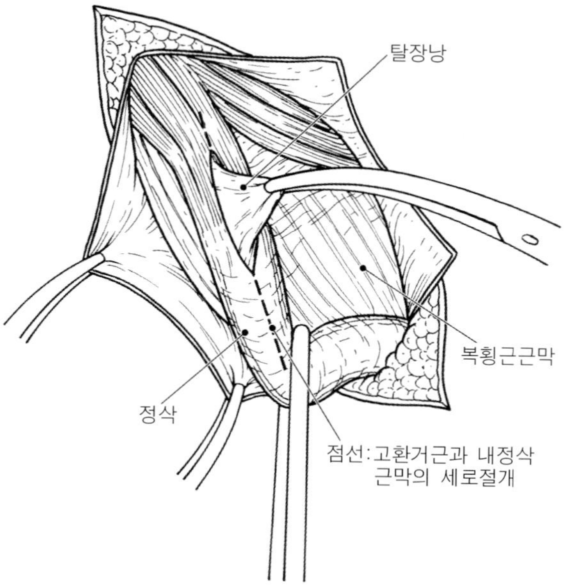

그림 2 탈장낭의 박리

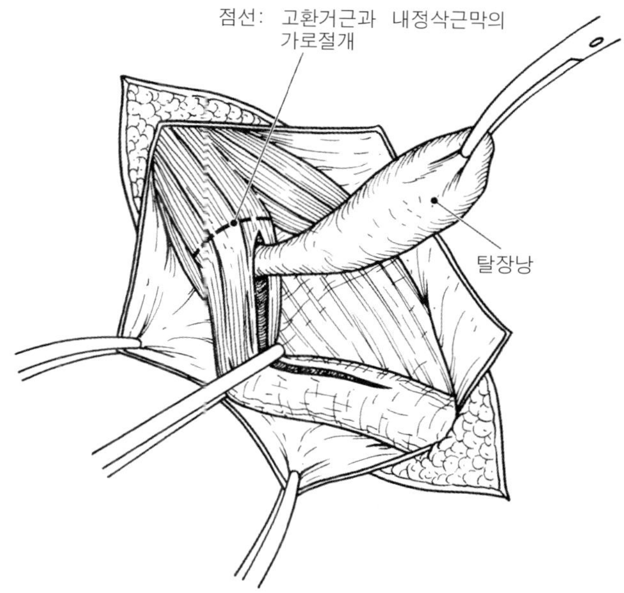

그림 3 고환거근과 내정삭근막의 절단

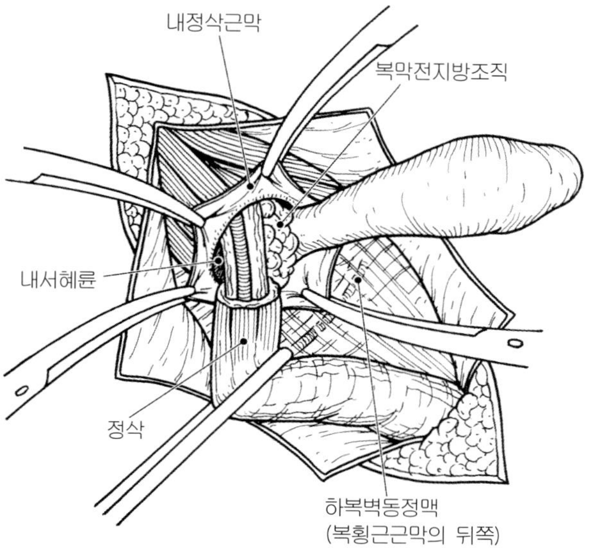

그림 4 내정삭근막을 잡고 내서혜륜을 전주성으로 빙 둘러 박리한다.

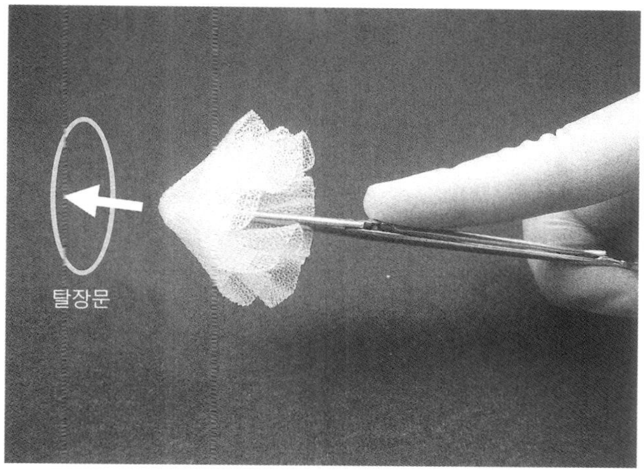

사진 3 Mesh-plug를 잡는 방법

탈장낭의 절개와 절제는 원칙적으로 실시하지 않음으로써 복막의 국소염증에 의한 수술후 불쾌감을 최소한으로 줄일 수 있다[13]. 탈장낭이 큰 경우에만 도중에 탈장낭을 절단하는데, 탈장낭의 절단에 있어서는 종래의 방법인 고위 결찰에 반드시 구애받을 필요가 없다.

말초쪽의 탈장낭은 용이하다면 완전히 절제하지만 음낭까지 도달되어 있는 경우에는 개구부를 되도록 크게 절개만 하고 방치한다. 무리하게 전체를 절제하면 박리조작이 광범위하게 되어, 오히려 수술후에 혈종이나 장액종(seroma)을 형성하는 결과를 초래한다.

다음에는 내복사근에서 분리되어 주로 정삭의 앞면을 덮고 있는 고환거근을 내서혜륜의 level에서 절단한다(그림 3). 고환거근의 아래층에 있는 내정삭근막도 앞에서의 세로절개 부위에서부터 더듬어 가서, 내서혜륜으로부터 1cm 정도의 level에서 전주성으로 빙 둘러 절단한다. 내정삭근막의 잘린 끝 부분을 몇 군데 Pean forceps로 잡고, 그 안쪽을 중추쪽을 향해 빙 둘러 박리하면 복횡근근막과의 이행 부위, 즉 내서혜륜의 모습이 뚜렷해진다(그림 4). 탈장낭과 정삭도 내서혜륜의 level까지 충분히 박리해 둔다. 내서혜륜의 level에서는 복막전지방조직

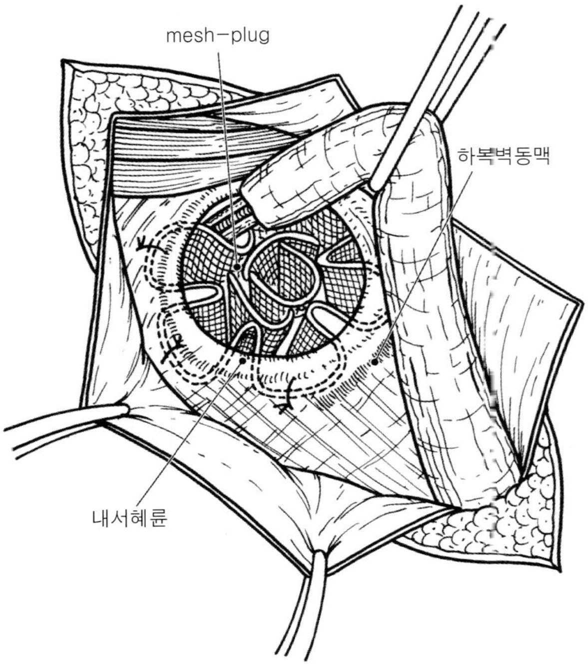

그림 5 내서혜륜에 대한 plug의 고정

사진 4 Onlay patch의 trimming

trimming이 필요한 경우에는 점선을 따라서 가쪽 부분을 자른다.

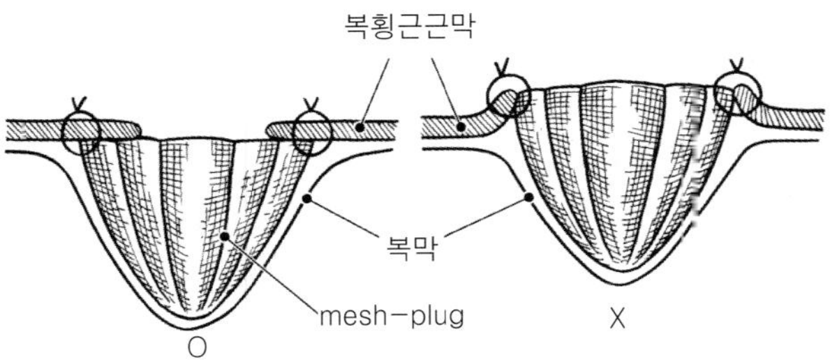

그림 6 Plug의 고정 방법

Mesh-plug 전체가 복막외극에 완전히 들어가고, 동시에 그 가장자리가 탈장문의 안쪽으로 충분히 펼쳐져 쐐기로 박은 것처럼 고정시킨다.

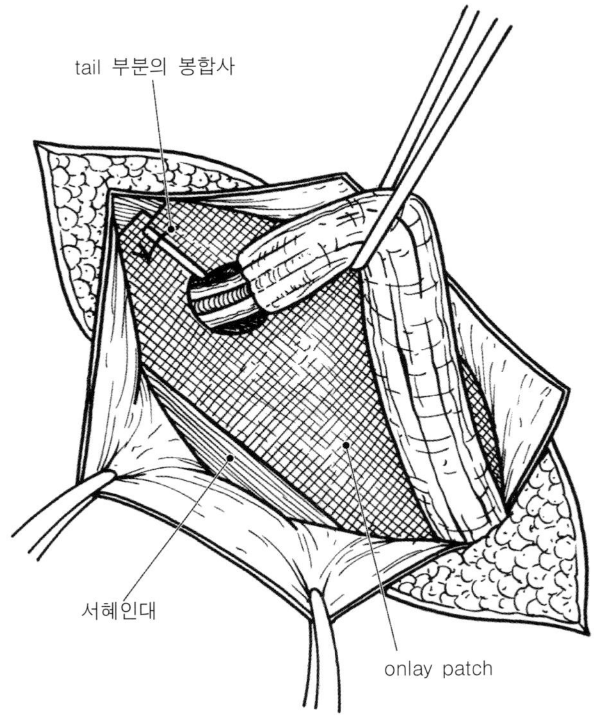

그림 7 Onlay patch의 배치

이 관찰되고, 또한 내서혜륜 안쪽의 아래방향, 복횡근근막의 뒤쪽에서 하복벽동맥(inferior epigastric artery)의 박동을 감지할 수 있다. 내서혜륜에 둘째손가락을 삽입하여 내서혜륜의 크기를 평가함과 동시에 서혜관의 뒤벽과 Hesselbach 삼각의 강도, 하복벽동정맥의 위치 변화 및 직접형 탈장의 합병 유무를 확인한다. 이어서 탈장낭을 Pean forceps를 이용하여 복막외극으로 환납한다(반드시 반전시켜야 하는 것은 아니다). 이 때, mesh-plug가 자연스럽게 삽입되는 방향을 확인해 둔다. 정삭을 내서혜륜의 가쪽 위로 밀어 올린 뒤에, 먼저 확인해 두었던 방향을 향해 mesh-plug를 끝부분부터 내서혜륜 내에 삽입하여 충전·폐쇄한다. mesh-plug는 straight Pean forceps 등을 이용하여 (사진 3)과 같이 잡으면 삽입하기가 쉽다. 이 때, mesh-plug가 너무 크다는 느낌이 들면 petal의 절제 매수를 늘려서 조절한다. mesh-plug의 이동을 방지하기 위해서 흡수사(3-0 vicryl)를 이용하여 내서혜륜에 고정한다. Rutkow 등[13]은 비교적 작은 간접형 탈장의 경우에는 1~2바늘의 고정으로 충분하다고 했다. 그러나 이 점에 관해서는 고정되지 않은 부위로부터의 재발을 걱정하는 의견도 있어서[14] 필자들은 내서혜륜을

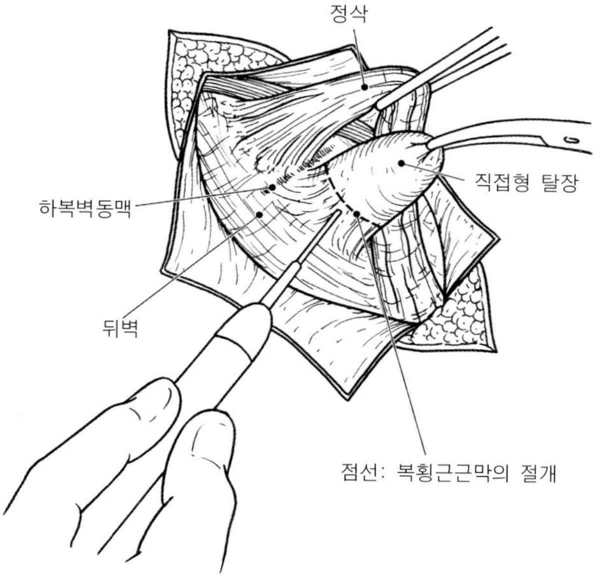

그림 8 복횡근근막을 전주성으로 빙 둘러 절단한다.

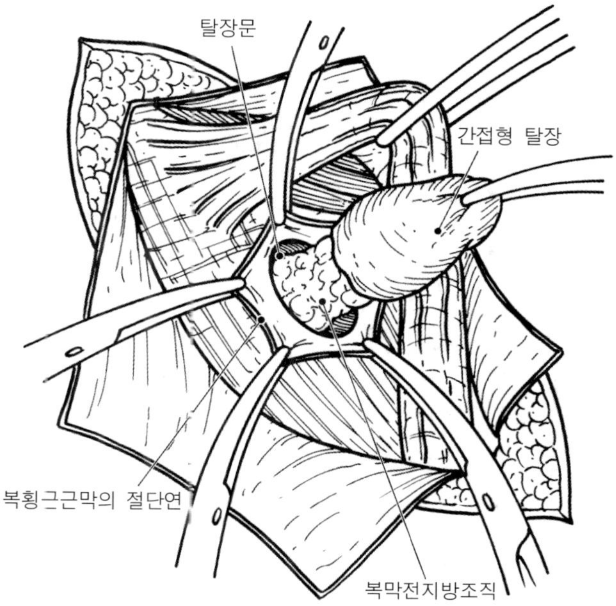

그림 9 복횡근근막을 잡아서 탈장문을 노출시킨다.

노출시킨 후에 일정한 간격으로 4~5곳을 고정하고 있다(그림 5). 또한, mesh-plug를 삽입하는 데 있어서는, mesh-plug 전체가 복막외극 안으로 완전히 들어가고 동시에 mesh-plug의 가장자리가 내서혜륜의 뒤쪽에 여유있게 펼쳐져 쐐기(wedge)를 박은 것처럼 조절하고 있다. 이 때문에 그림 6에서 보는 것처럼 고정시키고 있다[12]. 이렇게 함으로써 mesh-plug의 고정성이 좋아질 뿐만 아니라, 수술후에 mesh-plug가 떠오르는 것이 방지되고 환자가 느끼는 이물감을 최소한으로 줄일 수 있게 된다. 또한, 고정할 때에는 하복벽동정맥을 봉합침으로 뜨지 않도록 주의해야 한다. 고정한 후에 환자에게 기침을 크게 하도록 하여 mesh-plug가 빠져 나오지 않았는지 확인함과 동시에 직접형 탈장의 합병 유무도 검토한다. 직접형 탈장의 합병이 있으면 다음 항목에서 기술하는 요령으로 두개 째의 mesh-plug를 사용하여 수복해 준다.

다음으로, onlay patch를 적당한 크기로 trimming한 다음 정삭을 들어올리고 복횡근근막의 앞면(서혜관 뒤벽)에 배치한다. trimming의 요령은 patch의 첨단부로부터 keyhole까지의 길이를 치골결절에서부터 내서혜륜까지의 길이에 맞추고, 또한 가쪽 편(片)의 폭은 안쪽 편(片)의 2/3 정도로 하는 것이 좋다(사진 4). 정삭을 keyhole에 통과시키고 slit만 한 바늘 꿰매서 폐쇄한다. 이때, slit 부위에서 안쪽 편(片)과 가쪽 편(片)의 겹쳐지는 부분이 너무 크면 onlay patch의 tail 부분이 전체적으로 작아져 내서혜륜과 그 근방으로부터의 재발이 우려된다[15].

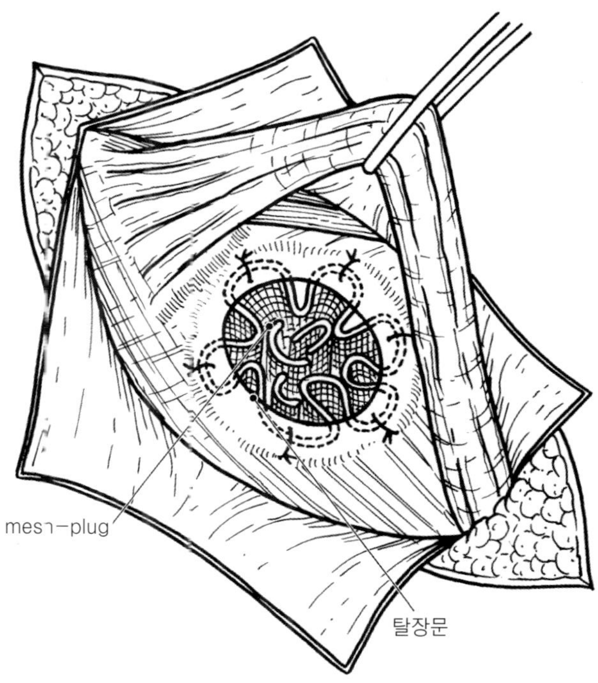

그림 10 탈장문에 대한 plug의 고정

이 tail 부분은 내복사근의 위에 배치한다. 또한, onlay patch의 첨단부가 치골 부위를 확실하게 덮도록 한다. 안쪽모서리와 가쪽모서리는 외복사근건막의 뒷면으로 펼쳐져 배치된다(그림 7). onlay patch를 조직에 고정하는 조작은 기본적으로는 실시하지 않는다. mesh 자체가 갖고 있는 조직 점착성에 의해 mesh가 이동되는 일은 발생하지 않는다[16]. 그래도 걱정이 되는 경우에는 치골 부위에 한 바늘 정도로 고정해 주어도 상관없다. 그러나 다음에 기술하는 것처럼 Nyhus 분류의 Type ⅢB 중에서도, 특히 뒤벽 전체의 취약화가 뚜렷하여 mesh-plug의 고정이 불안정한 경우에는 예외적으로 onlay patch를 몇 군데 고정하기도 한다.

마지막으로, 외복사근건막과 천근막을 흡수사로 봉합하고 진피(dermis)를 매몰봉합(buried suture)한다. 피부는 의료용 테이프로 고정한다. 창상 부위는 방수성 드레싱(dressing)을 하여 수술한 날부터 샤워를 할 수 있게 해준다.

2. 직접형 서혜탈장

피부절개에서부터 정삭의 박리까지는 간접형 서혜탈장의 수술에서와 같은 방법으로 실시한다. 탈장은 서혜관 뒤벽, 소위 Hesselbach 삼각에서 발생되고 복횡근근막에 덮힌 상태로 관찰된다. electrocautery를 이용하여 탈장문에서 말초쪽으로 약 1cm 부위에서 복횡근근막을 빙 둘러서 절단한다(그림 8). 복막전지방조직(preperitneal fat)이 확인되면 복막외극에 도달된 것이다. 복횡근근막의 절개연을 Pean forceps로 잡아가면서 탈장문 가장자리 전체를 노출시킨다(그림 9). 탈장낭을 충분히 고위까지 박리하고, 이 낭을 탈장문을 통해 복강내로 환납시킨다. 탈장문을 통해 mesh-plug를 첨단부부터 복막외극 안에 삽입하고, 먼저 잡아놓았던 복횡근근막의 절단연을 포함한 탈장문의 전체 가장자리에 빙 둘러서 3-0 vicryl사로 고정한다(그림 10). 고정의 기준은 간접형 탈장에서의 경우보다 많아서 6~8바늘로 한다.

Onlay patch의 유치 방법이나 그 이후의 조작은 간접형 서혜탈장의 경우와 완전히 동일하다. 그러나, 뒤벽 전체의 취약화가 심하여 돔(dome) 형태로 돌출되는 증례에서는 mesh-plug의 고정이 불안정하게 되는 경우가 있으므로 onlay patch를 몇 바늘 더 고정해 준다. Rutkow 등[13]에 의하면 mesh-plug법으로 치료한 경우, 처음으로 발생한 간접형 탈장에서의 재발률이 0.2%이었던 것에 비해 처음으로 발생한 직접형 탈장에서의 재발률은 1.5%로 높았다고 한다. 그래서 직접형 탈장 등, 뒤벽의 취약화가 명백한 경우에는 onlay patch의 고정을 추가함으로써 재발률을 더 낮출 수 있다는 것이 시사되고 있다. 그러나 Lichtenstein법처럼 둘레를 빙 둘러서 다수의 고정봉합을 하는 것은 진정한 의미로서의 tension-free 상태라고 말할 수 없을 뿐만 아니라 박리 면적이 넓어져서 신경손상의 위험성도 증가하는 등, mesh-plug법의 장점을 훼손시킬 가능성도 있다는 것을 고려해야 할 것이다.

F 재발성 탈장

재발된 경우에는 흉터조직에 의해 서혜부 본래의 해부학적 구조가 불명료한 상태이다. 그러나 mesh-plug법의 concept의 중심이 탈장낭과 탈장문의 확인 및 plug의 삽입에 있으므로 무리한 박리 조작을 하면서까지 onlay patch를 사용할 필요는 없다. 그렇기 때문에 재발성 서혜탈장에 있어서는 오히려 유리한 수술방법이라고 생각된다. 따라서 처음으로 발생된 탈장의 경우와 달리 각 층을 순서대로 노출시키려고 하지 말고 우선 최소한의 조작으로 탈장낭만을 찾아내어, 이 탈장낭을 탈장문까지 박리해야 한다는 것을 명심하기 바란다. 특히, 직접형 서혜탈장의 재발은 치골의 상부, 혹은 그 근방에서 발생되는 경우가 많으므로 반드시 외서혜륜을 절개하지 않고도 수복이 가능한 경우가 많다[16].

재발성 간접형 서혜탈장의 경우에는 외복사근건막을 절개해야 한다. 그러나 정삭의 박리가 곤란한 경우가 많으며, 만약 무리하게 박리를 실시하면 혈관, 신경 및 정관의 손상을 초래하는 결과가 된다. 그러므로 정삭의 박리는 탈장문의 노출에 필요한 최소한의 범위로 한정한다. 탈장문은 대부분의 경우 단단한 흉터조직에 둘러싸여 있어 명료하기 때문에 복막외극에 plug를 삽입한 다음 탈장문의 전체 둘레에 6~8바늘의 고정봉합을 한다.

G 수술후 처치

수술후 2~3시간은 침대에서 안정을 취하게 하고, 그 후에 보행장애와 배뇨곤란의 유무를 확인한다. 수술직후부터 물은 마시도록 하고, 수술후 3시간 이후에는 음식섭취도 가능하다. 다음 날 아침 수술창상을 관찰하고, 이상이 없으면 퇴원시킨다. 수술한 다음 날 아침부터 3일간은 세펨(Cephem)계 항생제를 경구 복용시킨다. 예

기치 않게 통증이 발생될 경우에 대비해, 내복하는 비(非)스테로이드계 소염진통제를 처방한다. 퇴원 후에는 특별한 운동 제한은 지시하지 않지만 격렬한 운동만은 3주일 정도 삼가도록 지도한다.

요약

인조막 재료를 이용한 tension-free법으로 분류되는 서혜탈장 수복술에는 mesh-plug법 외에도 여러 방법이 있는데, 각 방법들의 경우, 종래의 방법(tissue to tissue 법)과 비교했을 때, 재발률이 낮고 환자의 QOL이 향상되었다고 보고되었다. mesh-plug법이 이런 수술방법들 중에서도 특히 인기가 높은 것은 확실성과 수술 침습이 적다는 점 외에, 무엇보다 초심자에게 있어서도 습득이 용이하기 때문이라고 생각된다. 따라서 서혜탈장 수술의 기본 수술방법 중의 하나로 이미 정착된 느낌이 들긴 하지만, 간편한 수술 수기이기 때문에 더욱 더 그 기본 concept를 잘 이해하고 바르게 사용하는 것이 재발률을 낮추고 QOL을 높이는 관건이 된다.

문헌

1) Wutzer CW: Ueber radicale Heilung beweglicher Leisten-Brühe. In: Naumann MEA, Wutzer CW, Kilian HF eds. Organ für die gesammte Heikunde, Henry & Cohen, Bonn, 1841, p.1.
2) Usher FC, Gannon JP: Maalex mesh: A new plastic mesh for replacing tissue defects: I. Experimental studies. Arch Surg, 78: 131, 1959.
3) Usher FC, Cogan JE, Lowry TI: A new technique for the repair of inguinal and incisional hernias. Arch Surg, 81:847, 1960.
4) Lichtenstein IL, Shore JM: Simplified repair of femoral and recurrent inguinal hernias by a "plug" technique. Am J Surg, 128:439, 1974.
5) Bendavid R: A femoral "umbrella" for femoral hernia repair. Surg Gynecol Obstet, 165:153, 1987.
6) Gilbert AI: Sutureless repair of inguinal hernia. Am J Surg, 163:331-335, 1992.
7) Rutkow IM: "Tension-free" inguinal herniorrhaphy: A preliminary report on the "mesh plug" technique. Surgery, 114:3-8, 1993.
8) Amid PK, shulman AG, Lichtenstein IL: Selective synthetic mesh for the repair of groin hernia. Postgrad Gen Surg, 4: 150-155, 1992.
9) Nyhus LM: Individualization of hernia repair: A new era. Surgery, 114:1-2, 1993.
10) 小柳泰久, 木村幸三郎, 青木達哉: 성인 서혜헤르니아의 근치수술. 手術, 46:245-253, 1992.
11) 天野定雄, 黑須康彦, 中山寿之 외: 서혜부헤르니아의 수술방법과 그 성격에 대하여. 日臨外医会誌, 52: 2313-2320, 1991.
12) 三澤健之, 山崎洋次: 성인 서혜헤르니아에 대한 day surgery. 『手術』, 56:445-451, 2002.
13) Robbins AW, Rutkow IM: Mesh plug repair and groin hernia surgery. Surg Clin North Am, 78: 1007-1023, 1998.
14) 柵瀨信太郎: Mesh를 이용한 서혜헤르니아의 수술. 『外科』, 63:919-930, 2001.
15) Gilbert AI, Graham MF, Voigt WJ: The lateral triangle of the groin. Hernia, 4:234-237, 2000.
16) Rutkow IM, Robbins AW: The mesh plug technique for recurrent groin herniorrhaphy: A nine-year experience of 407 repairs. Surgery, 124:844-847, 1998.

[三澤 健之, 山崎 洋次]

III 서혜부 탈장의 수술수기

Comment: 성인 서혜탈장에서의 mesh-plug를 이용한 국소마취하의 day surgery

시작에 앞서

성인의 서혜탈장 수복술은 tension-free의 개념이 도입된 후[1], 1993년 Rutkow 등[2,3]의 mesh-plug법에 의해서 비약적으로 좋은 결과를 얻었다. 국소마취에 의한 mesh-plug법은 서혜탈장을 day surgery[4]로 치료할 수 있게 하였다. 외래에서 실시하는 day surgery의 수술방법에 대해서 해설하기로 하겠다.

수술전 진단·검사·적응조건·수술·수술후에 관한 모든 사항은 clinical pass(표 1)로 작성한다. 이 pass에 의거하여 모든 staff들이 환자에 대해 공통적으로 파악하는 것이 day surgery에서는 중요하다.

A 진단

선 자세에서 시진(視診)과 촉진(觸診)을 하고, 누운 자세에서 외서혜륜을 확인한다. 초음파 검사로 탈장문과 외장골동정맥(external iliac artery and vein) 간의 위치 관계를 확인하여 내서혜탈장과 외서혜탈장을 감별하고 탈장내용물의 식별과 유착 유무 등을 확인한다. 대퇴탈장은 서혜인대의 아래쪽과 대퇴정맥의 안쪽으로 탈장낭이 돌출되는 소견에 의해 확인된다. 이어서 도수정복(manual reduction)이 가능한지를 확인한다.

B 국소마취에 의한 day surgery의 적응 조건

① 도수정복(manual reduction)이 가능해야 할 것(탈장내용물의 유착 유무)

② 18세 이상의 성인이어야 할 것

③ 국소마취제에 알레르기가 없어야 할 것.

④ 환자 및 간병인이 day surgery를 충분히 이해하고 희망해야 할 것. 그리고 수술후 곧 바로 귀가하기 위해서 수술후의 제반 사항들에 대해 충분히 이해해야 한다는 것이 day surgery에서 중요한 적응 조건이 된다.

C 수술전 준비

혈액학적 검사·감염증의 유무·심전도 검사(60세 이상) 등을 실시한다. 복용중인 약물을 체크하여 항응고제, 항혈소판제제 등의 사용 여부를 확인한다. 이러한 약물들은 수술전·후 3일간 복용을 중지한다. 투석중인 환자에 관해서는 담당 의사와 상담한다.

D 수술수기

1. 마취

마취전 투약(premedication)은 하지 않는다. 국소마취는 1% lidocaine HCl과 0.25% bupivacaine HCl을 각각 25mℓ씩 혼합하여 50mℓ를 준비한다. 보통 35mℓ 정도로 마취는 잘 이루어진다. 약 20mℓ로 피부와 피하에 침윤마취를 실시한다. 이 때, 외서혜륜의 안쪽에서 치골 상부를 향해 장골하복신경(iliohypogastric nerve)의 주위에 침윤마취를 충분히 해 두면 치골결절 등에 조작할 때에도 통증이 경감된다.

2. 피부절개

외서혜륜을 확인하고 치골의 윗모서리와 외서혜륜을 연결하여 외서혜륜을 중점으로 해서 Langer선을 따라서 가로로 약 6cm 절개한다(그림 1). 외복사근건막에 이르면 피하지방조직을 박리한다. 수술창상을 개방하는 기구인 protractor를 삽입하여 고정한다. 이렇게 함으로써 수술 부위의 감염 예방과 지혈에 도움을 주며, 또한 수술의 진행을 양호하게 하여 수술시간을 단축시킬 수 있다(사진 1).

표 1. Day surgery용 clinical pass

<table>
<tr><td colspan="10">Day Surgery ( ) Clinical Pass</td></tr>
<tr><td>ID</td><td></td><td>환자성명</td><td></td><td>M·F</td><td>세</td><td>소개받은 곳</td><td></td><td>외래 초진일</td><td>년 월 일 요일</td><td>설명담당의</td><td></td></tr>
<tr><td>진단</td><td></td><td>수술일</td><td>년 월 일 요일</td><td>예정수술</td><td></td><td colspan="6">환자주소</td></tr>
<tr><td>team</td><td colspan="3">Dr
□ 진찰·진단
□ 질환설명
□ 수술방법 제시
□ 예정수술
□ 합병증의가능성
□ 마취방법(국소·요추·경막외·전신)
□ 수술후 통증에 대하여
□ 수술후 요금(자기부담을 포함)
□ 입원의 유무
□ 소개 병원
□ 수술 담당의사</td><td colspan="2">□ 승낙서
□ 수술 설명
□ pamphlet
□ 술전·술후 식사
□ 현재 내복약 확인
□ 술전 복용 지도
중지·제한
( )
□ day surgery의 희망
□ 소개처에 대한 답장</td><td colspan="3">Nurse
□ 승낙서
□ 수술 설명
□ pamphlet
□ 술전·술후 식사
□ 술후 내복 지도
□ 술후 동통 대책
□ 술후 통원 지도
□ 수술 대장 기입
□ calender 기입
□ 수술후 목욕 지도</td><td colspan="3">Clerk
□ 보험증 확인
□ 노인의료권 확인
□ 공공비부담 확인
□ 퇴원시 교통수단
( )</td></tr>
<tr><td>검사
처치
치료</td><td colspan="5">검사 □ 채혈 (TPHA,HbAb,HCV)
□ 요검사
□ 심전도
□ X-ray(흉부· 복부)
□ 초음파
□ CT 검사
□ 호흡기능
□ 항생제 테스트</td><td colspan="3">Nurse
□ 병력청취 심장질환 유 무
전립선질환 유 무
allergy 유 무
동거 간병인 유 무
□ 수술전 검사 전체 확인
□ 현재 복용중인 약물
( )</td><td colspan="3">Cl □ cost 전체 확인</td></tr>
<tr><td rowspan="5">수술
당일</td><td colspan="5" rowspan="5">□ 최종진단(촉진, 시진)
□ 부위확인: 수술부위 : :
□ 전신상태 확인 : : Well, Better, Best
□ 제반검사 확인
□ 수술후 내복약처방 확인
□ 수술방법 결정 확인</td><td colspan="6">수술기록</td></tr>
<tr><td colspan="2">수술진단</td><td colspan="4"></td></tr>
<tr><td colspan="2">수술방법(cost용)</td><td colspan="4"></td></tr>
<tr><td colspan="2">마취방법 국소
전신</td><td colspan="4">(ml) 요추·경막외 ( )
( ) 정맥 ( )</td></tr>
<tr><td colspan="2">수술시간</td><td colspan="4">시 분 ~ 시 분</td></tr>
<tr><td colspan="10"></td><td>수술자
조 수
조 수</td><td></td></tr>
<tr><td colspan="12">수술후 variant</td></tr>
<tr><td colspan="12">의료법인사단 涼友會 집행 clinic</td></tr>
</table>

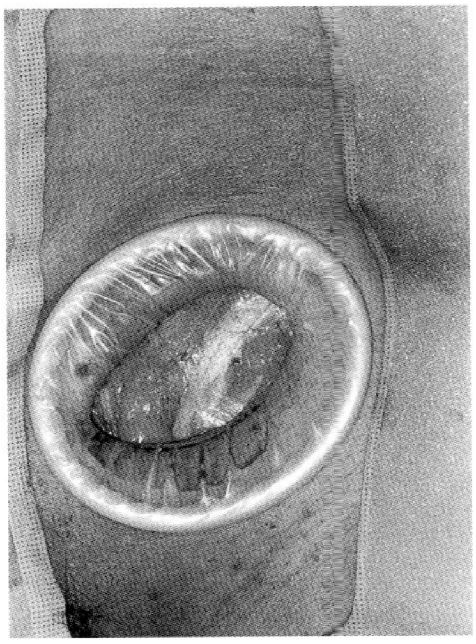

사진 1 개창기로서, silicon막을 단단한 고무 ring으로 연결시킨 원통형의 protractor

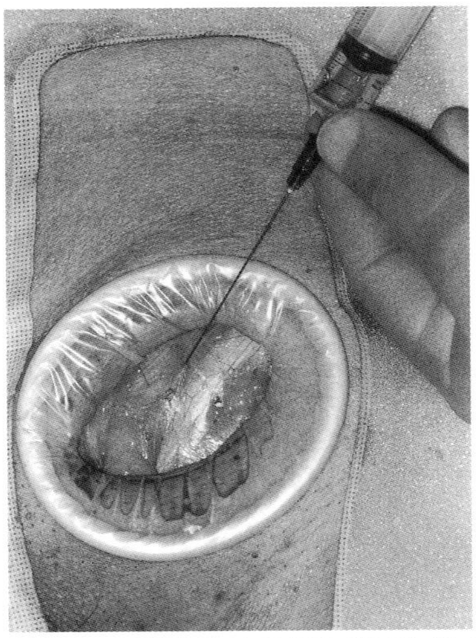

사진 2 서혜관 내의 마취제 침윤은 약 5 ml 정도

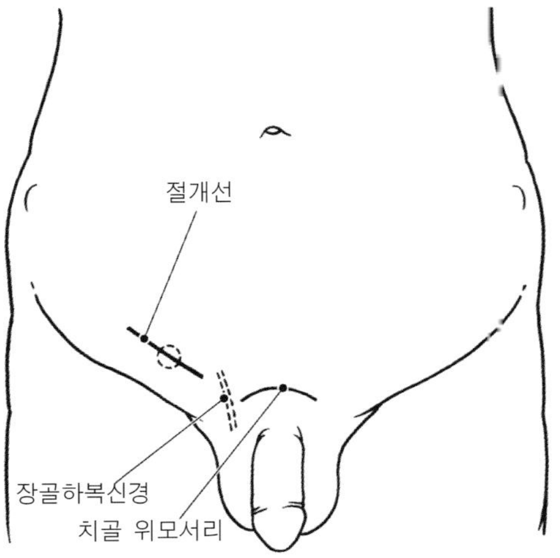

그림 1 피부절개

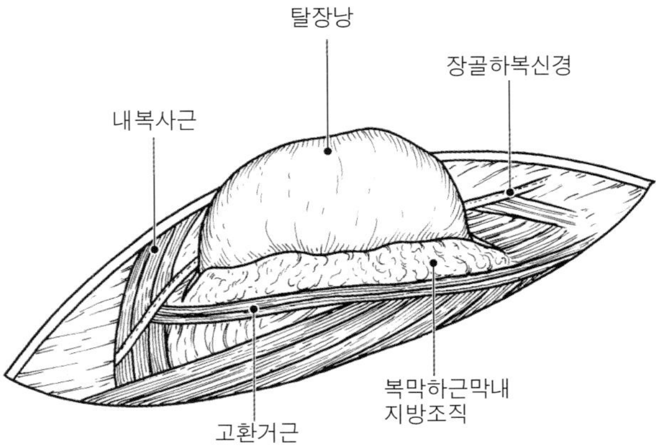

그림 2 탈장낭의 노출

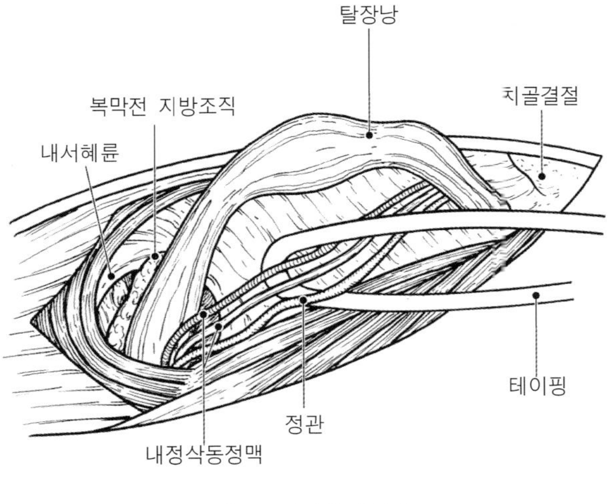

그림 3 정관의 테이핑

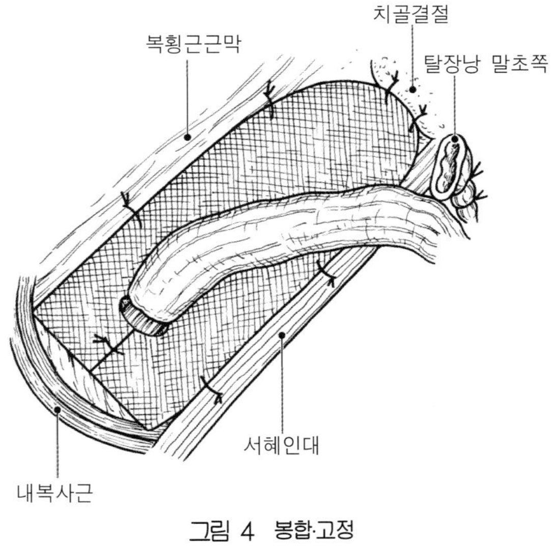

그림 4 봉합·고정

3. 서혜관의 개방

외복사근건막의 내측각과 외측각이 합쳐지는 부위에서 말초 및 중추쪽으로 약 5mℓ 정도의 국소마취제를 침윤시켜 국소마취를 실시하고(사진 2), electrocautery로 외복사근건막을 절개한다. 말초쪽은 외서혜륜을 지나 외정삭근막까지 개방하고 중추쪽은 내복사근이 노출되는 부위까지를 확인하여 개방한다.

4. 탈장낭의 처리

종래의 방법처럼 정삭을 박리하여 들어올리지 않는다. 장골하복신경의 가쪽에서 고환거근 · 내정삭근막 · 복막하근막 심엽 · 지방조직 · 복막하근막 천엽을 차례로 개방하여 직접형 탈장의 탈장낭을 노출시킨다(그림 2). 정삭을 들어올리지 않는 것은 뒤벽의 손상을 최소한으로 하고, 국소마취하의 조작으로 정관 주위의 신경통을 감소시키기 위함이다. 내정삭동정맥(internal spermatic vessels)을 확인하고, 그 뒤쪽에서 정관을 확인한 후에 테이핑한다(그림 3). 외서혜탈장에서는 탈장낭 주위의 고환거근을 electrocautery로 절단하면서 내서혜륜을 확인한다. 탈장낭이 큰 경우에는 말초쪽은 그대로 내서혜륜을 방치한다. 중추쪽은 이중 관통결찰(double transfixing suture ligation)을 실시하여 복강쪽으로 되돌려 넣는다. 내서혜탈장에서는 그대로 내번(inversion)해 준다.

5. Plug 삽입과 onlay patch의 고정

Plug를 내서혜륜안으로 삽입하고 복압을 상승시키도록 하여 plug가 탈출되지 않는 것을 확인하고 복횡근근막의 가장자리와 plug를 전주성으로 빙 둘러서 3-0 흡수사로 3군데에 걸쳐 고정한다. 거대한 내서혜륜의 경우에는 복압에 의해 돌출되는 부위에 추가로 고정봉합을 실시한다. 통상적으로 일본인의 경우 M-size로 충분하다. 내서혜탈장의 경우에는 L-size를 사용하고 가장자리 전체를 빙 둘러서 8군데 고정해 주는 것을 기준으로 하고 있다. onlay patch의 slit에 정관과 내정삭동정맥(internal spermatic vessels)을 통과시켜 한 바늘의 봉합으로 합쳐준 후에 trimming하여 치골결절에 반드시 1~2바늘을 떠서 고정하며[5] 가쪽은 서혜인대에 2바늘을, 안쪽은 복횡근근막에 2바늘을 각각 3-0 흡수사로 떠서 고정한다(그림 4).

6. 창상 봉합

지혈을 확인한 후에 정관과 내정삭동정맥(internal spermatic vessels)을 제자리에 되돌려 놓는다. 외복사근건막을 3-0 흡수사로 연속봉합하고 천근막(superficial fascia)은 2개 층을 한 층으로 하여 nylon사(絲)로 봉합한다. 피부는 직각침이 부착된 4-0 흡수사로 매몰봉합한다. steristrip로 고정하고 tegaderm 등으로 덮어 수술을 끝낸다.

7. 수술후 관리

감염 예방 목적의 항생제와 진통을 위한 NSAIDs를 4일간 투여한다. 수술후의 통증에는 개인차가 있기 때문에 퇴원할 때에는, 급박한 상황에 사용할 수 있도록 좌약도 3회분 처방한다. 경구 섭취 및 보행은 수술 직후부터 가능하다. 목욕은 수술후 3일째에 창상 처치를 한 후에 하도록 하고 있다. 일을 하는 것은 개인의 상황에 따라 다르지만 보통 수술 후 3일째부터 가능하다고 본다.

문헌

1) Lichtenstein IL, et al: Ambulatory outpatient hernia surgery, including a new concept, introducing tention free repair. Int surg, 71:1-7, 1986
2) Rutkow IM, et al: "Tension-free" inguinal hernioplasty: A preliminary report on the "mesh plug" technique. Surgery, 114:3-8, 1993.
3) Rutkow IM, et al: Mesh plug hernia repair; A follow-up report. Surgery, 11:597-598, 1995.
4) 平井淳一: 성인 서혜헤르니아의 Day Surgery. 『臨外』, 53(6):729-732, 1998.
5) 內藤稔 외: Mesh plug를 이용한 성인 서혜헤르니아의 수복술. 『手術』(別冊): 279-286, 2000.

[執行 友成]

III 서혜부 탈장의 수술수기

4. Tension-free법

[3]
Prolene Hernia System법 (1)

시작에 앞서

Prolene Hernia System이란 아래와 같은 기능을 갖는 부분들을 겸비한 "일체형 mesh"이다.

- underlay patch ········· inlay graft의 기능
- connector ·················· plug의 기능
- onlay patch ·············· onlay graft의 기능

각각의 부분들이 독립된 기능을 갖고 있지만 결코 독립된 기능에 기대해서는 안된다. 서로의 기능과 약점을 보완하여 종합적으로 탈장 재발을 방지하기 때문에 수술자에 관계없이 안정된 좋은 성적을 기대할 수 있다. 수술수기에서는 anterior approach에 의해 sheet 형태의 underlay patch를 복막외극 내에 배치하는 점에 특징이 있으므로 서혜관 뒤벽인 복횡근근막에서부터 복막 사이의 복벽근막구조(그림 1)와 정삭내 및 내서혜륜 주변의 해부학적 구조(그림 2, 3)를 이해하고 수술을 진행하는 것이 중요하다(표 1).

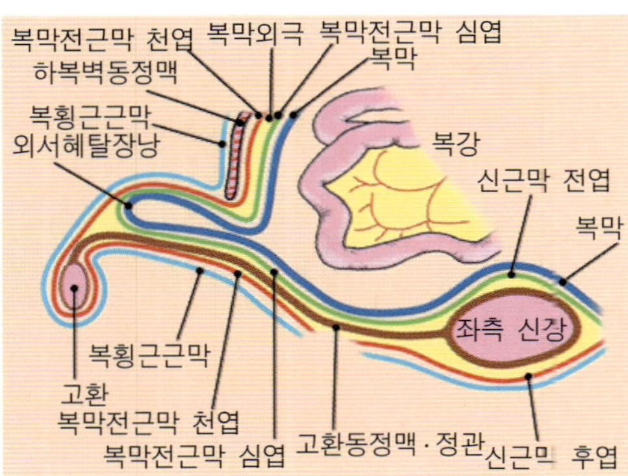

그림 1 좌측 외서혜탈장 : 하복부 복벽의 시상단면도

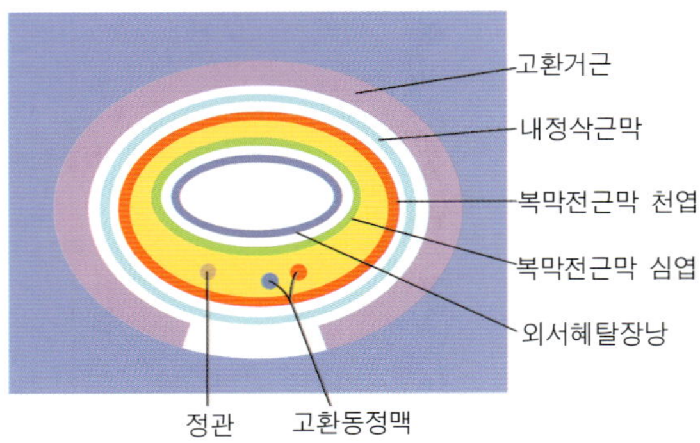

그림 2 좌측 외서혜탈장 : 정삭의 단면도

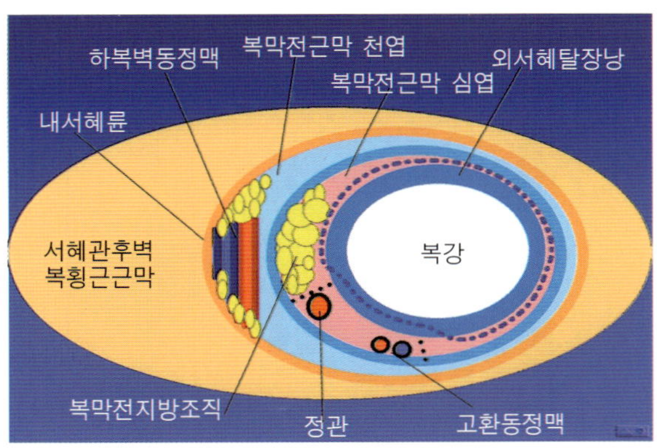

그림 3 좌측 외서혜탈장: 내서혜륜 주변의 해부학적 구조

점선은 수술시에 박리할 선이다.

표 1. 해부의 Point

1. 복횡근근막과 복막 사이에는 복막전근막 천엽과 심엽이 있다.
2. 복막전근막 천엽과 심엽 사이가 복막외극이고 고환동정맥·정관이 주행한다.
3. 복막과 탈장낭은 복막전근막심엽으로 둘러싸여 있다.
4. 하복벽동정맥은 외장골동정맥에서 분지된 직후에 복막전근막 천엽을 관통하여 내서혜륜의 안쪽에서 복막전근막 천엽과 복횡근근막 사이를 주행하다.
5. 정삭 내에도 복막전근막 천엽과 심엽이 하복부의 복벽에서부터 연속적으로 뻗어 있는데, 이들과 외서혜탈장낭(복막), 고환동정맥, 정관, 및 내정삭근막(복횡근근막)들과의 위치관계는 복벽에서의 각각의 관계와 완전히 동일하다.

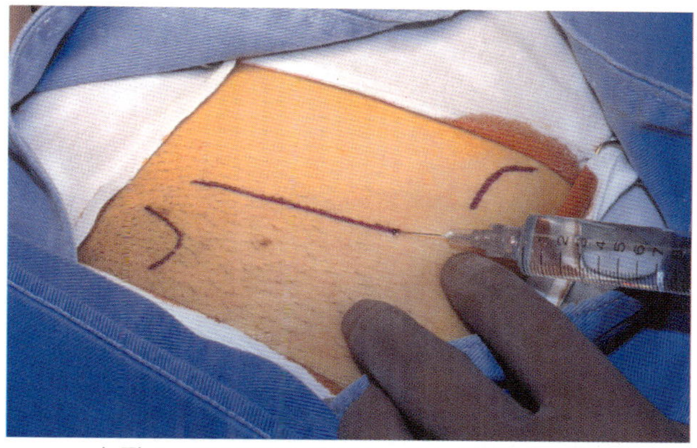

사진 1 피부절개와 피내로의 국소 마취제의 침윤

A 마취법

국소마취제는 epinephrine이 첨가된 1% lidocaine (Xylocaine)과 0.5% bupivacaine을 1 : 1로 혼합한 용액을 사용한다. 한쪽 수술에서의 사용량은 30~40mℓ이다. 마취과 의사의 관리(monitored care)하에 필요에 따라 경정맥마취제인 propofol이나 fentanyl을 보조 투여한다. 환자에 따라서는 수술실에 들어 올 때부터 매우 긴장되어 있어 수술중에도 의식이 뚜렷하여 작은 소리나 의사들의 대화에도 귀를 기울이는 경우가 있다. 때로는 "의사 선생님, 빨리 잠들게 해 주세요"라고 말하는 경우도 적지 않다. 필자는 수술중에 의식이 뚜렷한 환자의 QOL은 결코 좋지 않다고 생각한다. 또한, 교육병원의 경우에는 수술자의 QOL도 낮아진다(환자에게 들리지 않도록 교육지도를 해야 한다). propofol이나 fentanyl을 사용하면 환자에 따라서는 기도 확보가 필요한 경우도 있지만, 마취로부터 빨리 깨어날 수 있고, 또한 상쾌한 느낌도 든다. 회복실에서 오랜 시간 동안 경과관찰도 할 필요가 없어, 곧바로 병실로 돌아갈 수 있다(day surgery 가능). 또한, 창상봉합을 할 때에 다시 국소마취제를 추가로 사용하기 때문에 요추마취에 비해서 수술후 통증도 오히려 적다.

B 수술수기

1. 좌측 외서혜탈장 증례

1) 피부절개와 피내로의 국소마취제의 침윤(사진 1)

피부절개의 안쪽 끝은 치골결절에서 위쪽으로 1횡지의 level로 한다. 더 위쪽이나 가쪽으로 치우치지 않도록 하는 것이 포인트이다. 가능하다면 Langer선을 따라서 절개하는 것이 미용상 우수하기 때문에 좋지만 서혜인대와 교차될 것 같으면, 특히 고령자의 경우에는, 서혜인대에 평행하게 사절개(수술시야는 가장 좋다)를 실시해도 된다. 피내에 국소마취제를 침윤시켜 피부가 부풀어 오르게 한다. propofol에는 진통작용이 없으므로 국소마취제의 주입이 끝날 때까지는 투여하지 않는다. 의식이 몽롱한 상태가 되면 국소마취제를 주입할 때에 발생되는 통증 대문에 몸을 뒤틀 수 있기 때문이다.

다음에는 주사침을 세워서 피하의 심부에 국소마취제를 주입한다. 수술중에 Scarpa 근막에 통증을 호소하는 경우가 많으므로 심부까지 충분히 침윤시키고 5분 정도 기다렸다가 피부절개를 시작한다. 수술창상을 가로지르는 천복벽동정맥(superficial epigastric vessels)을 결찰한 후에 절단한다. 외복사근건막의 아래, 즉 서혜관 내에 마취제를 침윤시킨다. 외복사근건막은 외서혜륜까지 절개하여 치골결절의 안쪽 부분과 서혜관을 넓게 노출시킨다. 정삭의 앞면에 부착하여 외서혜륜으로 빠져나가는 장골서혜신경과 내복사근의 표면에 부착하는 장골하복신경을 손상시키지 않도록 외복사근건막의 뒷면을 충분히 박리하고 확인한 다음에 절개를 연장한다.

2) 외복사근건막의 내복사근, 복직근전초로부터의 박리 (그림 4, 사진 3)

안쪽은 외복사근건막이 복직근전초(anterior rectus sheath)에 부착하는 부위까지 박리한다. 안쪽 아래방향

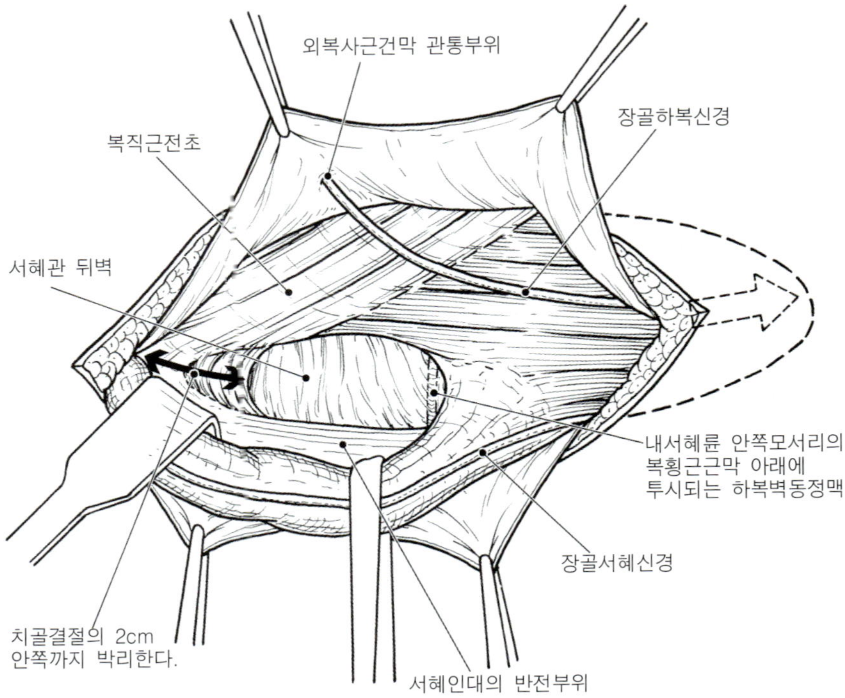

그림 4 외복사근건막의 내복사근과 복직근전초로부터의 박리
가쪽은 점선의 영역까지 넓게 박리한다.

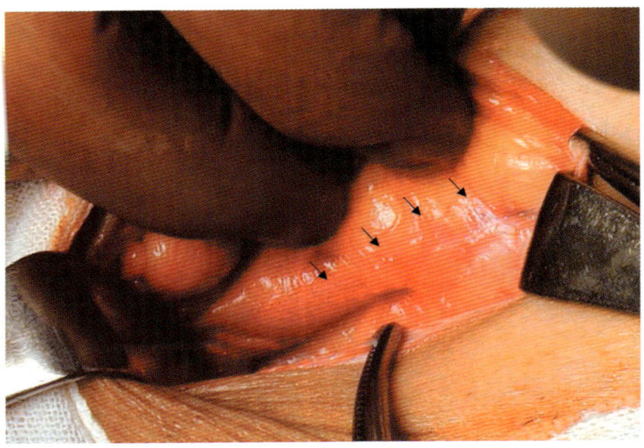

사진 2 Blue line : 외정삭정맥

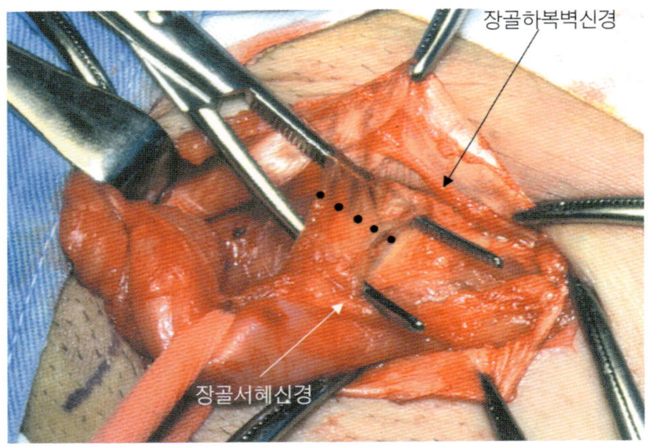

사진 3 고환거근의 부분적 박리

은 치골결절에서 안쪽으로 2cm까지, 복직근전초를 포함하여 충분히 박리해서 노출시킨다. 나중에 이 부위까지 onlay patch를 덮어주어야 하기 때문이다. 가쪽은 내서혜륜에서 상전장골극 부근까지 충분히 박리하여(그림4의 점선 화살표), 나중에 onlay patch를 배치할 앞쪽 space를 만든다. 장골하복신경은 onlay patch를 봉합할 때에 손상받기 쉬우므로 그 주행 위치를 내서혜륜의 가쪽 부분까지 확인해 둔다. 또한, 이 신경은 안쪽에서는 외복사근건막을 관통하여 피하로 나오기 때문에 손상되지 않도록 주의한다. 장골서혜신경 및 장골하복신경의 주위와 내서혜륜의 주위에 국소마취제를 침윤시킨다.

3) Blue line (사진2)

정삭을 서혜인대의 shelving portion에서 박리하면, 고환거근막에 둘러싸여 정삭과 평행으로 주행하는 외정삭정맥(external spermatic vein)이 청색 선으로 관찰되기 때문에 "blue line"이라고 불린다. 음부대퇴신경(genitofemoral nerve)의 음부가지(genital branch)는 외정삭동정맥과 함께 주행한다(육안으로는 확인할 수 없는 경우가 있지만 확인할 필요도 없다). 외정삭동정맥을

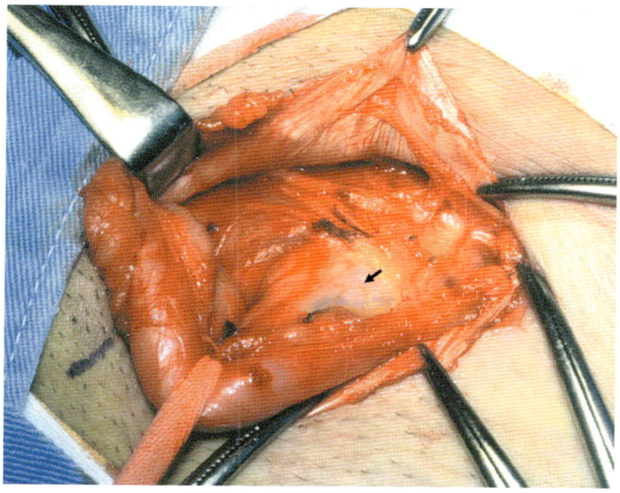

사진 4 내정삭근막의 노출

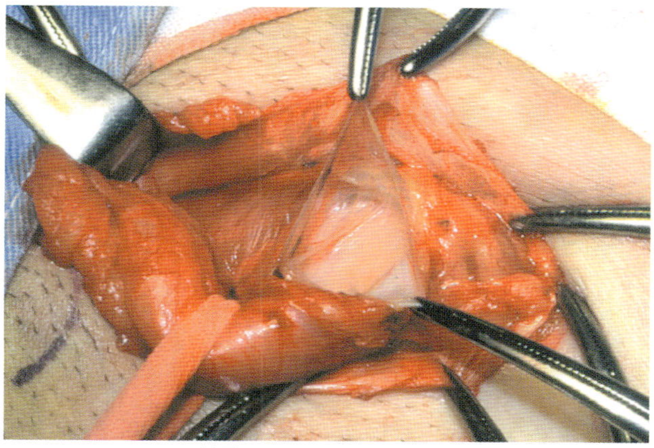

사진 5 내정삭근막의 절개

정삭과 함께 들어올려 테이핑한다. 잘못하여 서혜인대쪽에 남겨 놓으면 onlay patch를 봉합, 고정할 때에 여기에 신경이 말려들어갈 위험이 있기 때문이다.

치골결절 부근에 마취제를 침윤시킨다. 치골결절, 복직근전초 및 서혜관 뒤벽을 직접 눈으로 확인하면서 정삭(장골서혜신경, 외정삭동정맥 및 음부대퇴신경의 음부가지를 포함한)의 주위를 빙 둘러서 박리하여 테이핑한다.

정삭을 서혜관 뒤벽에서 떼어내 움직일 수 있게 한다. 정삭의 후면과 서혜관의 뒤벽 사이에 "정삭의 장간막"이라고 부르는 연결섬유가 있는데, 이것을 절단한다. 때로는 치골결절 부근에 이 두 구조를 연결하는 혈관이 있을 수 있는데, 이 혈관은 결찰 후 절단한다. 환자에게 복압을 상승시키도록 하여 서혜관 뒤벽에 내서혜탈장이 함께 있지 않나 확인한다. 특히, 치골결절 부근에 많은 게실형 내서혜탈장(방광상탈장:supravesical hernia)을 보지 못하고 넘기는 일은 없어야 한다.

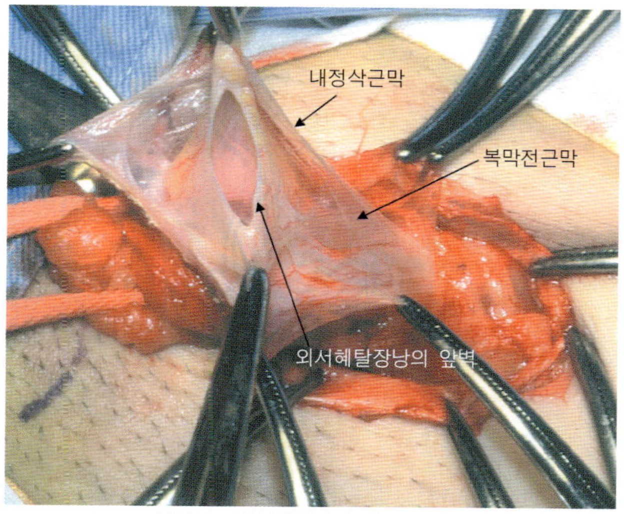

사진 6 외서혜탈장낭 앞벽의 절개

외정삭동정맥의 기시부 주위에 국소마취제를 침윤시키고 외정삭동정맥과 함께 주행하는 음부대퇴신경의 음부가지를 차단한다.

4) 고환거근의 부분적 절단 (사진 3)

정삭의 머리쪽에서 내복사근으로부터 고환거근으로 이행하는 부분을 절단한다. 고환거근을 정삭의 가장자리 전체로부터 절단할 필요는 없다. 고환거근의 보존은 신경 손상, 허혈성 고환염(ischemic orchitis) 및 잔존 탈장낭에서의 수종(hydrocele) 형성을 방지하는 데에 유용하다.

5) 내정삭근막(internal spermatic fascia)의 노출과 절개 (사진 4, 5)

고환거근을 절단하면 내정삭근막이 노출된다. 외서혜탈장낭은 내정삭근막 안에 존재한다. 내정삭근막 안에 국소마취제를 침윤시킨다.

6) 외서혜탈장낭 앞벽의 절개 (사진 6)

탈장낭은 복막전근막의 천엽과 심엽으로 둘러싸여 있다. 탈장낭 앞벽의 전방에 이 근막들이 존재하는 것은 알 수 있지만 지표가 되는 장기가 없기 때문에 각 근막들을 분류하기가 곤란하며, 또한 이 조작에서는 그렇게 할 필요가 없다. 탈장낭의 앞벽까지 단번에 절개해도 된다.

7) 탈장낭 뒤벽의 절단 (사진 7)

탈장낭 뒤벽을 뒷면에 부착하는 고환동정맥과 정관(비쳐 보인다)으로부터 박리한 후에 절단하고 탈장낭을 가로로 절단한다.

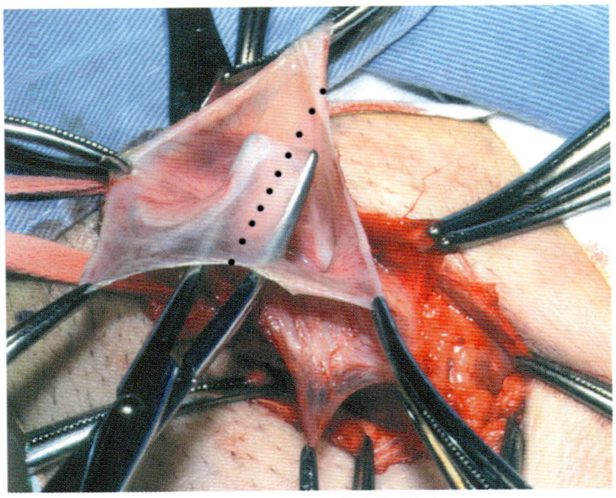

사진 7 탈장낭 뒤벽의 절단

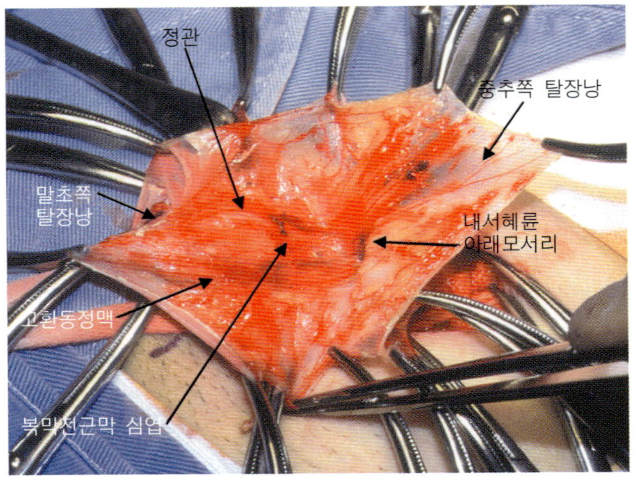

사진 8 복막전근막 심엽의 인식

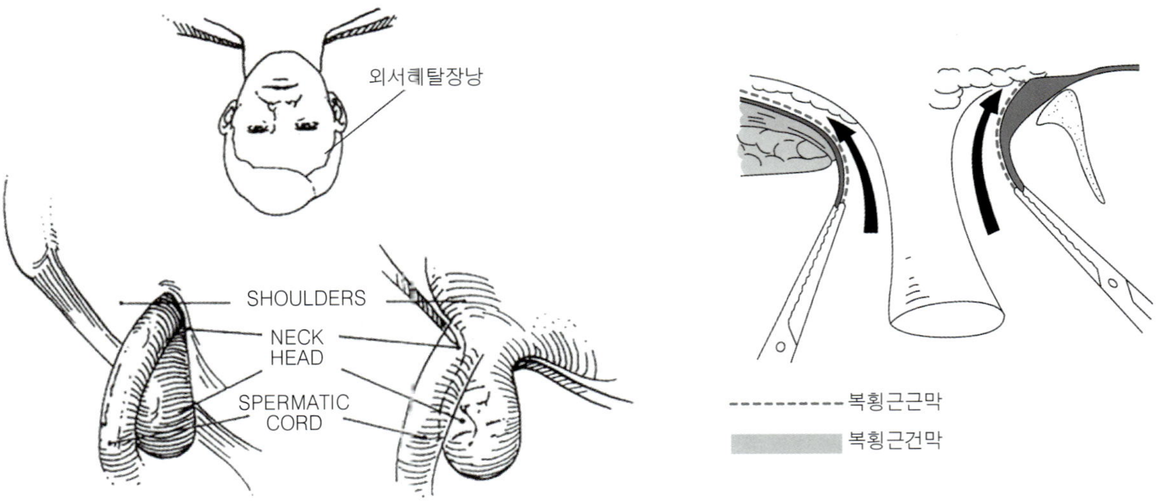

그림 5 외서혜탈장낭의 고위 박리 - 복막외극까지의 박리 -

Neck(내서혜륜)까지가 아니고, Shoulder(복막외극)까지 박리한다. (Gilbert AI, Graham MF: Improved sutureless technique -Advice to experts. Problems in General Surgery 12: 117-119, 1995에서 인용).

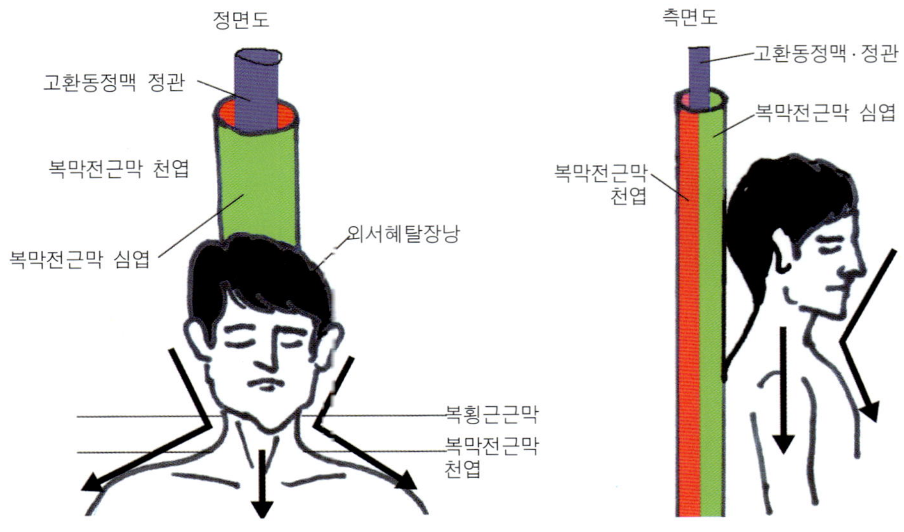

그림 6 외서혜탈장낭의 고위 박리 - 복막외극까지의 박리 -

Neck(내서혜륜)까지가 아니고, Shoulder(복막외극)까지 박리한다.

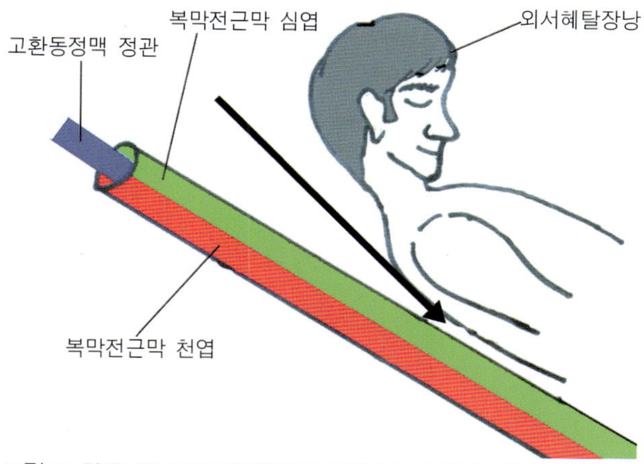

그림 7 탈장낭이 정관·고환동정맥과 접해 있는 부위에서의 탈장낭의 고위 박리 - parietalization of the cord components-
Neck(내서혜륜)까지가 아니고, Back(등; 후복막)까지 박리한다.

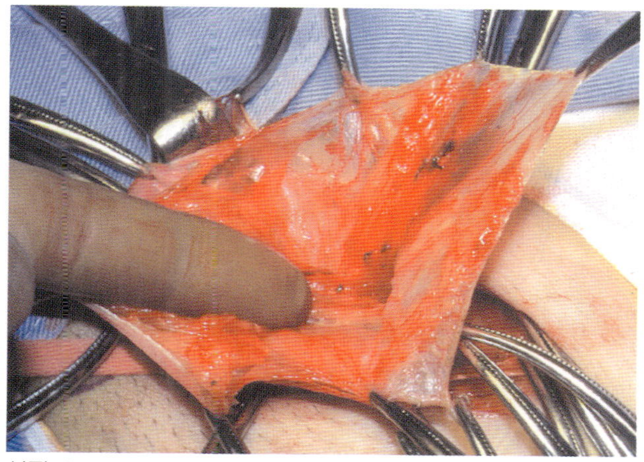

사진 9 Parietalization of the cord components from the anterior approach②

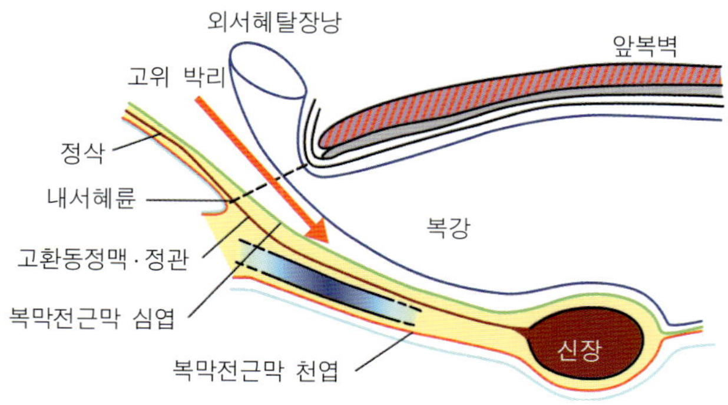

그림 8 Parietalization of the cord components from the anterior approach①

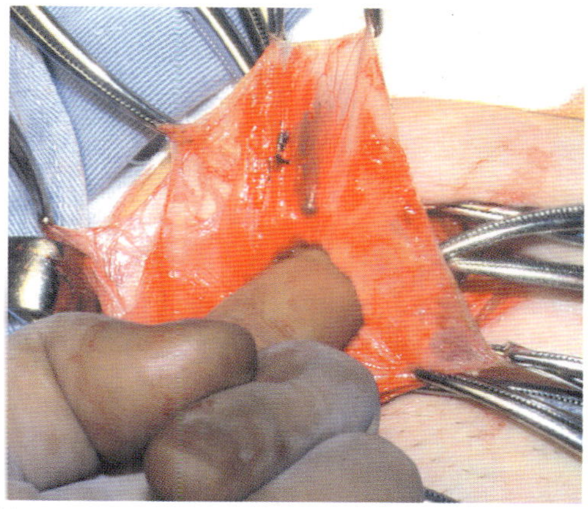

사진 10 Parietalization of the cord components from the anterior approach③

8) 복막전근막 심엽의 인식 (사진 8)

탈장낭 뒤벽의 뒷면에 고환동정맥과 정관을 덮고 있는 투명한 복막전근막 심엽을 관찰할 수 있다. 탈장낭을 절개하기까지의 조작은, 탈장낭이 작은 경우에는 꼭 해야 할 필요가 없어서 절개하지 않고 박리만 해도 좋다. 그러나 탈장낭을 절개, 절단하면 복막전근막 심엽과 그 박리된 층을 확인하기가 쉬워진다. 확인하는 것에 익숙해질 때까지는 탈장낭을 절개, 절단하는 것이 좋다고 생각된다. 탈장낭의 뒤벽과 복막전근막 심엽 사이를 내서혜륜까지 박리한다.

9) 탈장낭의 고위 박리

Gilbert는 탈장낭의 고위 박리란 외서혜탈장낭을 사람의 머리에 비유한다면, 박리를 경부(neck, 복횡근근막층인 내서혜륜)까자 실시하는 것이 아니라 어깨(shoulder, 복막외극)까지 실시하는 것이라고 기술하고 있다(그림 5).

그러나 그림 5처럼 탈장낭이 정관 및 고환동정맥과 접하는 부위에서의 고위 박리는 이해하기가 어렵다.

그림 6처럼 사람이 기둥에 등을 대고 있다고 생각하기 바란다.

기둥의 중심에 있는 청색 부분이 정관과 고환동정맥을 나타내고, 기둥 앞면의 녹색 부분이 복막전근막 심엽을, 기둥 뒷면의 적색 부분이 복막전근막 천엽을 나타낸다.

확실히 그림 6에서도 탈장낭이 정관 및 고환동정맥과 접하는 부위 이외에서의 고위 박리는 경부를 넘어 양쪽 어깨까지, 그리고 전흉부(복막외극)까지 실시한다.

그러나 탈장낭이 정관 및 고환동정맥과 접하는 부위에서의 고위 박리는 그림 7에서 보여주는 것처럼 탈장낭과 정관, 고환동정맥을 둘러 싼 복막전근막 심엽 사이의 박리를 후경부(내서혜륜)를 넘어, 등(back: 탈장낭에 연속되는 후복막)까지 실시한다고 생각하면 이해하기 쉽다.

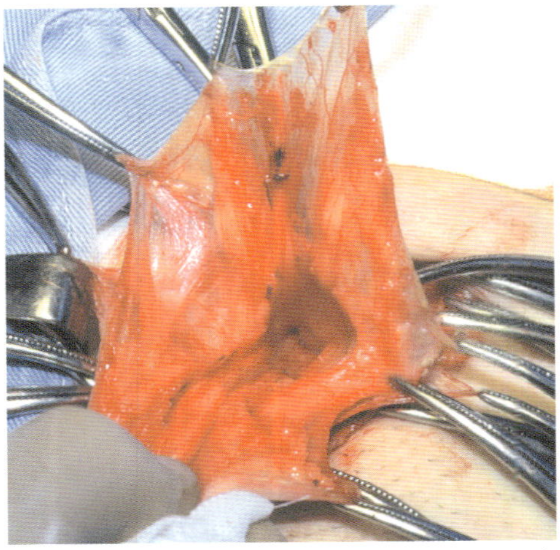

사진 11 Parietalization of the cord components from the anterior approach④

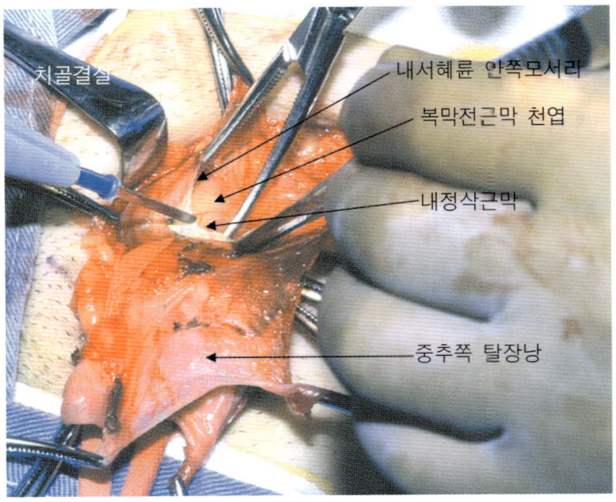

사진 12 탈장낭 안쪽에서의 내정삭근막의 절단

10) Parietalization of the cord components from the anterior approach① (그림 8)

탈장낭과 고환동정맥·정관을 덮고 있는 복막전근막 심엽 사이를 내서혜륜에서부터 3~4cm 복강쪽까지 고위 박리한다. 이 수기는 Stoppa법에서의 "parietalization of the cord components: 정삭 구성 성분의 벽측화"와 완전히 같은 조작이라고 생각할 수 있다. 다시 말하면 "parietalization of the cord components from the anterior approach"라고 할 수 있다.

11) Parietalization of the cord components from the anterior approach② (사진 9)

중추쪽의 탈장낭과 말초쪽의 정삭에 counter traction 을 걸면서 고환동정맥과 정관을 덮고 있는 복막전근막 심엽을 따라 손가락 끝을 대고서 복강을 향해서 삽입한다.

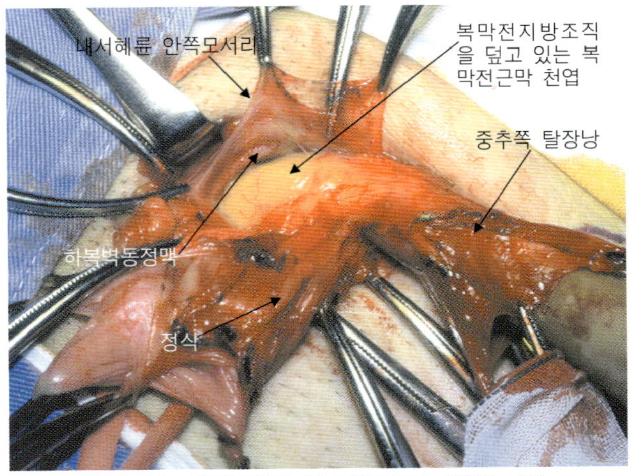

사진 13 내서혜륜에서의 복막전근막 천엽의 확인

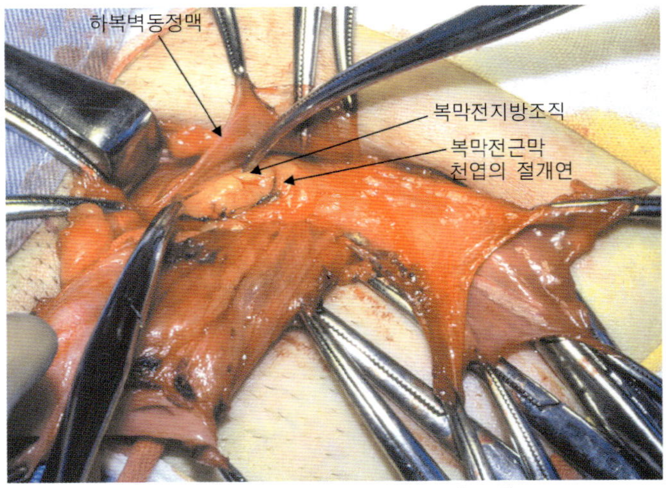

사진 14 내서혜륜으로부터 복막외극에 도달

12) Parietalization of the cord components from the anterior approach③ (사진 10)

내서혜륜의 아래쪽 가장자리로부터 3cm 정도까지 손가락을 삽입하여 탈장 경부의 등쪽 복막과 복막전근막 심엽 사이를 고위 박리한다.

13) Parietalization of the cord components from the anterior approach④ (사진 11)

이 부위에서 탈장낭의 고위 박리가 끝난 모습을 보여주고 있다.

14) 탈장낭 안쪽에서의 내정삭근막의 절단 (사진 12)

탈장낭을 가쪽으로 견인하고 내정삭근막을 내서혜륜의 안쪽모서리를 따라서 절개한다. 심부에 복막전근막 천엽이 보인다.

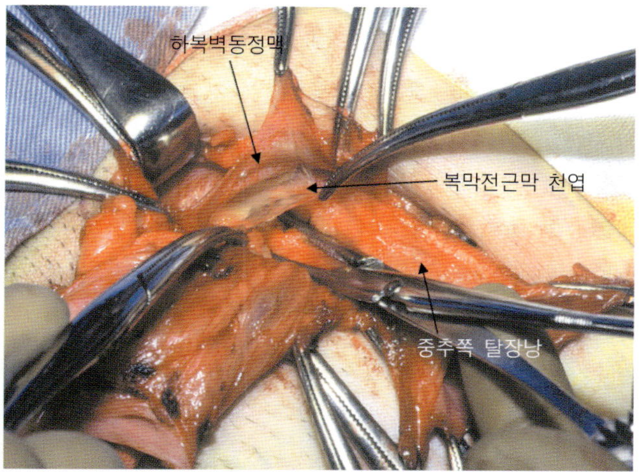

사진 15 하복벽동정맥의 심층을 덮고 있는 복막전근막 천엽

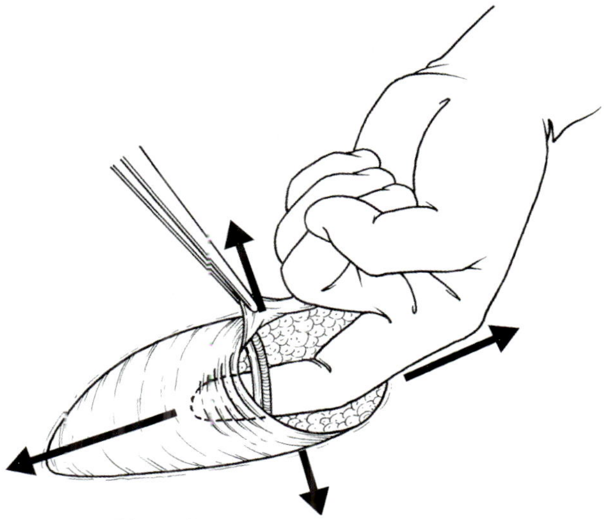

그림 9 내서혜륜으로부터의 복막외극의 박리②

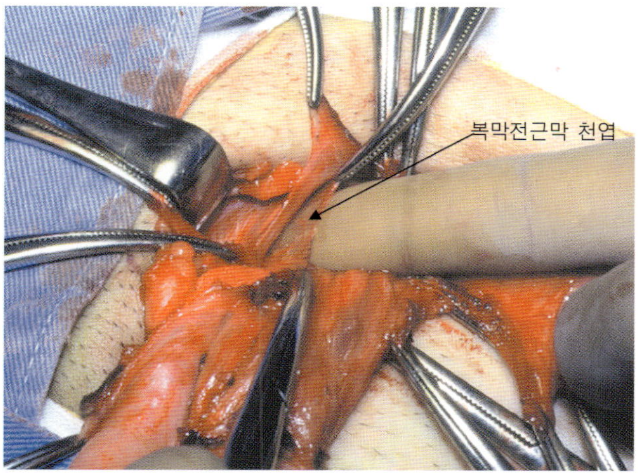

사진 16 내서혜륜으로부터의 복막외극의 박리①

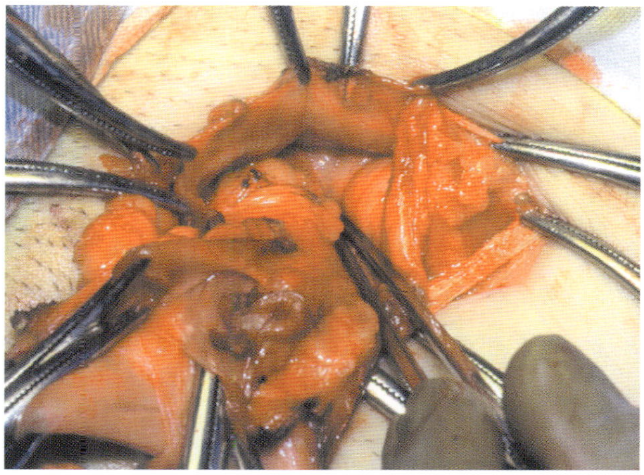

사진 17 복막외극의 박리가 종료된 상태

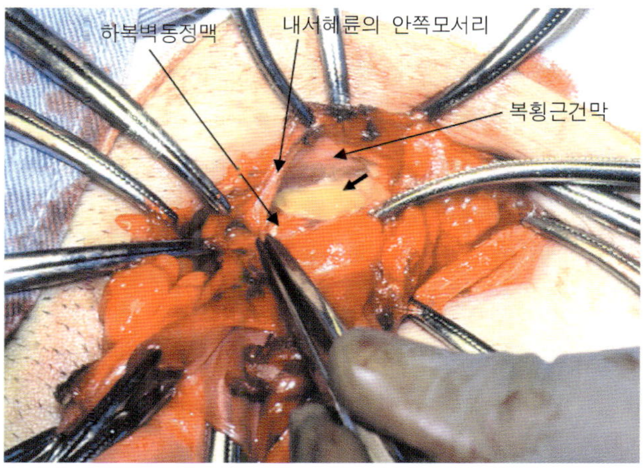

사진 18 복횡근건막의 노출

15) 내서혜륜에서의 복막전근막 천엽의 확인 (사진 13)

내서혜륜의 안쪽모서리와 하복벽동정맥을 확인할 수 있다. 하복벽동정맥과 탈장낭 사이에 존재하는 복막전지방조직은 얇고 투명한 복막전근막 천엽으로 덮여 있어 편평하고 돌출되어 있지 않다.

복막전근막 천엽은 탈장낭의 경부에서 탈장낭과 유합되어 있다. 복막전근막 천엽을 의도적으로 예리하게 절개하여 내서혜륜에서 복막외극에 도달한다.

16) 내서혜륜으로부터 복막외극에 도달 (사진14)

복막전근막 천엽을 절개하면, 먼저 복막전지방조직이 돌출되어 복막외극에 도달한 것을 확인할 수 있다.

17) 하복벽동정맥의 심층을 덮고 있는 복막전근막 천엽 (사진 15)

복막전근막 천엽은 복막전지방조직의 응집물(condensation)이 아니라, 얇고 투명하지만 단단한 근막이라는 것을 알 수 있다.

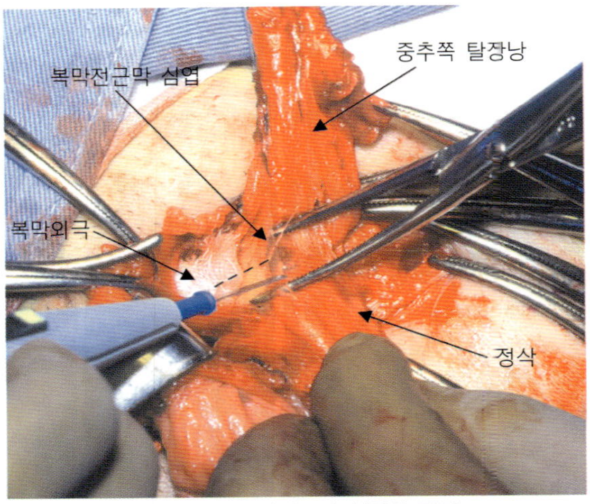

사진 19 복막전근막 심엽의 절단

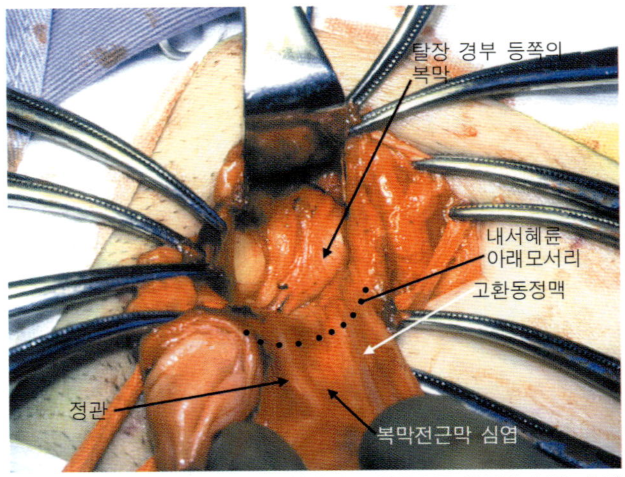

사진 21 중추쪽 탈장낭을 결찰해서 복강쪽으로 되돌려 넣은 후의 모습

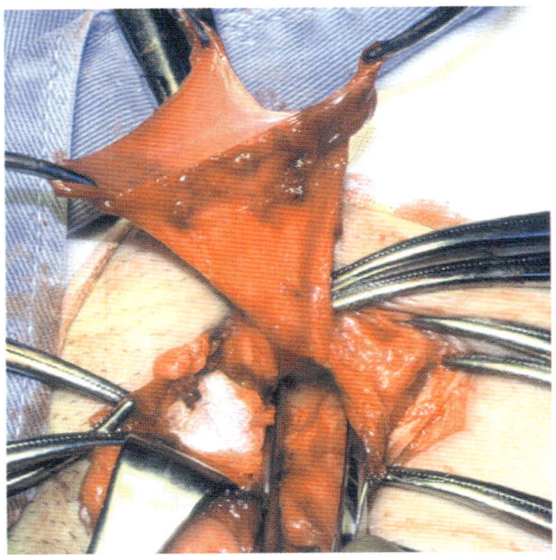
사진 20 복막외극과 parietalization of the cord components로 형성된 space와의 연결

18) 내서혜륜으로부터 복막외극의 박리① (사진 16, 그림 5, 6)

복막외극에 underlay patch를 배치하기 위해서 뒤쪽에 space를 만든다. 복막전근막 천엽의 심층에 손가락 끝을 삽입하여, 손가락 끝으로 복막외극을 둔적으로 박리한다. 맹목적인 박리이지만, 이 단계를 넘으면 박리하기에 알맞은 space에 이르게 되기 때문에 보통 큰 혈관이 개재되지 않아 출혈을 초래할 위험이 적다.

19) 내서혜륜으로부터 복막외극의 박리③ (그림 9)

안쪽은 치골결절의 안쪽까지, 머리쪽은 복횡근건막궁의 머리쪽까지, 가쪽은 내서혜륜의 가쪽까지, 등쪽은 Cooper 인대의 등쪽까지 복막외극을 넓게 박리한다. 이 때, 내서혜탈장이나 대퇴탈장이 함께 있는지 확인한다. 사진 17은 복막외극의 박리가 끝난 모습을 보여주고 있다.

20) 복횡근건막의 노출 (사진 18)

내서혜륜의 머리쪽에서 복벽쪽에 부착되어 있는 복막전근막 천엽을 박리하면 onlay patch의 머리쪽을 봉합, 고정하는 데에 이용할 복횡근건막궁이 노출된다. 여기에서 보이는 지방조직(사진 18의 굵은 화살표)은 복횡근근막과 복막전근막 천엽 사이에 있는 지방조직으로 복막전지방조직은 아니다.

21) 복막전근막 심엽의 절단 (사진 19)

중추쪽 탈장낭을 머리쪽으로 견인한다. 복막외극에는 거즈를 삽입한다. 먼저, 탈장 경부 등쪽의 복막과 고환동정맥 및 정관을 덮고 있는 복막전근막 심엽 사이를 박리하여 생긴 space(parietalization of the cord components로 생긴 space)와 복막외극은 그 층이 서로 다르다. 이 두 space 사이에는 복막전근막 심엽이 개재되어 있으므로, 이 심엽을 절개하여(사진19의 점선) 양 space가 서로 통하게 한다.

22) 복막외극과 parietalization of the cord components로 형성된 space와의 연결 (사진 20)

복막과 고환동정맥 및 정관을 덮고 있는 복막전근막 심엽 사이를 박리하여 생긴 space와 복막외극(거즈가 삽입되어 있다)이 서로 통해 있다.

23) 중추쪽 탈장낭을 결찰하여 복강쪽으로 되돌려 넣은 모습 (사진 21)

복막외극 및 복막과 고환동정맥 및 정관을 덮고 있는 복막전근막 심엽 사이의 박리를 충분히 고위까지(3~4cm) 실시한다.

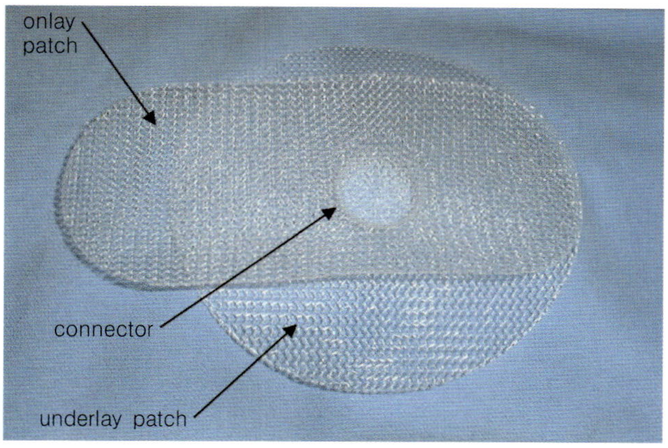

사진 22 Prolene Hernia System

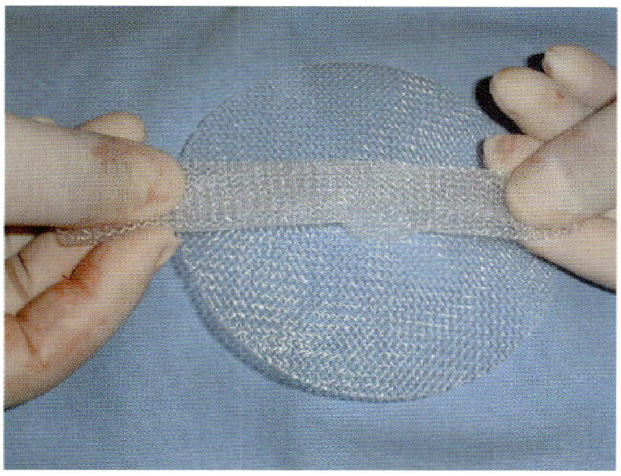
사진 23 Onlay patch를 1/3로 접는다

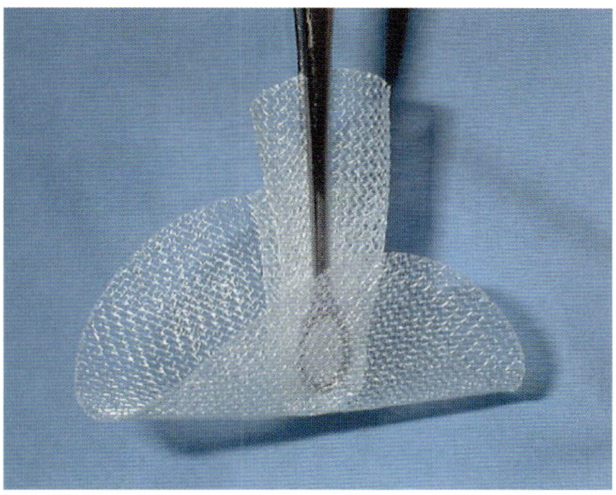
사진 24 Sponge forceps로 onlay patch를 connector까지 깊게 잡는다

여기에서 내서혜륜에 거즈를 삽입하여 복막을 누르면, 복막외극 뒤쪽에 더 깊고 큰 공간을 만들 수 있다.

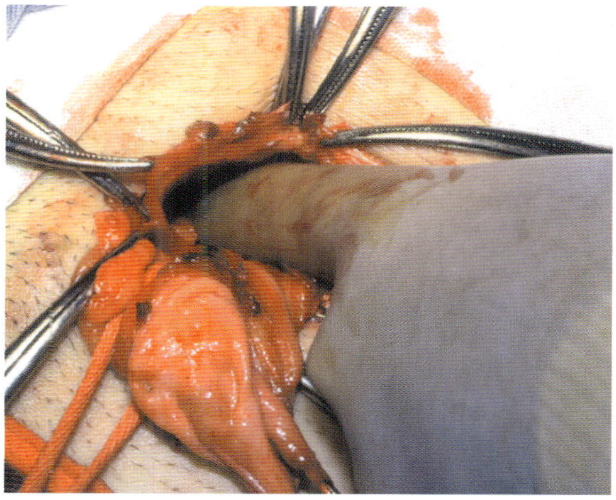
사진 25 PHS를 삽입할 후방 space를 확보한다

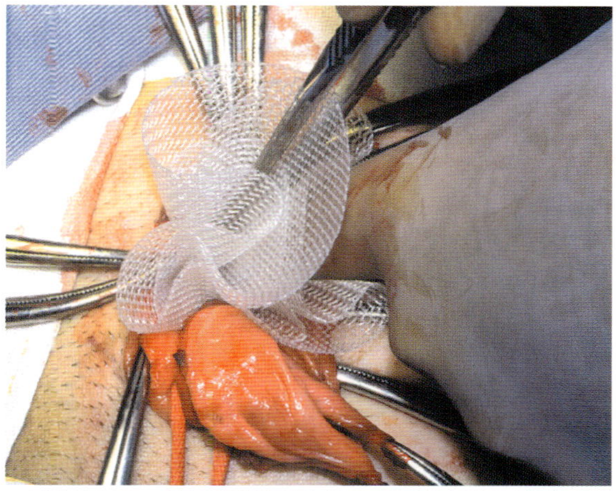
사진 26 PHS를 복막외극(후방 space)으로 삽입한다 ①

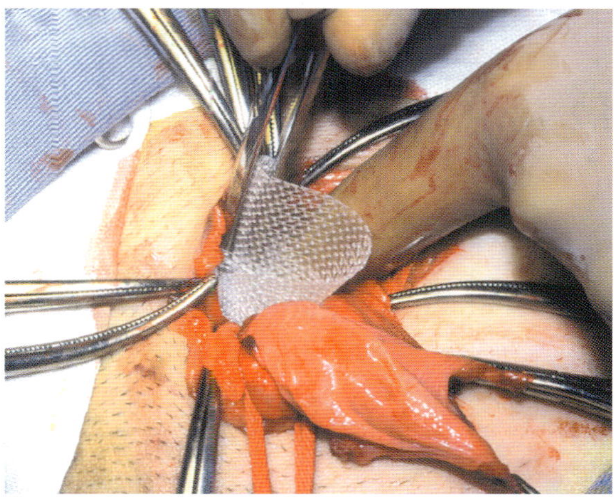
사진 27 PHS를 복막외극(후방 space)으로 삽입한다 ②

24) Prolene Hernia System (사진 22)

Underlay patch의 크기는 L-size와 E-size가 같으므로 거의 대부분의 증례에는 onlay patch가 큰 E-size를 사용한다.

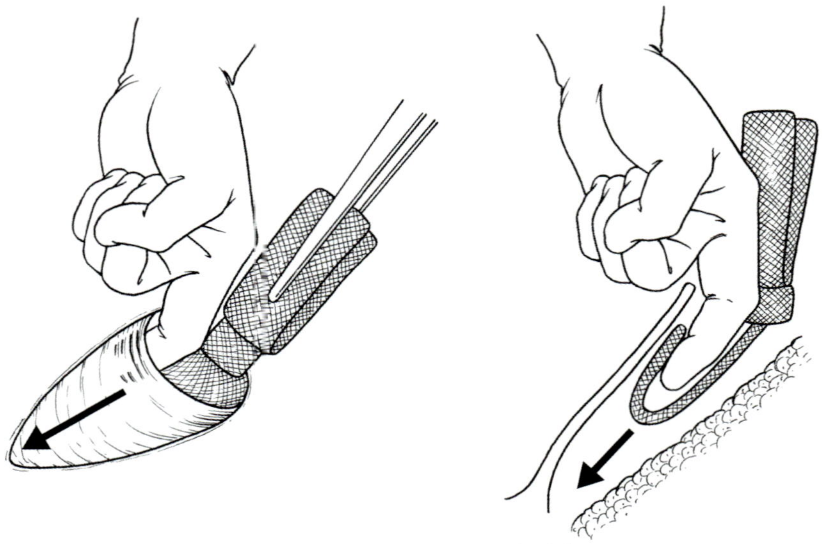

그림 10 Underlay patch의 전개

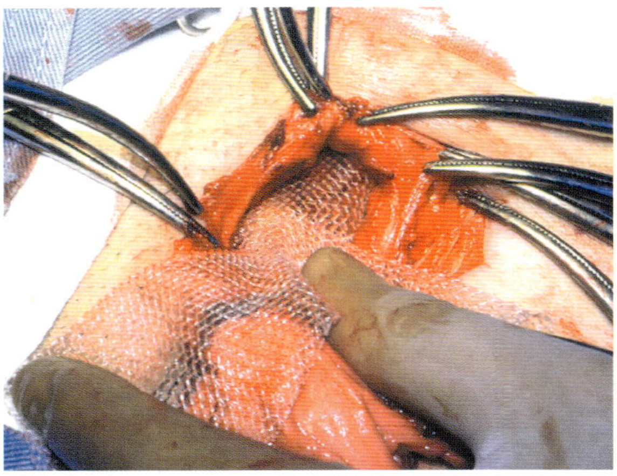

사진 28 Underlay patch를 안쪽과 머리쪽으로 전개한 모습

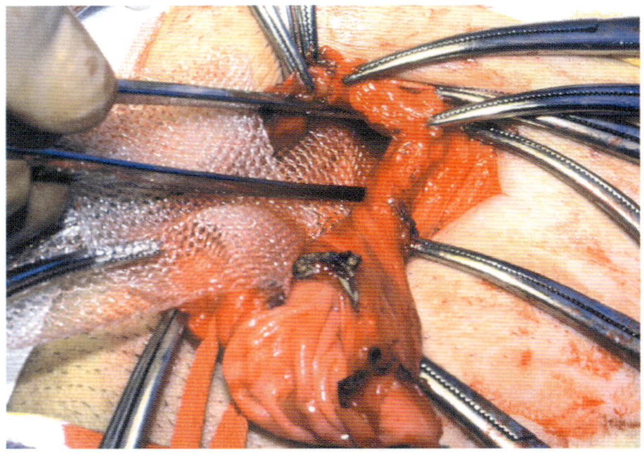

사진 29 손가락 끝을 이용하여 underlay patch를 가쪽으로 전개한다

25) Onlay patch를 1/3로 접어서 작게 만든다 (사진 23)

이렇게 하면 PHS를 복막외극에 삽입한 후에 onlay patch를 식별하기가 쉽다.

26) Sponge forceps로 onlay patch를 connector 부분까지 깊게 잡는다 (사진 24)

PHS 전체가 구부러져 삽입하기가 쉬워진다.

27) PHS를 삽입할 후방 space를 확보한다 (사진 25)

손가락 끝을 내서혜륜에서 복막외극으로 삽입하여 복막을 가쪽으로 밀어 젖혀서 안쪽에 PHS를 삽입할 space를 확보한다. 가쪽에서 장골동맥(iliac artery)의 박동이 촉지된다.

28) PHS를 복막외극(후방 space)으로 삽입한다① (사진 26)

삽입한 손가락을 따라서 PHS를 안쪽 및 뒤쪽 방향을 향해 삽입한다. 이 사진을 촬영한 시기에는 onlay patch를 접어서 작게 만들지 않았기 때문에 onlay patch와 underlay patch를 구별하기가 어렵다.

29) PHS를 복막외극(후방 space)으로 삽입한다② (사진 27)

underlay patch가 완전히 들어 갈 때까지 PHS 전체를 복막외극의 후방 space 내로 삽입한다.

30) Underlay patch를 전개한다 (그림 10)

뒤집힌 underlay patch를 손가락 끝과 집게(forceps)

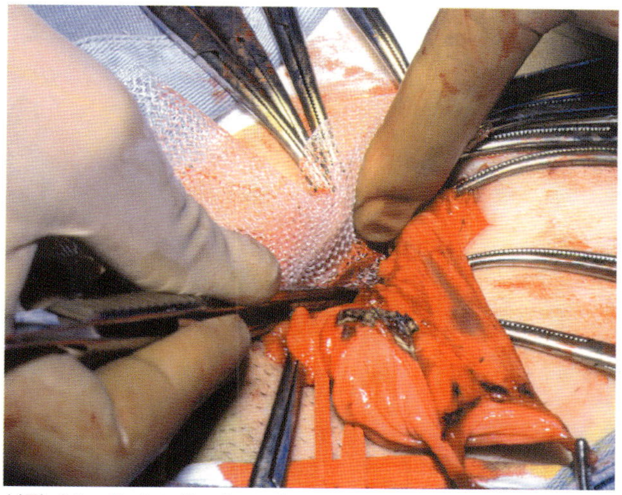

사진 30 Parietalization of the cord components를 실시한 부위에서 underlay patch를 등쪽으로 전개한다 ②

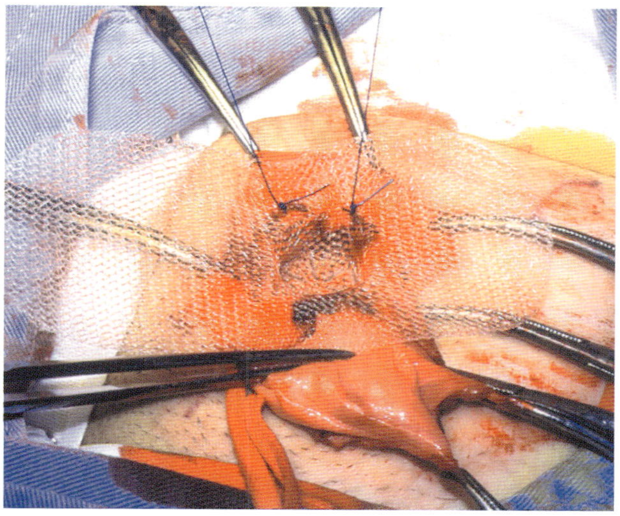

사진 31 Onlay patch를 복횡근건막궁에 mattress 봉합·고정한다

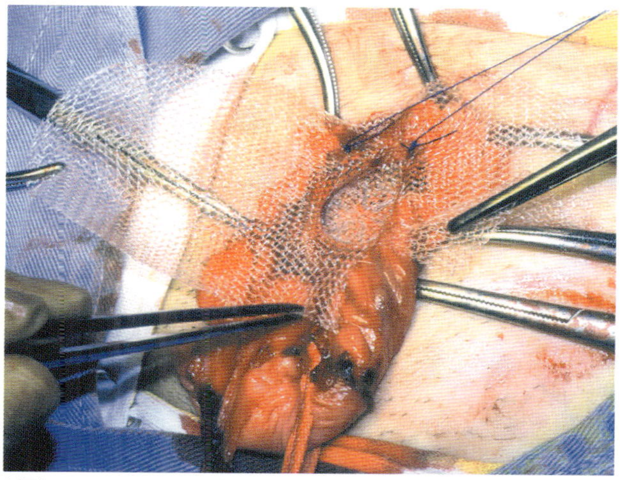

사진 32 Onlay patch의 아래 부분으로 정삭을 통과시킬 slit를 만든다

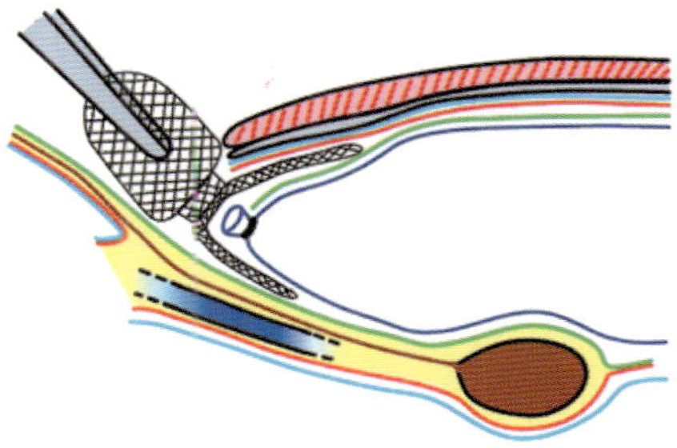

그림 11 Parietalization of the cord components를 시행한 부위에서의 underlay patch의 전개①
복막과 복막전근막 심엽 사이의 space에 배치.

로 전개한다. 주름이 생겨도 상관없다. 안쪽 끝은 치골결절을 넘어서까지, 위쪽 끝은 복횡근건막궁의 머리쪽까지 전개한다. 사진 28에서는 underlay patch의 안쪽과 머리 쪽으로의 전개가 끝난 상태를 보여주고 있다.

31) 손가락 끝을 이용하여 underlay patch를 가쪽으로 전개한다 (사진 29)

내서혜륜 외측의 lateral triangle* 부분을 뒤쪽에서부터 충분히 덮여지도록 전개한다.

32) Parietalization of the cord components를 실시한 부위에서 underlay patch를 전개한다① (그림 11)

parietalization of the cord components를 실시한 부위에서의 underlay patch의 배치는 복막과 복막전근막 심엽 사이의 space에 전개해 주고, 그 외의 부위에서는 복막전근막 천엽과 심엽 사이의 복막외극에 배치하여, 탈장낭의 결찰부위 주위를 완전히 싸주는 것이 중요하다.

33) Parietalization of the cord components를 실시한 부위에서 underlay patch를 등쪽으로 전개한다② (사진 30)

탈장 경부 등쪽의 복막과 복막전근막 심엽 사이의 space에 underlay patch를 전개한다.

---

* lateral triangle: 내서혜륜과 그 가쪽 부위는 복횡근을 덮는 부분이 작기 때문에, PHS 이외의 mesh를 이용한 수복술 후에 재발하는 경우가 많다고 지적되는 부위.

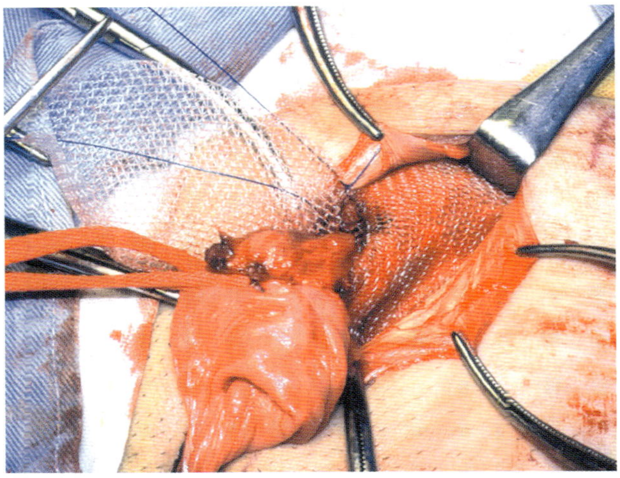

사진 33 Onlay patch로 lateral triangle 부분을 덮어 싼다.

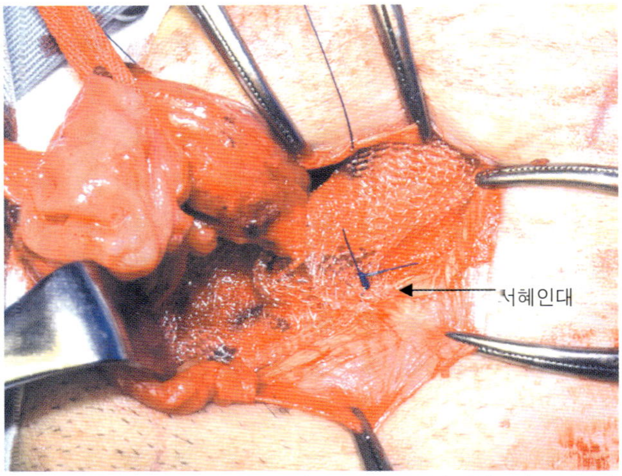

사진 34 Slit를 봉합·폐쇄함으로써 onlay patch의 아래쪽이 고정된다

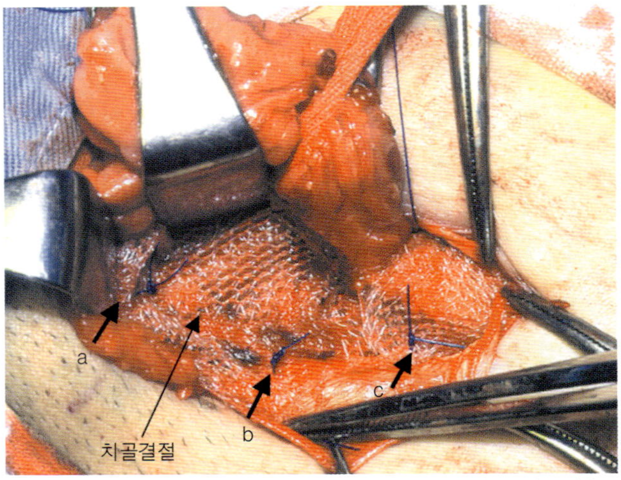

사진 35 Onlay patch로 치골결절 안쪽을 덮어 싸서 봉합·고정하고 (a), 서혜인대를 봉합·고정하며(b), slit를 봉합·폐쇄한다(c)

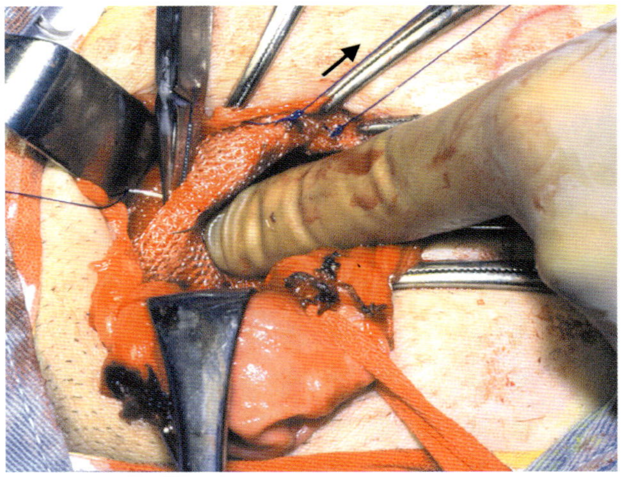

사진 36 Onlay patch를 복횡근건막궁 중앙부로 봉합한다

34) Onlay patch를 복횡근건막궁으로 mattress 봉합·고정한다 (사진 31)

통상적으로는 한 바늘만 떠서 고정하지만, 이 증례에서는 내서혜륜이 커서 두 바늘을 떠서 고정했다. 결찰 후에 봉합사는 다음 단계에서 시행할 복횡근건막으로의 봉합 시에 이용하기 때문에 자르지 않고 남겨 둔다. 그리고 onlay patch의 아래 부분으로 정삭을 통과시킬 slit를 만든다(사진 32)

35) Onlay patch로 lateral triangle 부분을 덮는다 (사진 33)

정삭을 slit로 통과시키고 onlay patch로 내서혜륜의 가쪽에 있는 lateral triangle 부분을 덮는다. 봉합·고정할 필요가 없다.

36) Slit를 봉합·폐쇄함으로써 onlay patch의 아래쪽을 고정한다 (사진 34)

slit의 양쪽 끝인 mesh의 가장자리를 서혜인대에 봉합·고정함과 동시에 slit를 폐쇄한다. 이 때, slit에 의해 정삭이 심하게 조여지지 않도록 주의한다. 서혜인대를 바늘로 깊게 뜨는 경우에는 하복벽동정맥이나 대퇴동정맥 등의 혈관이나 음부대퇴신경의 대퇴가지를 손상시킬 위험이 있다. 서혜인대만을 얕고 넓게 살짝 떠야 한다.

37) Onlay patch로 치골결절 안쪽을 덮어 싸고 봉합·고정하며 다시 서혜인대에 봉합·고정한다.

onlay patch로 치골결절에서 안쪽으로 2cm 정도 덮고 복직근전초에 봉합·고정한다(사진 35a). 다시, 서혜인대의 중앙에 봉합·고정한다(사진 35b)(서혜관 뒤벽이 단단하면 생략). 사진 35c는 slit의 봉합 폐쇄 부분이다.

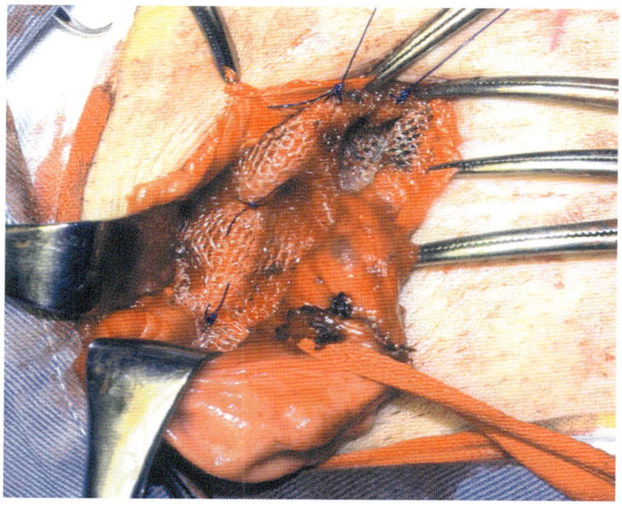

사진 37 Onlay patch의 봉합·고정이 종료된 모습

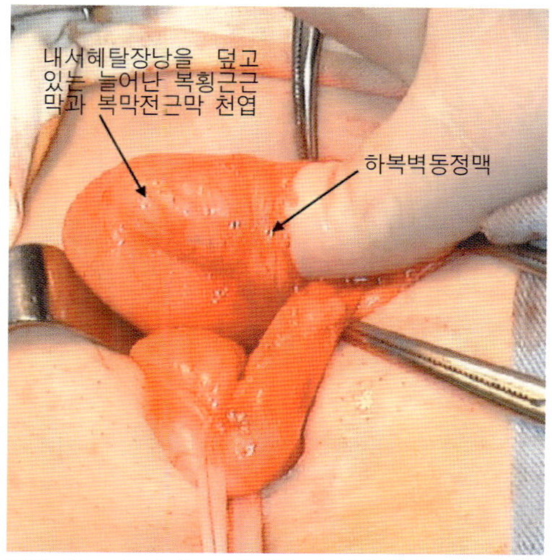

사진 39 내서혜륜으로부터 내서혜탈장을 덮고 있는 복횡근근막과 복막전근막 천엽의 박리

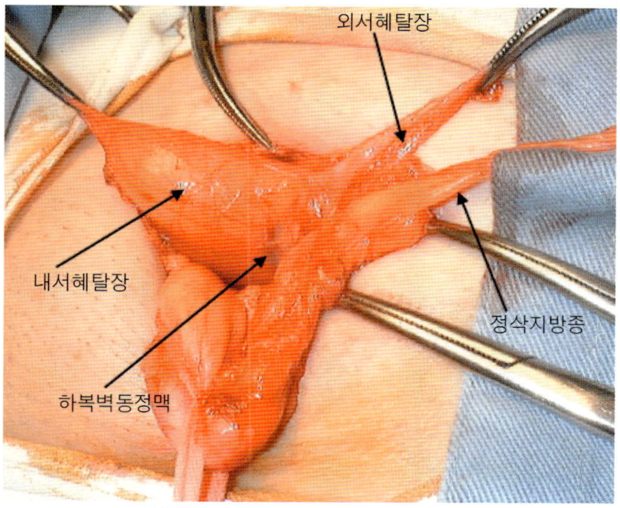

사진 38 좌측 pantaloon hernia

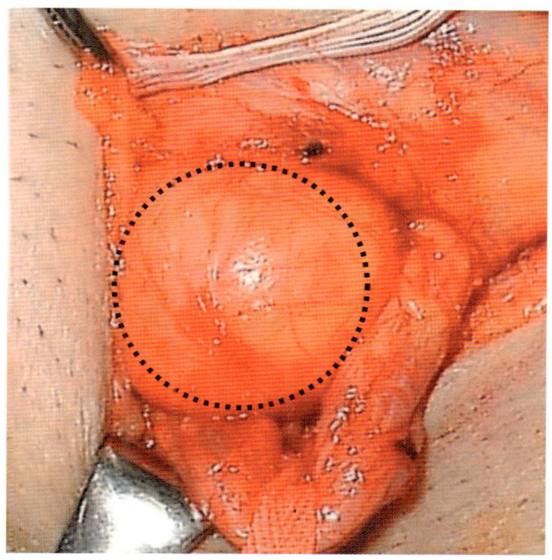

사진 40 내서혜탈장 기부를 절개함으로써 복막외극에 도달
통상적으로 내서혜탈장의 기부를 따라 복횡근근막과 복막전근막 천엽을 절개하여 복막외극에 도달하지만, 이 층의 확인이 곤란한 경우가 있다.

38) Onlay patch를 복횡근건막궁 중앙부에 봉합·고정한다 (사진 36).

먼저 내서혜륜 부위에서 onlay patch를 복횡근건막궁에 봉합·고정했던 봉합사를 견인하면서 서혜관 뒤벽을 손가락 끝으로 누르면 서혜관 뒤벽의 중앙부에서 복횡근건막궁이 봉우리 모양으로 볼록해지는데, 이것을 mattress봉합한다. 이렇게 하면 봉합이 용이해진다. 더욱이, 뒤벽을 덮은 onlay patch가 느슨해져, 수술후에 mesh가 수축되어도(20% 정도) tension-free의 상태가 유지된다.

39) Onlay patch의 봉합·고정 종료 (사진 37)

수술 창상 속을 생리적 식염수로 세정한 후에 외복사근건막을 3-0 vicryl로 연속봉합한다. Scarpa근막을 3-0 vicryl로 3바늘만 떠서 봉합하고 피부는 진피봉합(dermal suture)으로 폐쇄한다.

2. 좌측 Pantaloon 탈장(내외복합탈장)

1) 좌측 pantaloon 탈장 (사진 38)

하복벽동정맥의 안쪽에서 내서혜탈장이, 가쪽에서 외서혜탈장이, 그리고 그 가쪽에서는 정삭지방종(lipoma of the cord)이 관찰된다. 내서혜탈장만 관찰되는 경우에도 정삭의 내서혜륜 말초 부위에서 내정삭근막을 절개한다. 정삭을 견인하면 복막이 삼각형으로 끌려나오므로 복막초상돌기(processus vaginalis)가 열려 있지 않은 것을 확인한다. 계속해서 외서혜탈장의 경우와 마찬가지로 삼각형으로 끌려나온 복막을 고환동정맥과 정관을 덮고 있는 복막전근막에서부터 1~2cm 정도 박리한다(parietalization of the cord components). 이 박리는 underlay patch로

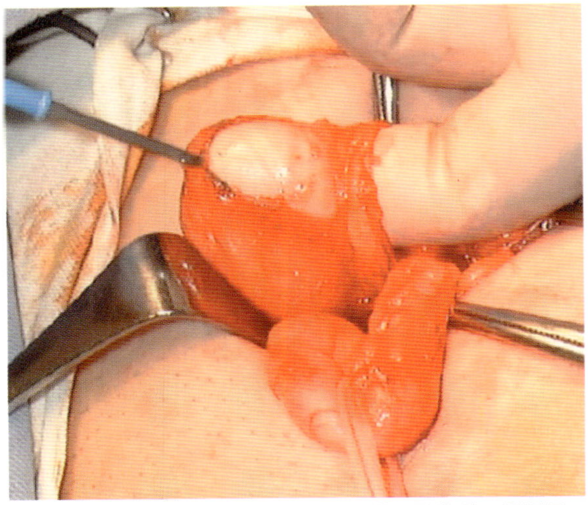

사진 41 내서혜탈장을 덮고 있는 복횡근근막 및 복막전근막 천엽의 절개①

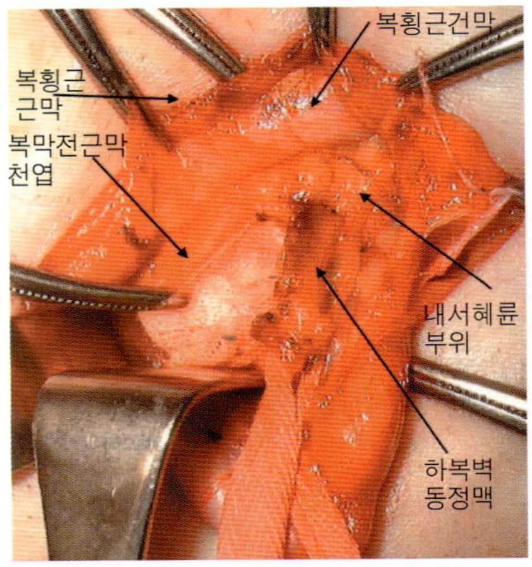

사진 43 서혜관 뒤벽의 복막전근막 천엽과 복막외극

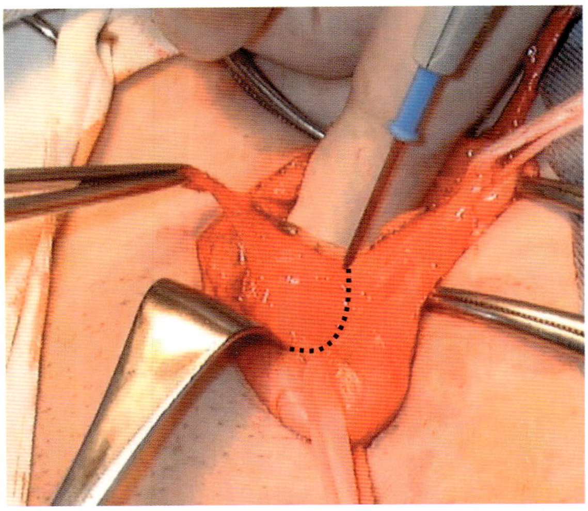

사진 42 내서혜탈장을 덮고 있는 복횡근근막 및 복막전근막 천엽의 절개②

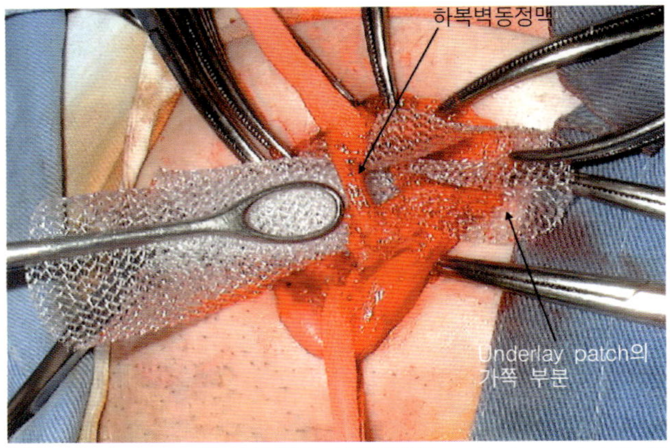

사진 44 PHS를 복막외극으로 삽입하기와 underlay patch의 가쪽 부분을 내서혜륜 부위로 끌어내기

내서혜륜을 덮기 위해서 반드시 필요한 단계인데, 서혜관 뒤벽의 절개부를 통해 손가락으로 실시하는 둔적 박리로는 확실하게 실시할 수가 없다. 외서혜탈장이 함께 있는지 검색하는 수기는 내서혜륜을 파괴하는 수기이므로, 뒤벽만 보강하고 내서혜륜을 보강하지 않으면 내서혜륜과 그 가쪽 부위(lateral triangle)에서의 재발 위험이 커진다.

2) 내서혜륜으로부터의 내서혜탈장을 덮는 복횡근근막과 복막전근막 천엽의 박리 (사진 39)

통상적으로 내서혜탈장의 기부를 따라 복횡근근막과 복막전근막 천엽을 절개하여 복막외극에 도달한다(사진 40). 그러나 이 증례처럼 외서혜탈장에 대해서 실시한 수기와 같은 방법으로 내서혜륜 부위에서 복막전근막 천엽을 절개한 후에 내서혜륜을 통해 하복벽동정맥의 심층에 손가락 끝을 삽입하여 둔적 박리를 하면 확실하게 복막외극에 도달할 수 있다.

3) 내서혜탈장을 덮고 있는 복횡근근막 및 복막전근막 천엽의 절개① (사진 41)

손가락 끝으로 복막외극을 둔적 박리한 후, 복횡근근막 및 복막전근막 천엽을 절개하면 확실하게 복막외극에 도달할 수 있다.

4) 내서혜탈장을 덮고 있는 복횡근근막 및 복막전근막 천엽의 절개② (사진 42)

손가락 끝으로 복막외극에서의 박리를 진행하면서 내서혜탈장낭의 기부 주위를 빙 둘러서 복횡근근막과 복막전근막 천엽을 절개한다.

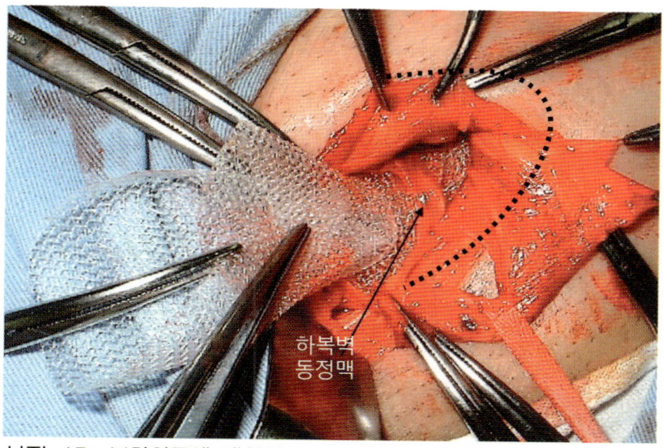

사진 45 복막외극에 배치한 underlay patch의 가쪽 부분에 의해 내서혜륜과 그 가쪽 부분(lateral triangle)이 덮어진다

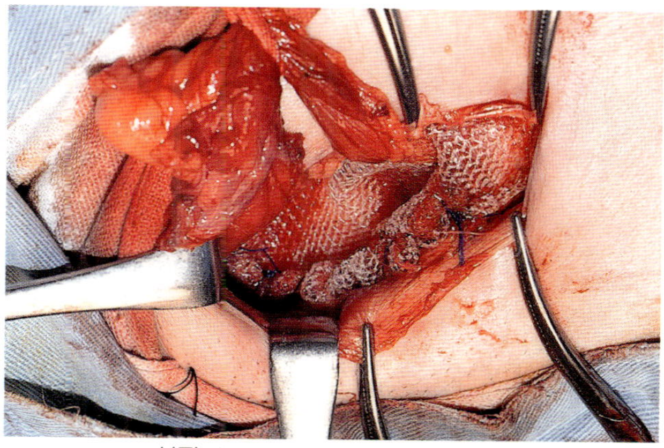

사진 46 Onlay patch의 봉합·고정

5) 서혜관 뒤벽의 복막전근막 천엽과 복막외극 (사진 43)

내서혜탈장낭을 덮고 있는 취약해진 복횡근근막과 복막전근막 천엽을 절제한 상태로, 복막외극에 거즈가 채워져 있다. 복횡근건막(복횡근근막과 동일한 층)과 복막외극(거즈로 채워진 부위) 사이에 복막전근막 천엽이 나타난다.

6) PHS를 복막외극으로 삽입하기와 underlay patch의 가쪽 부분을 내서혜륜 부위로 끌어내기 (사진 44)

PHS를 서혜관 뒤벽의 절개부를 통해 복막외극에 삽입한다. underlay patch의 가쪽 부분을 하복벽동정맥의 뒤쪽을 통해서 내서혜륜 부위로 끌어낸다. 다시, underlay patch의 가쪽 부분을 가쪽의 복막외극에 다시 삽입함으로써 내서혜륜과 그 가쪽 부분(lateral triangle)을 덮어준다(사진 45).

7) Onlay patch의 봉합·고정 (사진 46)

외서혜탈장의 경우와 같은 방법으로 onlay patch에 slit를 만들어 정삭을 통과시킨다. onlay patch의 봉합·고정은 2-0 prolene을 사용한 연속봉합으로, 아래쪽은 치골결절로부터 서혜인대에, 머리쪽은 복직근전초로부터 복횡근건막궁에 고정한다.

[柵瀨信太郎]

III 서혜부 탈장의 수술수기

4. Tension-free법

[3]
Prolene Hernia System법 (2)

시작에 앞서

Prolene Hernia System(이하 PHS)은 복강경적 수술에서의 inlay patch와 Lichtenstein법에서의 onlay patch를 connector 부분으로 접합한 일체성형형의 mesh 재료이다(사진 1). 이 수술방법은 서혜관을 앞쪽에서부터 개방하는 Bassini법과 Marcy법 등, 종래의 수술과 같은 방법으로 탈장낭을 처리한 후, 복막외극에 underlay patch를 전개하고 서혜관 뒤벽의 앞면에 onlay patch를 봉합 · 고정함으로써 복강경적 수술 시에 힘들었던 mesh의 고정을 쉽고 안전하게 개선하였다. 복막외극에 도달하는 수기를 이해하기 위해서는 TEPP법으로 복막외극을 박리하는 조작의 image가 필요하므로 이 수술방법을 시행하기 전에 반드시 TEPP법을 비디오로 학습할 것을 권한다.

아래에 필자가 시행하고 있는 외서혜탈장, 내서혜탈장 및 대퇴탈장 수복술의 요령과 몇 가지 주의해야 할 점에 대해서 자세히 기술하겠다.

A PHS법의 적응

- 성인(장래에 임신을 희망하는 여성은 제외)
- 감돈(incarceration)이 초래되었으나 장관 절제를 하지 않은 증례
- 혈액응고장애가 없어야 한다.

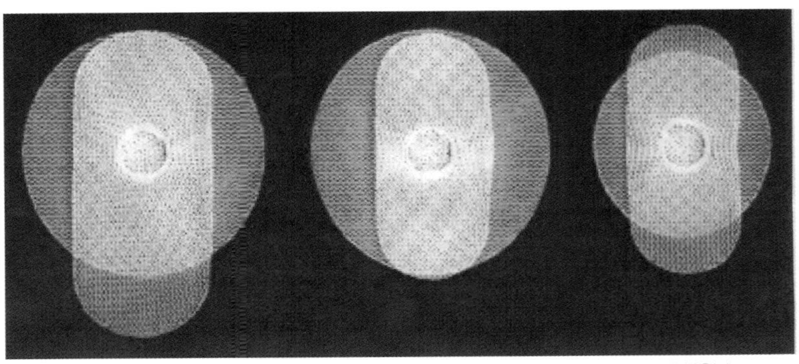

PHSE PHSL PHSM

사진 1 Prolene hernia system

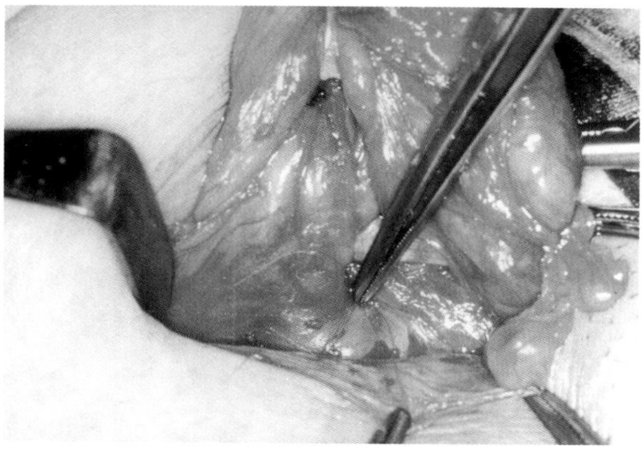

사진 2 하복벽동정맥의 확인

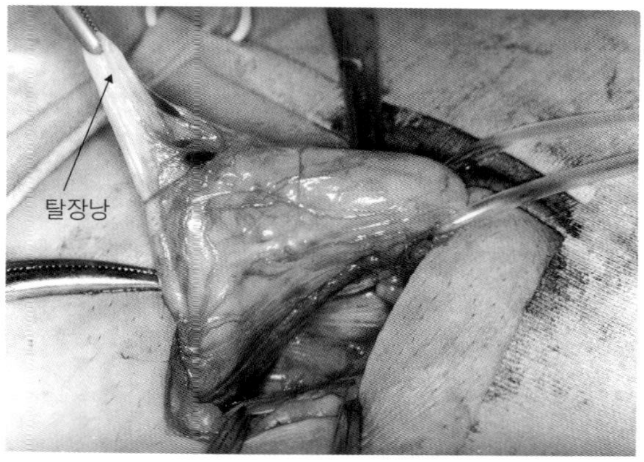

사진 3 탈장낭의 박리

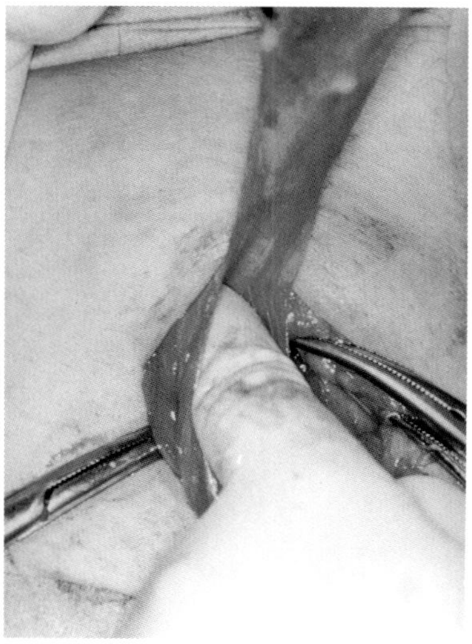

사진 4 정관의 parietalization 1

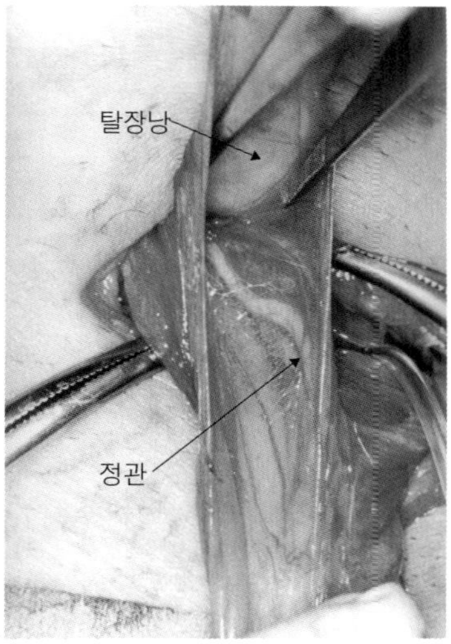

사진 5 정관의 parietalization 2

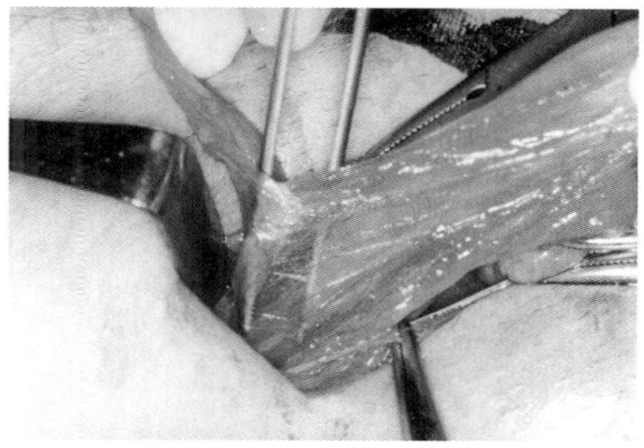

사진 6 정관의 parietalization 3

B 외서혜탈장에 대한 수술

1. 피부절개, 외복사근건막 아래 부위의 박리

수술 부위를 소독하기 전에 음낭과 탈장낭 사이의 관계를 촉진(觸診)에 의해 확인하고 외서혜륜 부위를 피부에 표시해 둔다. mesh를 이용한 수복술에서는 청결하게 조작하는 것이 절대적인 조건이므로, 이후에는 음낭을 절대로 만지지 말아야 한다. 피부절개는 외서혜륜에서 Langer선을 따라 6~8cm에 걸쳐서 실시한다. 외복사근건막을 외서혜륜에서 내서혜륜의 위쪽까지 절개하여 위, 아래 두 개의 변(辯)으로 서혜관을 개방한다. 이어서, 외복사근건막의 뒷면과 내복사근의 앞면 사이에 손가락 2개를 삽입하여 상전장골극(ASIS)을 향해 둔적 박리를 실시한다.

이 조작은 onlay patch를 삽입할 space를 박리해 두는 것과, 가쪽에 있는 서혜인대를 노출시킴으로써 서혜관의 구조를 확인하는 데 도움이 된다.

☞ 재발성 탈장의 수복술에서는 첫 번째 수술 시에 봉합했던 외복사근건막의 가쪽 윗부분을 절개하여, 그 space에서 서혜관 내로 들어가면 정삭의 박리가 용이해진다.

2. 정삭의 박리, 탈장낭의 확보, 정관의 parietalization

정삭을 뒤벽으로부터 박리해서 들어올리고 치골결절을 넘어서까지 충분하게 노출시킨다. 이때, 내서혜륜의 안쪽에서 정삭을 따라 하복벽동정맥을 확인해 두면 다음 조작을 할 때에 지표가 된다(사진 2).

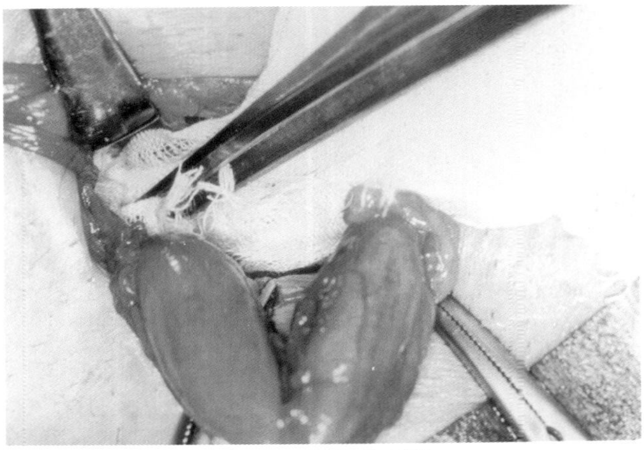

사진 7 복막외극의 박리 1

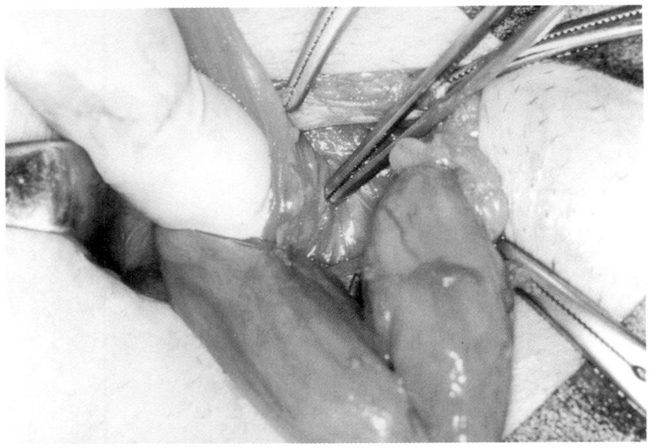

사진 9 하복벽동정맥의 확인(복막외극에서 들어올림)

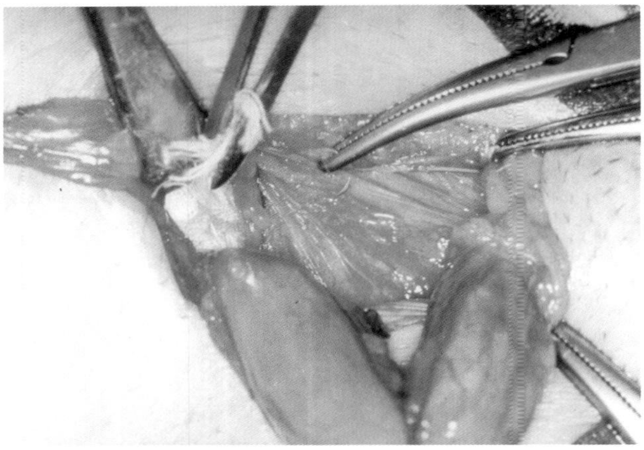

사진 8 복막외극의 박리 2

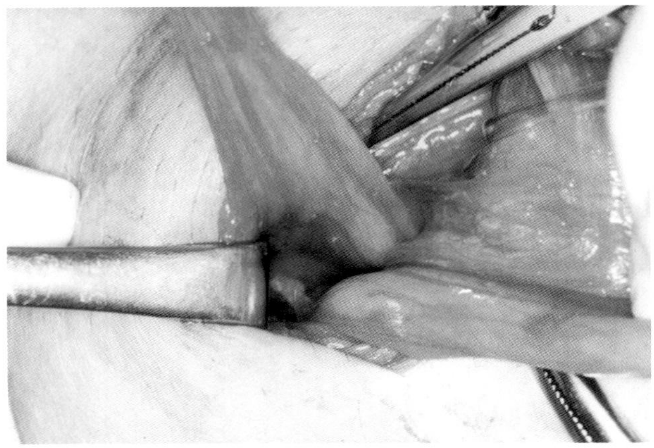

사진 10 복막외극의 골반쪽

정삭의 앞쪽에서 고환거근과 내정삭근막을 열어 탈장낭을 확보한다. 이때, 탈장낭이 맹단으로 노출된 경우에는 굳이 절개하지 말고 탈장낭만을 forceps로 잡고서 탈장낭의 표면에 분포되어 있는 혈관과 얇은 film 형태의 극(복막전근막 심엽)을 절개한다(사진 3)[1].

탈장낭을 들어올리면서 둘째손가락을 이용하여 이 박리 층을 정관 및 고환동정맥을 분리시키듯이 둔적으로 박리하여 내서혜륜에 도달하는데, 계속해서 들째손가락이 들어가는 4~5cm 정도까지 더 박리를 진행한다(정관의 parietalization)(사진 4~6)[2].

☞ 복막전근막 심엽은 정관 및 고환동정맥을 박리한 부위의 부근에서 파괴되어, 일부가 정관과 고환동정맥에 부착되어 있을 뿐이고 대부분은 탈장낭과 분리되지 않는 상태라고 생각된다. 따라서 복막외극은 복막전근막 천엽과 심엽 사이의 간격이라고 이해하기 바란다.

박리 조작 후, 둘째손가락을 안쪽의 아래방향으로 회전시키면 하복벽동정맥이 손가락 관절에 걸리게 되므로 이 혈관이 들어올려진다. 또한, 탈장낭이 큰 경우에는 탈장낭을 절개하여 같은 방법으로 박리한다. 무엇보다도 탈장낭의 표면을 충분히 노출시키는 것이 중요하다.

3. 복막외극의 박리(골반쪽과 복벽쪽), 박리층의 일치

탈장낭과 정관이 박리되어 '교두보'가 만들어지면 탈장낭의 뒤쪽에 거즈 한 장을 천천히 삽입하여 골반과의 사이를 박리한다(사진 7, 8). 이때 거즈는, 그대로 남겨두고 수술을 끝내는 일이 생기지 않도록 한 장만을 사용해야 한다. 삽입되어 덩어리 형태가 된 거즈를 집게(forceps)로 잡아서 복막을 안쪽 윗방향으로 밀어 올리듯이 박리하면 서혜관 뒤벽의 뒷면에 있는 복막도 박리되어, 둘째손가락을 삽입해서 아래쪽으로 회전시키면 하복벽동정맥이 심부에서 촉지되며, 이를 들어올려서 확인할 수 있다(사진 9). 내서혜륜을 통해서 Cooper 인대와 외장골동정맥이 관찰된다(사진 10).

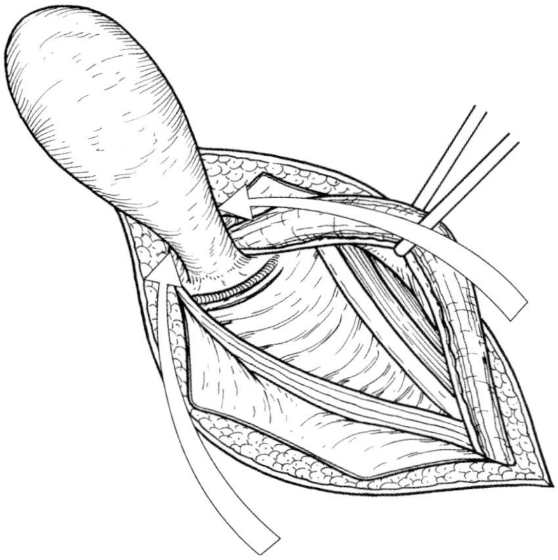

그림 1 복막외극·복벽쪽의 박리
탈장낭을 따라 둔적으로 조심스럽게 실시한다.

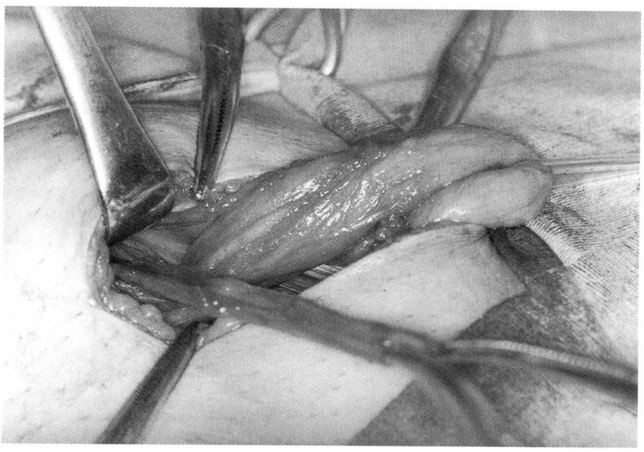

사진 11 복벽쪽의 박리(retractor로 복벽을 들어올린다)

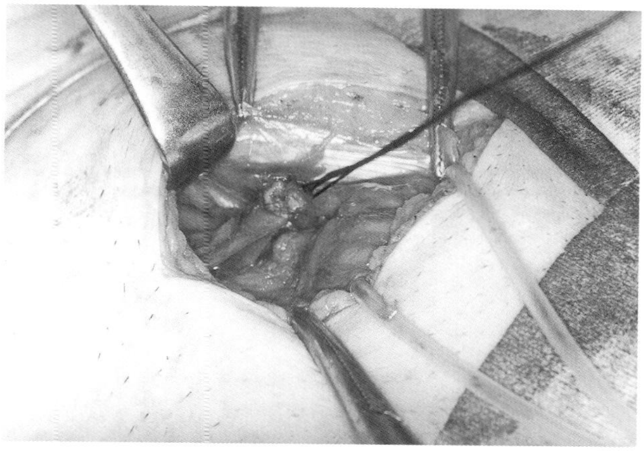

사진 12 탈장낭의 처리

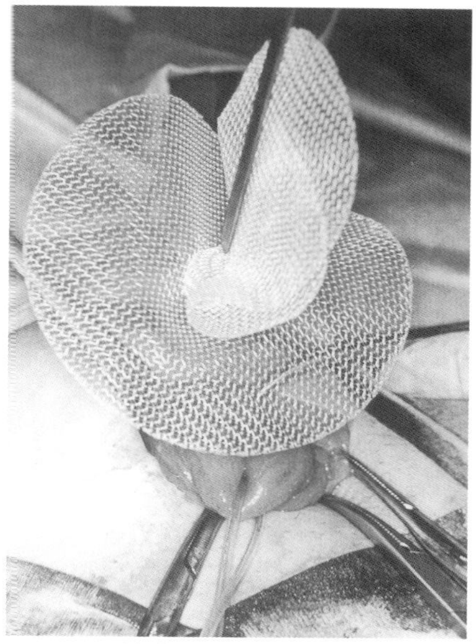

사진 13 PHS의 삽입

여기에서, 거즈 덩어리를 탈장낭의 안쪽과 가쪽에서 복벽쪽으로 돌려 넣듯이 조심스럽게 삽입하여 둔적으로 박리를 진행해 두면 다음 조작이 용이해진다(그림 1).

탈장낭의 복벽쪽 박리는 retractor로 내복사근을 들어 올려 내서혜륜을 전개시키고 정삭을 안쪽 아랫방향으로 탈장낭을 가쪽 아랫방향으로 견인하면서 실시한다(사진 11). 탈장낭의 골반쪽이 이미 박리되어 있기 때문에 쉽게 복막전지방조직이 확인된다. 복막전지방조직을 둘러싼 얇은 필름 형태의 막(복막전근막 천엽)을 핀셋을 사용하여 열개해서 retractor를 삽입하고, 거즈로 둔적 박리를 실시한다. 다음에는 골반쪽과 복벽쪽의 박리된 층을 일치시키는 조작을 실시한다. 이때, 박리된 부위가 굴곡되어 잘못하면 복막이 찢어지기 쉬운 부위가 있으므로 주의해야 한다. 박리의 범위는 통상적으로 underlay patch의 직경 10cm를 기준으로 하며, 내서혜륜으로 둘째손가락을 삽입하여 회전시켜 보는 것을 지표로 한다.

☞ 복막이 찢어진 경우, 흡수사를 이용하여 곧 바로 봉합 폐쇄한다. 나중에 폐쇄하려고 하면, 수술중에 탈장낭을 견인하기 때문에 찢어진 부위가 더욱 더 확대되어 곤란해진다.

4. 탈장낭의 처리, 박리층의 확인, PHS의 삽입 (underlay patch의 전개)

탈장낭은 보통 이중봉합결찰(double suture ligation)로 처리한다. 탈장낭이 맹단으로 크기가 작고 복막을 통해서 보았을 때, 탈장내용물에 이상이 없으면 반드시 처리해 줄 필요는 없다(사진 12).

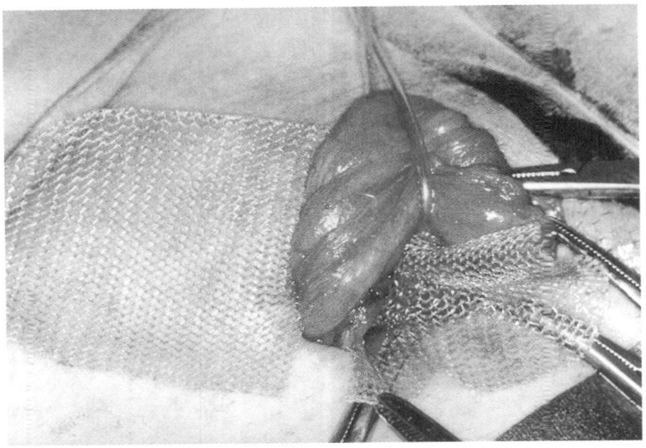

사진 14 정삭의 통과

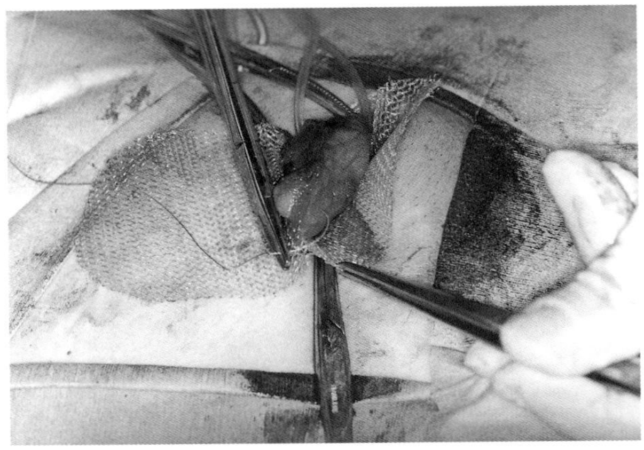

사진 15 Onlay patch slit의 봉합

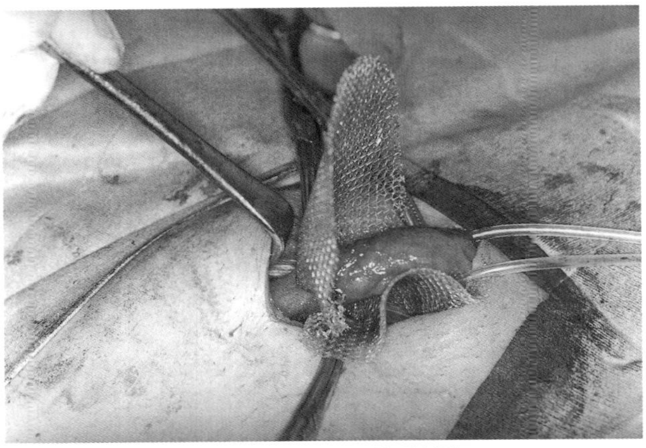

사진 16 Onlay patch의 외상방 flap

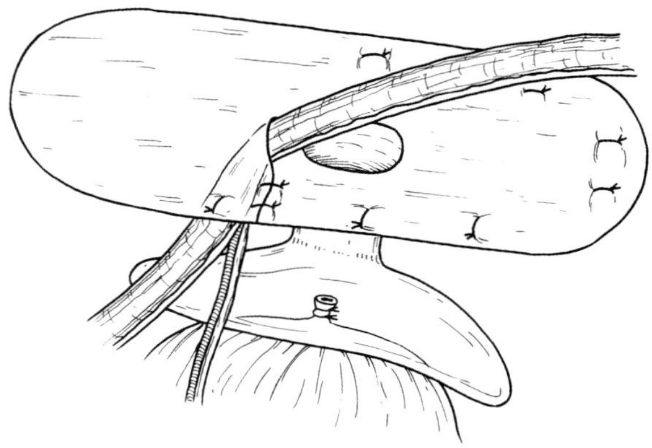

그림 2 PHS와 정삭의 투시상

PHS를 삽입하기 전에 복막외극과 박리 부위의 지혈을 철저하게 확인한다.

☞ PHS의 size는 통상적으로 E-size를 선택하지만 체격이 작고 서혜 부위도 작은 증례에서는 L-size를 선택한다. M-size는 underlay patch가 작아서 덮는 범위가 충분하지 않다고 생각된다.

내서혜륜의 위쪽에 retractor를 삽입하여 복벽을 위로 올리고 정삭을 가쪽으로 견인한다. PHS는 onlay patch를 connector 부위에서 flap 형태로 만들어 집게(forceps)로 잡고 onlay patch를 전개시킬 방향에 주의하면서 underlay patch가 우산 모양으로 뒤집히는 채로 내서혜륜의 안쪽에서 삽입한다(사진 13). 둘째손가락 등으로 underlay patch를 누르면서 천천히 onlay patch를 끌어내면 복막외극에 underlay patch가 펼쳐지게 된다. 안쪽은 치골결절의 뒷면, 위쪽은 복횡근건막궁, 가쪽은 정관과 고환동정맥을 박리한 부위, 아래쪽은 Cooper 인대의 안쪽까지 underlay patch가 덮여 있는지 확인한다. 서혜부 주변에서 탈장이 발생할 수 있는 부위(myopectineal orifice)는 underlay patch에 의해 전체가 덮이게 된다[3,4].

5. PHS의 봉합·고정(onlay patch의 봉합·고정)

onlay patch의 connector 부분 위쪽에 가쪽으로부터 약 3cm 길이로 절개하여 정삭을 통과시키고 가쪽을 2바늘로 봉합한다(이하 mesh의 봉합은 모두 흡수사를 사용한다)(사진 14, 15). onlay patch의 가쪽 윗방향의 flap을 먼저 박리해 두었던 외복사근건막의 후면과 내복사근의 앞면 사이에 있는 space에 펼친다(사진 16). 이 조작에 의해 PHS 전체의 고정성이 좋아지고 봉합 부위를 결정하기가 쉬워진다. onlay patch 안쪽의 flap을 뒤벽에 펼쳐주고, 가장 아래쪽 끝이 여유있게 치골결절 너머까지 덮여 있는지 확인한다. 봉합은 정삭을 통과시키기 위해 절개한 후 봉합했던 부위의 위·아래 방향과 서혜인대 사이에 각각 1바늘씩, 치골결절에 2바늘, 복횡근건막궁에 2바늘을 마치 뒤벽에 onlay patch를 깔아주는 것처럼 봉합·고정한다(그림 2). 또한 복횡근건막궁에서는 장골하복신경이 말려들어가 함께 봉합되지 않도록 주의한다.

6. 외복사근건막의 봉합, 외서혜륜의 형성

외복사근건막을 봉합하여 외서혜륜을 만들어 주는데 정관과 고환동정맥의 박리 조작으로 정삭의 순환장애가 초래될 수 있다는 점을 고려하여 외서혜륜을 비교적 크게 만들어 준다.

7. 복벽의 봉합

Camper 근막을 흡수사로 봉합하고 5-0 PDS사로 진피(dermis)를 결절봉합(interrupted suture)한다. Dermabond로 덮어 싸고 수술을 끝낸다.

C 내서혜탈장에 대한 수술

1. 정삭의 박리, 뒤벽의 절개, 복막외극의 박리

정삭을 뒤벽으로부터 박리하여 들어올려서 치골결절을 넘은 부위까지 충분히 노출시킨다. 내서혜탈장으로 진단되었다고 해도 외서혜탈장이 함께 있는지의 여부를 확인한다.

☞ 외서혜탈장이 함께 있으면 내서혜륜을 향해 탈장낭의 박리를 진행하여 앞에서 기술한 수복술을 실시한다.

서혜관 뒤벽의 복횡근근막을 절개하고, 이어서 탈장낭을 덮고 있는 복막전근막 천엽을 절개한다. 복막외극의 박리는 외서혜탈장의 경우와 같은 방법으로 거즈를 이용하여 실시한다. 복막외극에 바르게 들어가면 하복벽동정맥을 깊은 곳에서 들어올려 확인할 수 있다. 이 때, 탈장낭의 앞쪽에서 내서혜륜을 넘은 부위까지 충분히 박리하여 외서혜탈장이 함께 있는지 반드시 확인해야 한다. 이러한 조작에서는 정관의 parietalization이 충분히 이루어지지 않는 경우가 있다.

2. PHS의 삽입과 봉합·고정

서혜관 뒤벽의 절개부를 통해 PHS를 삽입하고 underlay patch를 펼쳐준다. 정삭을 통과시키기 위해 patch에 실시하는 절개는 connector 부분이 안쪽의 아래방향에 있기 때문에 외서혜탈장 때의 절개부보다 약간 위쪽에서 실시한다. 또한 뒤벽의 절개에 의해 PHS의 고정성이 저하될 수 있다는 점이 예상되므로 onlay patch를 고정할 때에는 connector 부분의 위쪽까지 봉합해 준다.

D 대퇴탈장에 대한 수술

내서혜탈장의 수술과 같은 방법으로 서혜관 뒤벽을 절개하고 대퇴륜을 통해 탈출된 탈장낭을 환납하거나 혹은 잘라낸다.

E 수술 성적

성인의 서혜탈장에 대한 수술성적은 표 1과 같다.

표 1. 성인의 서혜부 탈장

수술	183례 211병변	(재발 18례)
합병증	13례	
장액종(seroma)		10례
피하혈종		2례
복막외극 혈종		1례

(駿河台 일본대학병원 외과, 1998년 11월 ~ 2002년 4월)

F 수술후의 Follow up

마취방법은 척추마취를 원칙으로 한다. 퇴원 시기는 환자가 고통 없이 계단을 오르내릴 수 있게 되는 시점을 기준으로 하였는데, 수술후 평균 입원 기간은 3일이다. 수술후 2~3주일째에 외래 진찰을 하고, 그 뒤에는 1개월 후와 3개월 후에 진찰하는 것으로 끝낸다. 새로운 수술 방법이므로 원격성적이 모아지는 것이 중요하다는 점을 환자에게 충분히 설명하고 재발이나 이상 소견이 나타났을 때에는 곧바로 진찰을 받도록 지도한다.

문헌

1) 柵瀨信泰郎: 복벽근막의 층구조. 臨床外科. 55: 867-878, 2000.

2) Stoppa R, Diarra B, Mertl P: The retroparietal spermatic sheath: An anatomical structure of surgical interest. Hernia, 1:55-59, 1997.

3) Madden JL: Atlas of Hernia Surgery, Raven Press, New York, 1991, p.4.

4) Gilbert AI: Lateral triangle of the groin. Hernia, 4:234 -237, 2000.

[宋 圭男]

III 서혜부 탈장의 수술수기

Comment : Prolene Hernia System(PHS)법

성인의 외서혜탈장에 대한 수술 방법으로 국소마취하에서 mesh를 이용한 open tension-free 탈장 수복술의 실제를 기술하겠다. mesh는 몇 가지 형태의 것들이 이용되고 있지만, 현 시점에서는 Prolene Hernia System(Johnson and Johnson 주식회사, 토쿄)을 이용하고 있다.

큰 외서혜탈장의 증례를 제외하고는 내서혜륜에서부터 치골결절의 뒷면까지 복막외극을 박리하는 과정이 어려울 때가 많다. 복막외극을 반드시 넓게 박리할 필요는 없으며 복막외극의 박리된 범위에 맞게 Hernia System의 underlay patch의 크기를 trimming하여 실시하고 있다. underlay patch는 connector와 함께 마치 욕조의 마개처럼 내서혜륜을 복강쪽에서 완전히 폐쇄하는 역할을 한다.

A 면도(shaving)

전동 clipper로 수술 예정 부위의 털을 제거한다.

B 국소마취

마취제는 10만 배로 희석된 epinephrine 첨가 0.5% lidocaine(Xylocaine®:Astra-Zeneca 주식회사, 오사카)(이하 epinephrine 첨가 국소마취제) 10mℓ와 0.5% lidocaine과 0.5% bupivacaine(Marcain®:Astra-Zeneca 주식회사, 오사카)을 각각 같은 양으로 혼합한 것(이하, 혼합 국소마취제)을 준비한다.

안쪽은 치골결절에서 약 2cm 머리쪽으로부터, 가쪽은 내서혜륜의 바로 위에 해당되는 부위까지 약 6cm 길이의 피부절개 예정선을, 검은 색 marking pencil로 표시한다(그림 1). 피부절개 예정선 주위를 소독하고 marking을 따라 피하에 epinephrine 첨가 국소마취제를 5mℓ 주입한다(subdermal infiltration). 진피 내에 epinephrine 첨가 국소마취제를 3mℓ 주입해서 피부가 선 모양으로 부풀어 오르게 한다(intradermal injection)(그림 1).

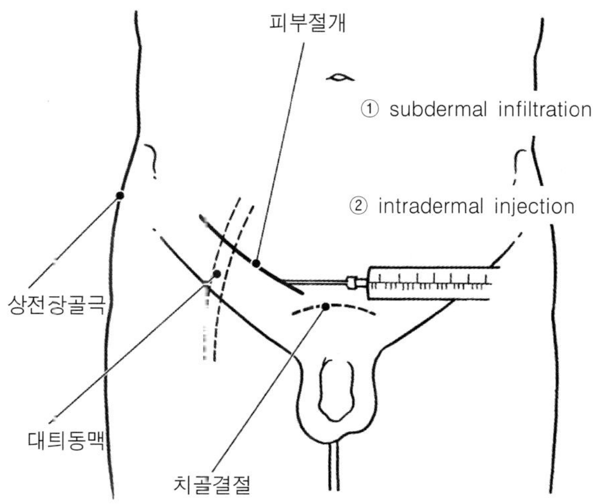

그림 1 피부절개 예정선의 마취

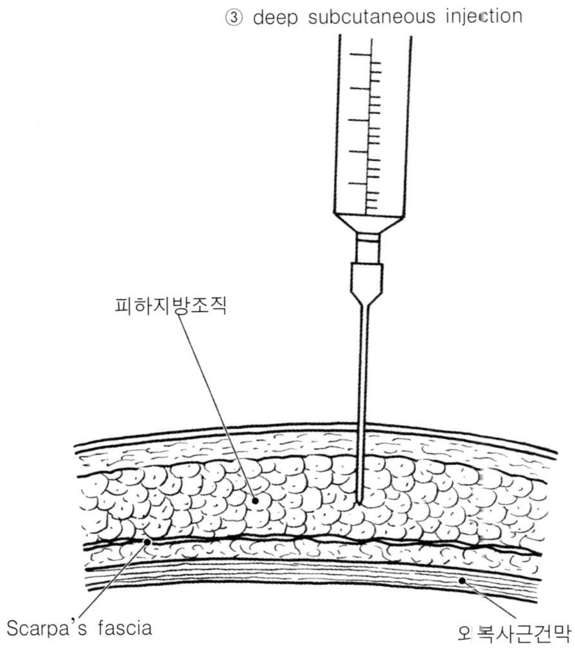

그림 2 피하지방조직의 마취

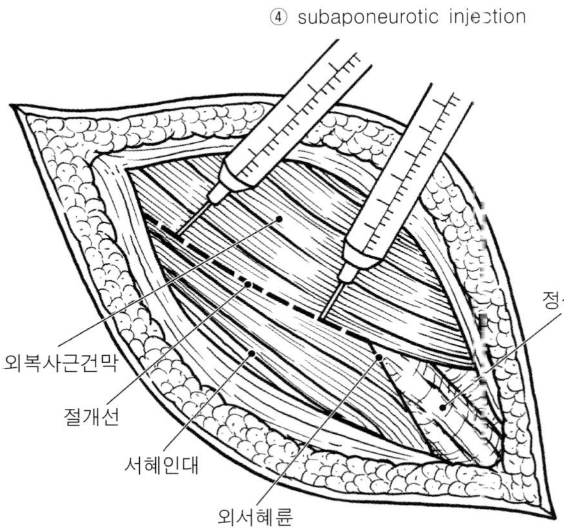

그림 3 서혜관 내의 마취

Retractor에 의한 견인통(traction pain)을 예방하기 위해서 마름모꼴로 혼합 국소마취제를 주입한다. 치골의 앞면에도 주입한다. 피하지방조직의 심부에 혼합 국소마취제 10mℓ를 몇 군데로 나누어서 주입한다(deep subcutaneous injection)(그림 2).

마취가 효과를 나타낼 때까지 기다리는 동안 손을 씻고(scrub), 다시 하복부, 음낭 및 위쪽 대퇴 브위를 소독한다.

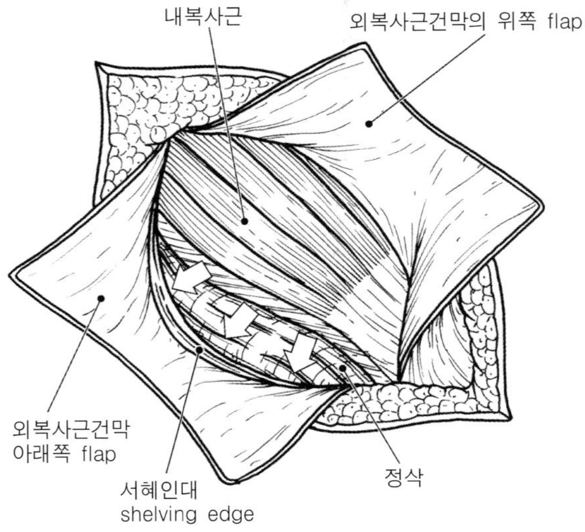

그림 4 외복사근건막의 아래쪽 flap과 정삭 사이의 박리

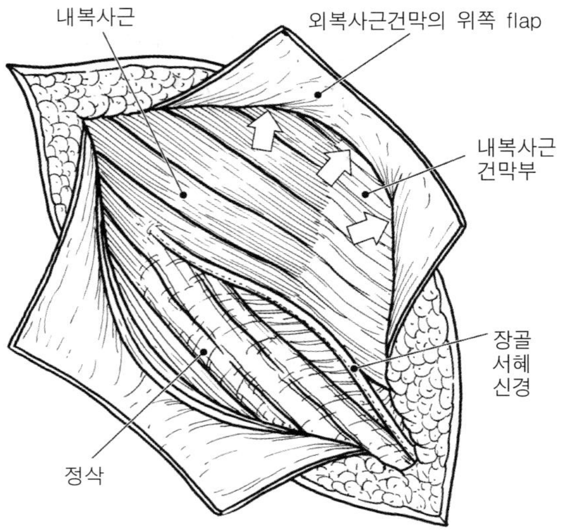

그림 5 외복사근건막의 위쪽 flap과 내복사근 사이의 박리

C 피부절개

Scalpel로 피부를 절개하고 피하지방조직을 electrocautery로 절단한다. 천복벽동정맥은 필요에 따라 결찰, 절단한다. 피하지방조직이 두꺼운 증례에서는 혼합 국소마취제를 상황에 따라 증량하여 투여한다.

Retractor를 이용하여 수술시야를 넓게 벌리고 Scarpa 근막 아래에 혼합 국소마취제를 주입한 후에 이 근막을 절개한다. 다음으로, 외복사근건막을 노출시켜 서혜인대와 외서혜륜에서 나온 정삭을 확인한다(그림 3).

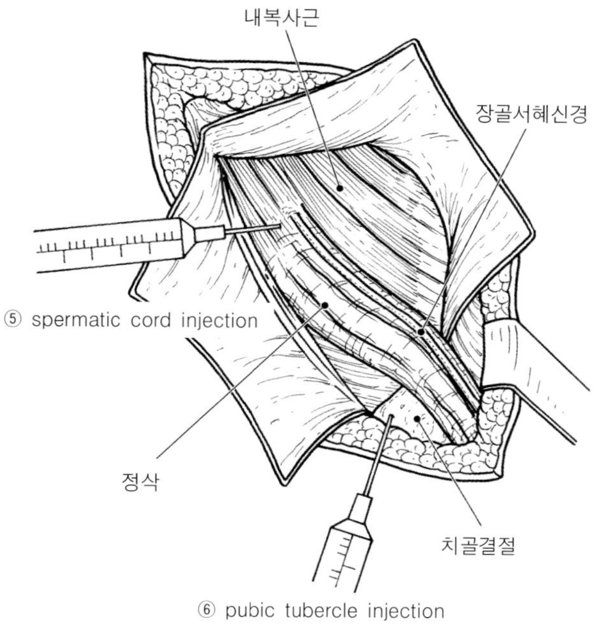

그림 6 정삭 근부 및 치골결절골막의 마취

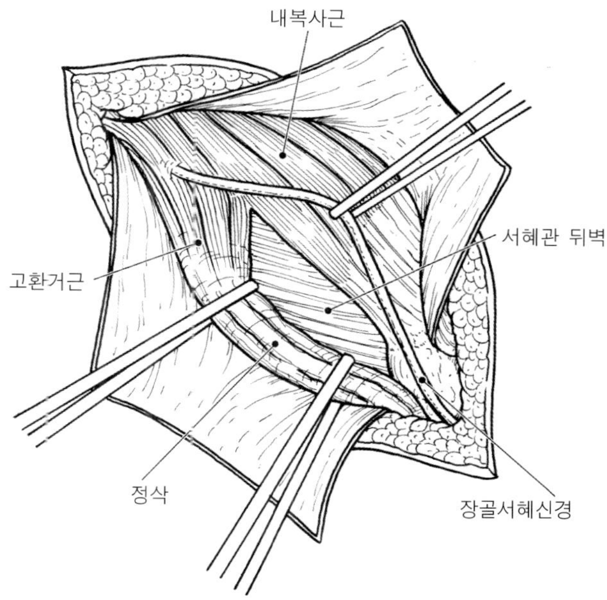

그림 7 정삭의 박리

D 서혜관의 개방

외복사근건막 아래(서혜관 내)에 혼합 국소마취제 10mℓ를 두 곳에 나누어 주입한다(subaponeurotic injection)(그림 3). 장골하복신경 및 장골서혜신경이 nerve block된다. 마취의 효과가 나타날 때까지 5분간 기다린다.

외복사근건막을 그 건막섬유의 방향으로 절개한다(그림3). 외복사근건막의 아래쪽 flap(서혜인대의 뒷면)과 정삭 사이를 둔적으로 박리한다. 서혜인대의 shelving edge가 노출될 때까지 박리를 계속한다(그림 4). 가쪽은 고환거근의 근부에서부터, 안쪽은 치골결절까지 박리한다. 이어서, 외복사근건막의 위쪽 flap과 내복사근 사이를 둔적으로 박리한다(그림 5). 장골하복신경을 손상시키지 않도록 주의한다. 내복사근의 건막 부분이 노출될 때까지 박리를 계속한다. 바깥쪽에서는 내서혜륜의 가쪽인 내복사근 앞면을 노출시킨다. Hernia System의 onlay patch를 펼쳐줄 space를 만드는 것이다.

내서혜륜에 인접한 정삭 근부 둘레에 전체적으로 혼합 국소마취제를 3mℓ 주입한다(spermatic cord injection). 음부대퇴신경의 음부가지와 교감신경이 차단된다. 치골결절의 골막에 혼합 국소마취제를 3mℓ 주입한다(pubic tubercle injection)(그림 6).

외서혜륜을 절개하여 서혜관을 완전히 개방한다. 정삭의 앞면으로 주행하는 장골서혜신경을 테이핑하여 전체를 박리해서 보호한다(그림 7).

E 정삭의 박리

치골결절의 바로 윗부분에서 정삭(서혜관 내용물)을 유리하여 Nelaton catheter를 걸어 견인한다. 고환거근 내어 있는 작은 혈관을 손상시키지 않도록 주의한다. 우선, 정삭의 머리쪽 면과 내복사근 사이를 박리하고, 이어서 정삭의 뒷면을 서혜관 뒤벽으로부터 내서혜륜까지 박리한다(그림 7). 서혜관 뒤벽에 내서혜탈장이 있는지 확인한다.

내복사근이 고환거근이 되어 정삭을 향해 뻗어나가는 이형부에서 고환거근의 위쪽 절반 부분을 electrocautery로 절단한다. 고환거근의 아래쪽 절반 부분(정삭의 6시 방향 부위)에는 외정삭동정맥과 음부대퇴신경의 음부가지가 들어 있기 때문에 보호한다.

정삭 근부 아래쪽의 안쪽모서리에서 복횡근근막의 연속인 내정삭근막을 절개하고 내서혜륜을 확인한다. 내서

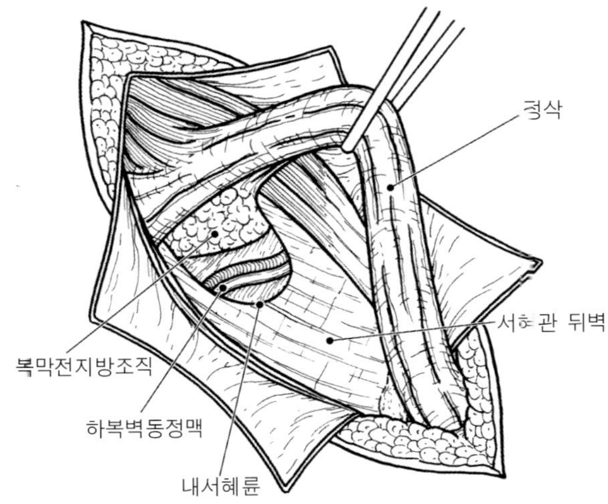

그림 8 하복벽동정맥의 박리

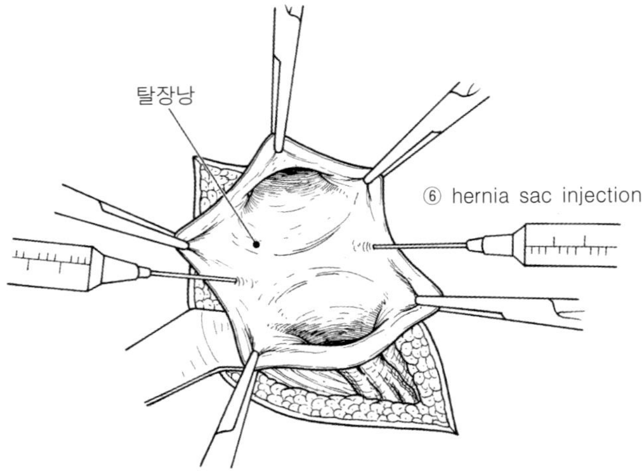

그림 10 탈장낭의 마취

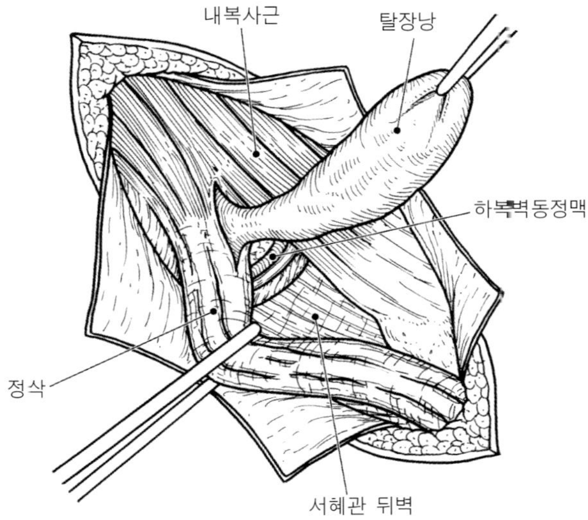

그림 9 탈장낭의 확인

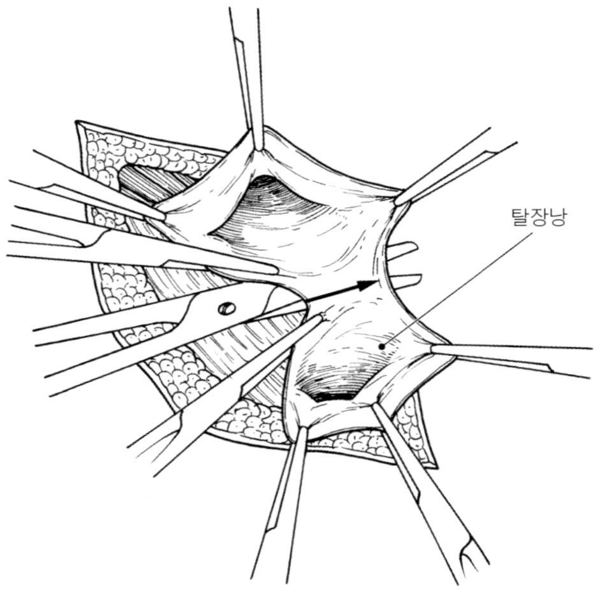

그림 11 탈장낭 뒤벽의 절단

혜륜 안쪽모서리의 뒤쪽에서 정삭과의 사이에 있는 하복벽동정맥을 확인하고 테이핑한다. 하복벽동정맥을 박리함으로써 올바르게 복막외극 안으로 들어간 것을 확인할 수 있다(그림 8).

F 탈장낭의 확인

정삭의 중앙부 앞면에서 고환거근과 내정삭근막을 장축 방향으로 벌려 가면 은백색의 탈장낭(복막)을 확인할 수 있다(그림 9). 탈장낭의 앞벽을 절개하고, 절개연을 Pean forceps로 잡는다. 탈장낭에 내용물이 있으면 교액(strangulation)이 없다는 것을 확인한 후에 복강 내로 환납한다. 탈장낭(복막)의 내면에 혼합 국소마취제를 3 mℓ 주입한다(hernia sac injection)(그림 10). 탈장낭의 뒤벽에 부착되어 있는 정관과 고환동정맥을 박리한 후에 탈장낭의 뒤벽을 가로로 절단한다(그림 11).

띠 모양으로 만져지는 정관과 이 정관과 함께 주행하는 고환동정맥을 함께 테이핑한다. 정관과 고환동정맥이 손상되지 않도록 조심스럽게 중추쪽 탈장낭으로부터 박리한다.

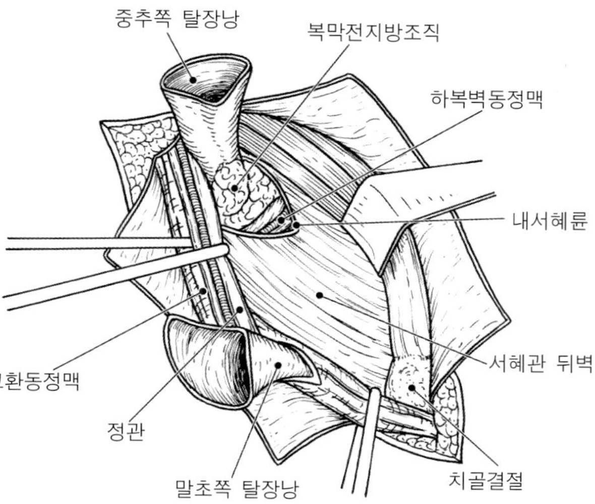

그림 12 중추쪽 탈장낭의 고위 박리

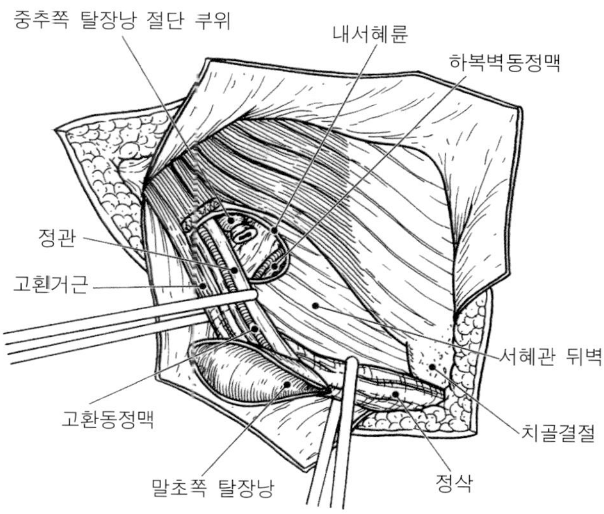

그림 13 중추쪽 탈장낭의 결찰·절단

작은 혈관들은 bipolar electrocautery로 꼼꼼하게 소작(cautery)한다. 탈장낭의 박리는 내서혜륜을 넘어서 복막전지방조직이 확인될 때까지 실시한다(고위 박리)(그림 12). 탈장낭과 함께 후복막지방조직이 탈출되어 형성된 정삭지방종(lipoma of the cord)이 있는 경우에는 이 지방종을 절제한다. 병력기간이 긴 증례에서는 탈장낭과 내서혜륜 사이의 유착이 심한 경우가 있는데, 하복벽동정맥을 박리한 층을 유지하면서 내서혜륜 가장자리를 빙 둘러서 확인한다. 정관과 고환동정맥도 고위(내서혜륜의 부위에서 깊은 곳)까지 박리하는데, 정관, 고환동정맥 및 고환거근의 아래 절반 부분은 남겨두도록 한다.

내서혜륜보다 더 깊은 곳에서, 중추쪽 탈장낭 근부의 복막에 혼합 국소마취제를 주입하고 3-0 흡수사로 탈장낭을 봉합결찰(suture ligation)해 준다(탈장낭의 고위 결찰). 중추쪽 탈장낭의 남은 부분은 절제한다(그림 13). 말초쪽 탈장낭은 크기가 작은 것은 적출하지만, 큰 것은 정관의 주행에 주의하고 지혈을 철저히 하면서 앞면만 개방해 준다.

G 복막외극의 박리

복막전지방조직 및 복막을 서혜관 뒤벽(복횡근근막)으로부터 둔적으로 박리하여 복막외극(보그로스 강)에 underlay patch를 펼쳐 줄 space를 만든다. 복막의 자극에 의한 미주신경반사(vagus reflex)를 방지하지 위해 혼합 국소마취제를 차례차례 복막에 주입해 둔다. 안쪽은 하복벽동정맥의 등쪽을 통해 치골결절쪽으로, 위쪽은 복횡근(내복사근)의 안쪽에서 머리쪽으로, 바깥쪽은 내서혜륜의 가쪽에 있는 복횡근(내복사근)의 뒤쪽을 박리한다. 아래쪽은 대퇴륜의 등쪽 방향으로 박리한다(그림 14). 박리된 복막외극에 거즈를 한 장 삽입한다.

H 지혈의 확인

서혜인대에서 shelving edge, 치골결절(pubic tubercle) 앞면, 서혜관 뒤벽(Hesselbach 삼각), 내복사근, 정삭 표면에 있는 출혈 부위들은 bipolar electrocautery로 지혈해 준다.

I Underlay patch의 삽입 및 전개

복막외극의 박리 범위의 크기에 맞춰서 Hernia System의 원형 underlay patch를 trimming한다. onlay patch를 접어서 작게 만들고 connector 부분과 함께 Pean forceps로 잡는다. underlay patch는 onlay patch를 둘러싸듯이 위쪽으로 접는다.

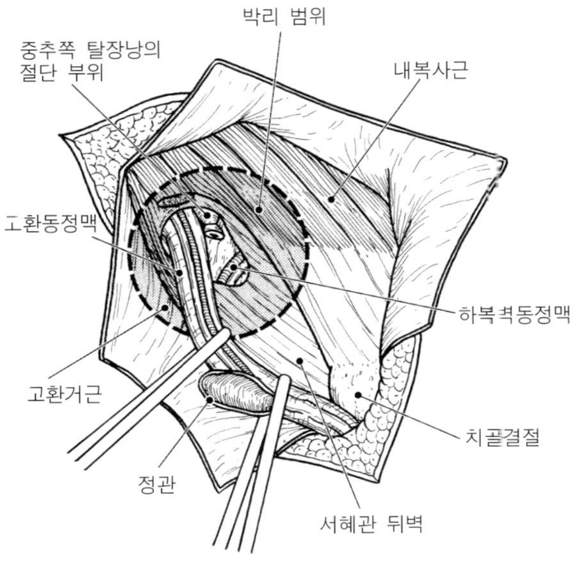

그림 14 복막외극의 박리

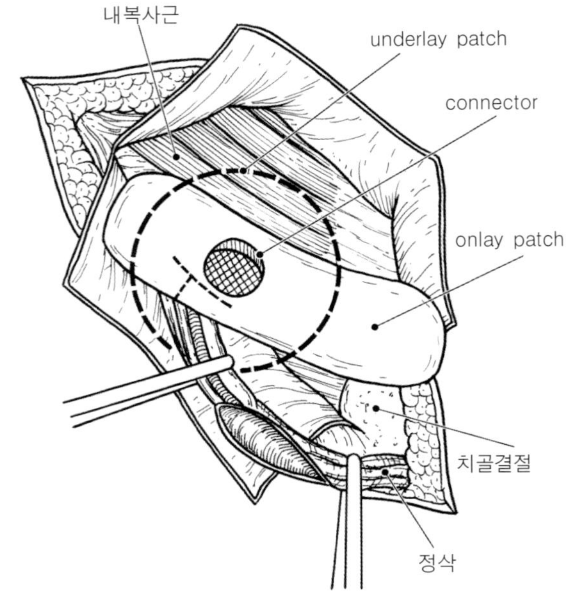

그림 15 underlay patch의 삽입

Hernia System의 patch 전체를 내서혜륜을 통해 복막외극 내에 삽입한 다음 onlay patch를 약간 되돌려 빼내는 동시에 말고삐처럼 사용하면서 집게(forceps)로 underlay patch를 복막외극에 넓게 펼친다. 안쪽은 하복벽동정맥의 등쪽을 통해서 치골결절쪽으로, 위쪽은 복횡근의 뒤쪽에서 머리쪽으로, 바깥쪽은 내서혜륜의 가쪽에 있는 복횡근의 뒤쪽으로 펼친다. 아래쪽은 반대로 접듯이 하여 대퇴륜의 등쪽으로 삽입한다. 정관, 고환동정맥 및 하복벽동정맥은 서혜관 뒤벽(복횡근근막) 쪽에 위치하게 한다(그림 15).

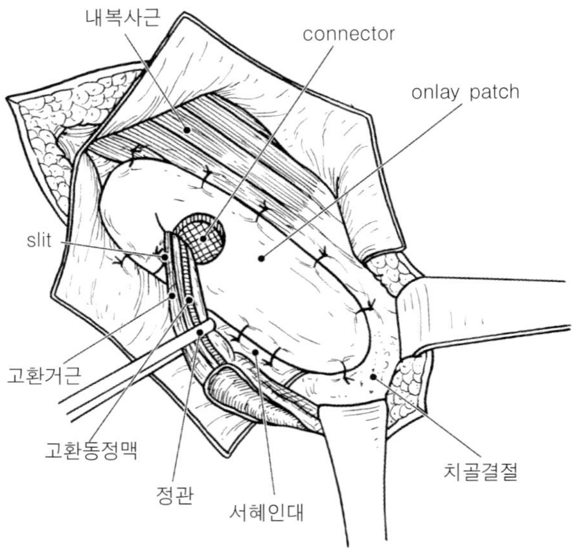

그림 16 onlay patch의 고정

J Onlay patch의 전개 및 고정

Onlay patch와 connector 부분을 잡은 Pean Forceps를 풀고 onlay patch를 펼친다. 원통형의 connector 부분이 탈장문인 서혜륜에 놓이도록 한다. underlay patch가 connector로부터 벌려져 복막외극에 확실하게 펼쳐져 있는가를 다시 한번 확인한다.

Connector의 약간 바깥쪽에서 onlay patch의 아래쪽에 T자를 거꾸로 놓은 모양의 slit를 만들어, 이곳으로 정관·고환동정맥·고환거근의 아래 절반 부분 및 장골서혜신경을 통과시킨다.

긴 타원형의 onlay patch를 서혜관 뒤벽(내복사근의 앞면)에 펼친다(그림 16). 끝 부분이 꺾이지 않도록 주의한다. onlay patch의 바깥쪽은 내서혜륜의 가쪽에 있는 내복사근의 앞면이 덮이도록 하고 아래쪽은 서혜인대의 아래 절반 부분으로부터 shelving edge가 덮이도록 한다. onlay patch의 안쪽 아래모서리(끝부분)는 치골결절의 앞면을 넘은 부위까지 넓게 덮이게 하고 위쪽은 내복사근의 앞면이 넓게 덮이게 한다. 외복사근건막의 위쪽 flap을 retractor로 걸어 당기면서(압배), onlay patch의 안쪽 위모서리가 내복사근의 건막 부분을 덮도록 해준다.

3-0 흡수사를 이용하여 onlay patch를 주위 조직에 봉합·고정한다(그림 16). patch의 안쪽 아래모서리를 치골결절의 앞면에 있는 결합조직에 한 바늘만 떠서 고정해 주고, 아래쪽은 서혜인대의 아래쪽 절반 부분에 두 바늘만 떠서 고정해 준다. 안쪽의 위모서리는 내복사근의 건막 부분에 한 바늘만 떠서 고정해 주고, 위쪽은 내복사근의 앞면에 한 바늘만 떠서 고정해 준다. slit 부분도 한 바늘만 떠서 폐쇄한다. 이렇게 onlay patch를 대충 고정한 다음, 치골결절에서부터 서혜인대에 걸쳐, onlay patch의 고정을 추가한다(그림 16). onlay patch는 앞쪽 끝 부분(치골결절쪽)에서 남는 부분을 절제한다.

K 창상봉합

창상의 지혈을 다시 한번 충분히 확인한다. 환자에게 기침을 하게 해서 복압을 상승시켜 수복 상태가 완전한지 확인한다. 보강·정형을 해서 형성된 층(onlay patch)의 앞면에 정삭을 배치한다.

3-0 흡수사의 단속봉합(interrupted suture)으로 외복사근건막을 봉합한다. 도중에 외복사근건막의 아래에 혼합 국소마취제 10mℓ를 살포한다. 필요에 따라서 Scarpa's fascia의 아래에 drain을 장치해 준다. 3-0 흡수사의 단속봉합으로 Scarpa's fascia를 봉합한다. 4-0 nylon 흰색 실로 매듭이 아래쪽으로 가도록 단속봉합으로 진피(dermis)를 봉합한다. 5-0 nylon 검은색 실로 표피를 봉합한다. 고환을 음낭의 바닥부분으로 끌어내린다.

제1세대 항생제를 수술 시작 전과 병실로 돌아갈 때에 투여한다. 병실에 돌아와서 30분이 지나면 보행(ambulation)과 경구섭취를 하도록 지시한다. drain을 삽입한 경우에는 수술후 2일 이내에 빼낸다. 실뽑기(stitch out)는 퇴원 후, 외래에서 실시한다.

[山本 俊二]

III 서혜부 탈장의 수술수기

5. 대퇴탈장의 수술

시작에 앞서

대퇴탈장의 특징은 ① 고령의 여성에게서 많이 볼 수 있다 ② 탈장내용물은 소장, 대망(omentum), 난소, 방광벽 등으로 어느 것이나 감돈(incarceration)을 초래하기 쉽다 ③ 탈장내용물이 장관일 경우에는 장관의 부분적인 감돈탈장(Richter hernia)이 되어 진단하기가 곤란해진다 ④ 환납(reduction)이 되어도 감돈이 발생하기 쉽기 때문에 심각한 위험이 없다면 모든 예가 수술의 적응 대상이 된다.

A 대퇴탈장의 감별진단

대퇴탈장은 전형적으로 서혜인대의 바로 아래에서 대퇴동맥의 박동 부위로부터 안쪽에 위치하는 혹(종류)으로 촉지된다. 그러나 대퇴 부위의 지방종, 림프절 종창 및 외상에 의한 혈종은 탈장낭의 주위에 있는 복막전지방조직이 가성 지방종의 형태로 돌출된 대퇴탈장이나 대망이 감돈되어 단단한 종류가 된 대퇴탈장과는 감별이 곤란하다.

또한, 내서혜탈장과 외서혜탈장이 함께 있는 경우나 대퇴탈장의 탈장낭이 커져서 서혜인대의 위쪽으로 뒤집혀 있는 경우에는 서혜탈장으로 알고 접근하였는데, 수술중에 대퇴탈장으로 진단되는 경우도 많다. 수술 시에 당황하지 않기 위해서는 서혜부의 촉진, 복부 CT, 초음파검사 등으로 서혜부의 팽륭(bulging)이 대퇴탈장에 의해 생긴 것임을 확진해 두는 것이 중요하다. 특히, 서혜탈장의 수술 시에는 대퇴탈장의 공존 유무를 확인하는 것이 중요하다.

B 대퇴탈장과 서혜·대퇴 부위의 해부학적 구조

어떤 수술에서도 해부학적 구조의 이해는 필수불가결한 것이지만 대퇴탈장에서는 특히 중요하다. 왜냐하면 대퇴탈장 환자에서는 탈장낭에 의해 정상적인 서혜 및 대퇴 부위의 해부학적 구조와는 다른 구조를 보인다는 점과 대퇴탈장의 탈출 부위에 따라 여러 가지 다른 형태(아형)가 존재하기 때문이다.

대퇴탈장은 그림 1a, b에서 보이는 것처럼 위모서리는 iliopubic tract, 아래모서리는 Cooper 인대, 가쪽은 iliopubic tract의 연장, 안쪽은 대퇴정맥으로 형성되는 대퇴륜을 탈장문으로 해서, 서혜인대의 아래쪽, 즉 대퇴쪽으로 나타난다. 서혜부의 해부학적 구조는 이 책의 다른 항목에 상세하게 기술되어 있으므로 생략하겠지만 대퇴탈장의 수술에 있어서 임상해부학적으로 중요한 것은 대퇴동정맥초(femoral sheath), iliopubic tract 및 열공인대(lacunar ligament)사이의 관계이다.

그림 2는 iliopubic tract의 우측 서혜부 단면을 복강의 안쪽에서 입체적으로 본 그림이다.

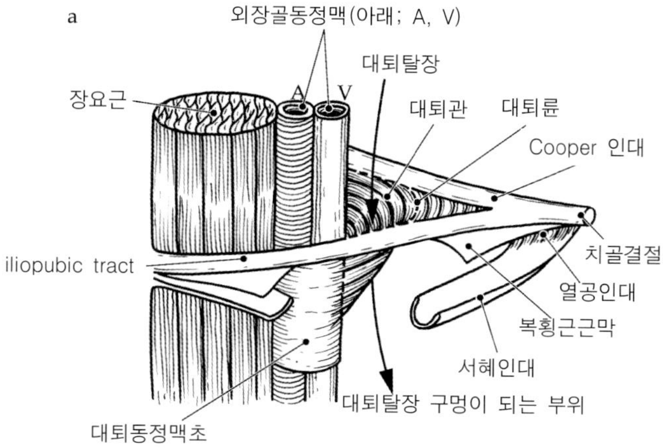

그림 1 서혜·대퇴부의 해부학적 구조
a : 서혜·대퇴부의 입체도, b : 서혜·대퇴부의 입체도(안쪽에서 본 구조)

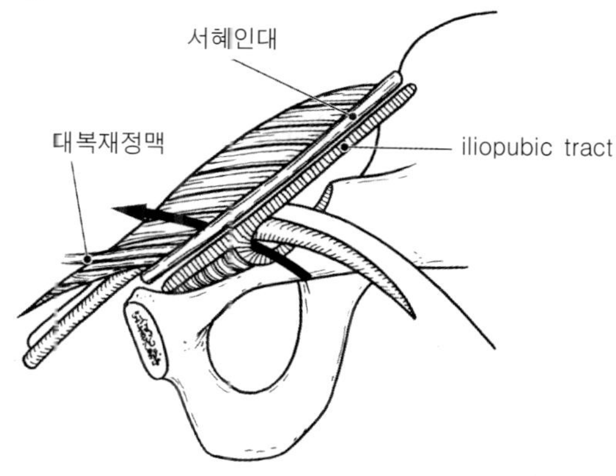

그림 2 Iliopubic tract와 대퇴동정맥초

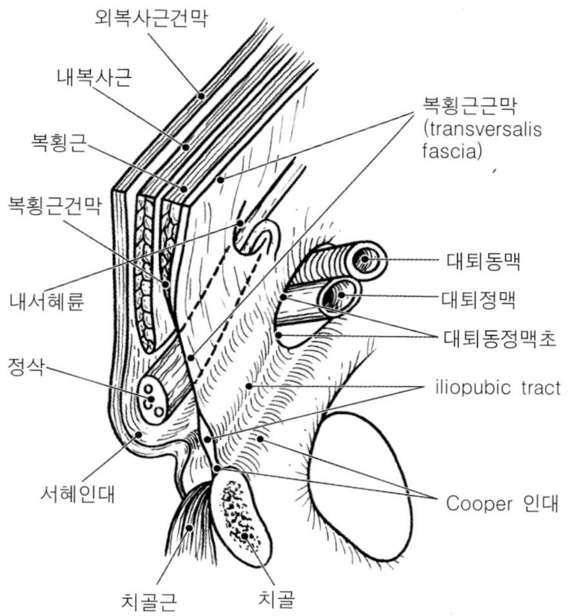

그림 3 Iliopubic tract와 대퇴동정맥초

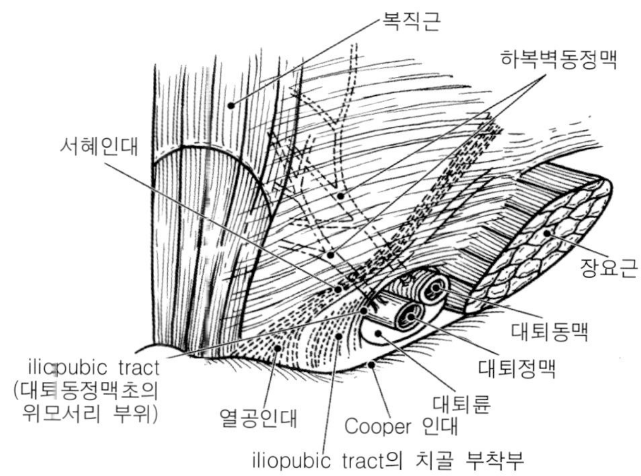

그림 4 Iliopubic tract와 열공인대

Iliopubic tract는 서혜관뒤벽을 이루는 복횡근근막이 서혜인대에 인접하는 부분으로서, 서혜인대와 평행으로 주행하는 띠 모양으로 두꺼워진 부분을 말한다. 이 조직은 내서혜륜의 아래모서리를 형성한 후에 그림 3에서 보는 것처럼 안쪽 아래방향에서는 대퇴동정맥의 앞면인 대퇴동정맥초(femoral sheath)를 형성하여 부채꼴로 펼쳐져 치골에 부착한다.

그림 4에서 보는 것처럼 iliopubic tract의 치골 부착 부위는 매우 견고한 조직인 열공인대(lacunar ligament)의 가쪽에 존재한다. 대퇴탈장의 전형적인 예에서 탈장낭은 열공인대의 가쪽과 대퇴정맥의 안쪽에서 대퇴관을 통과하여 탈출한다. 이 경우, 앞쪽은 iliopubic tract, 뒤쪽은 Cooper 인대, 가쪽은 대퇴동정맥, 안쪽은 열공인대에 끼이게 된다.

특히 주의해야 할 것은 안쪽에 있는 열공인대와 대퇴정맥 사이에 있는 iliopubic tract의 연장 부분이 탈장낭에 눌려서 없어져 버린 것처럼 보인다는 점이다.

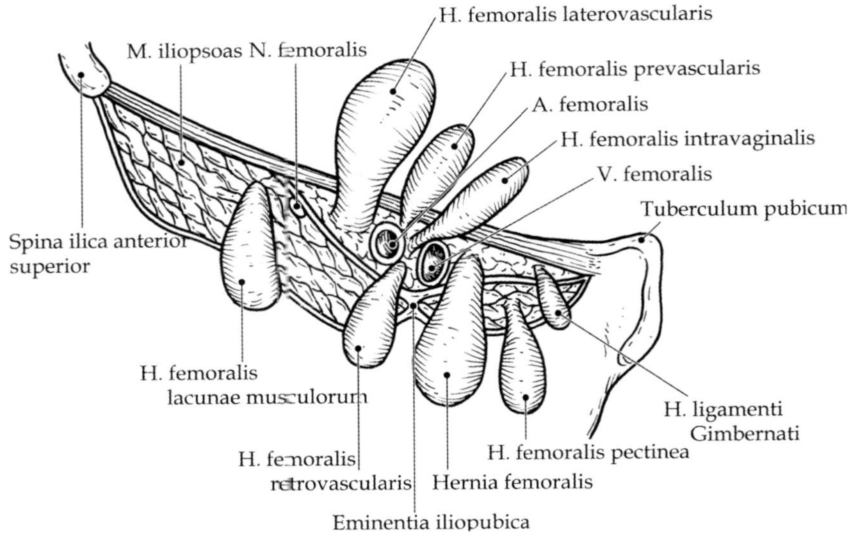

그림 5 대퇴탈장의 여러 가지 형태

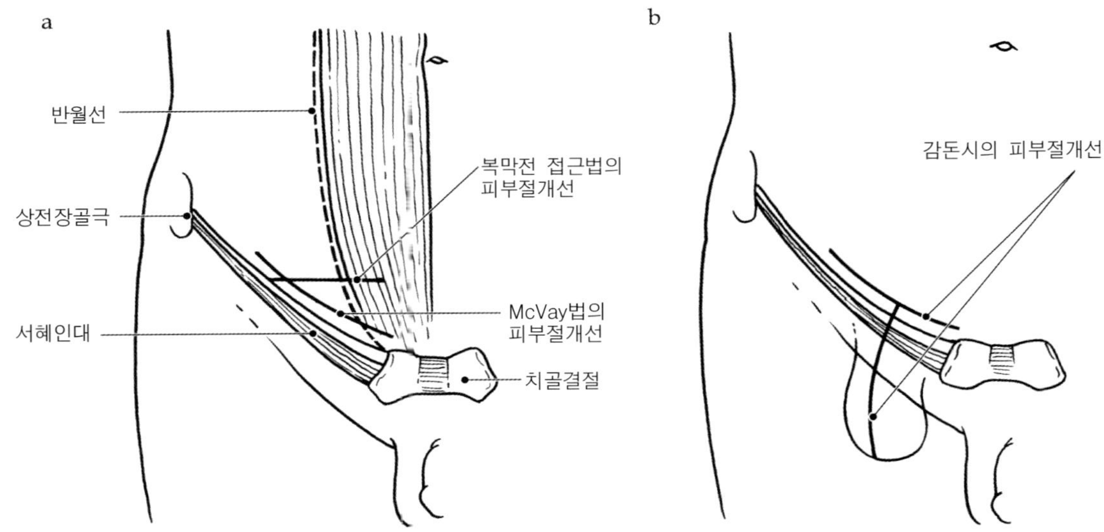

그림 6 피부절개

탈장문의 사방이 모두 견고한 조직으로 되어 있기 때문에 일단 돌출되면 비환납성 탈장(irreducible hernia)이 되기 쉬어 감돈을 초래하기 쉽다. 또한, 해부학적으로 취약한 부분을 통해 탈장낭이 돌출된다고 생각하면 대퇴탈장의 몇 가지 아형도 쉽게 이해할 수 있게 된다.

즉, 대퇴탈장의 아형에는 그림 5에서 보는 것처럼 열공인대탈장(Velpeau's lacunar ligament hernia; H. ligamenti Gimbernati), 치골근대퇴탈장(Callisen-Cloquet's pectineal hernia, H. femoralis pectinea), 혈관초내대퇴탈장(H. femoralis intravaginalis), 혈관전대퇴탈장(Prevascular hernia of Teale; H. femoralis prevascularis), 혈관가쪽대퇴탈장(Hesselbach's external femoral hernia; H. femoralis laterovascularis), 근열공대퇴탈장(H. femoralis lacunae musculorum), 혈관후대퇴탈장(Serafini's retrovascular hernia; H. femoralis retrovascularis) 등이 알려져 있다.

C 대퇴탈장의 수술

대퇴탈장의 수술에는 서혜법, preperitoneal approach, 대퇴법이 있다. 서혜법과 preperitoneal approach는

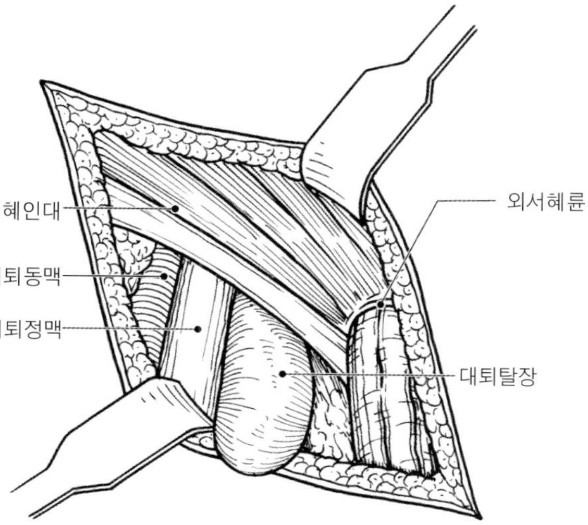

그림 7 대퇴탈장의 확진

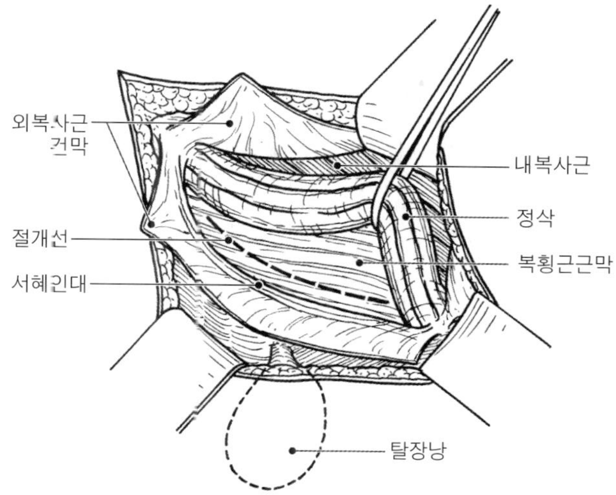

그림 8 서혜관의 앞벽 절개, 서혜관 내용물의 박리, 뒤벽의 절개

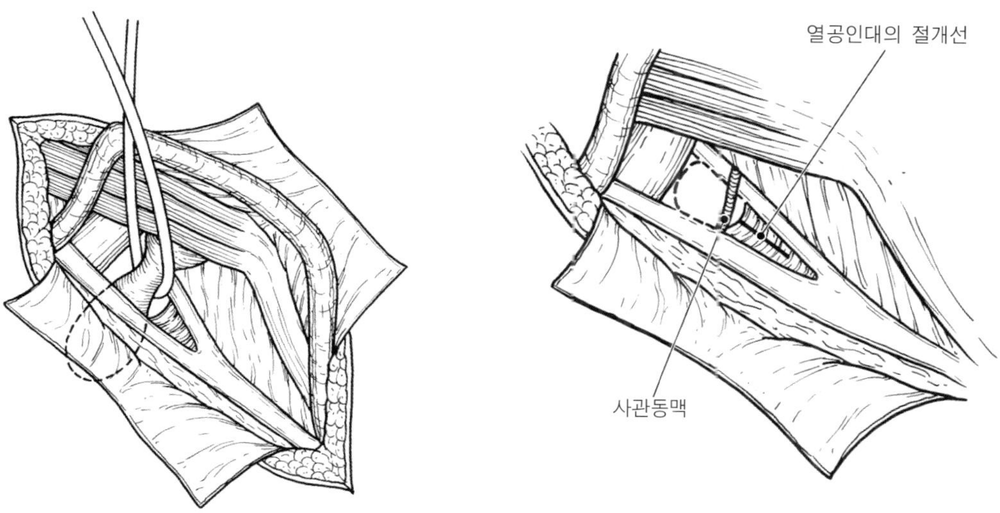

그림 9 대퇴탈장 경부의 노출

대퇴관의 중추쪽에서 탈장을 처리하고 대퇴륜을 봉합하여 축소하며, 또한 취약해진 서혜관 뒤벽을 보강할 수 있다. preperitoneal approach는, 탈장내용물을 확인해서 감돈된 복강내 장기에 대해 외과적 처치가 필요한 경우에는 개복수술로 이행되기가 쉬워서, 수술 전에 장관의 감돈 등이 의심스러운 경우에는 preperitoneal approach를 선택해야 한다. 대퇴법은 대퇴관의 말초쪽에서 approach하여 탈장낭의 처리와 대퇴륜의 봉합·축소만을 실시하는 수술방법이다.

1. 수술의 요점

대퇴탈장 수술에서의 피부절개는 그림 6에 나타낸 바와 같다. 서혜법에서는 성인의 서혜탈장 때와 같이 피부절개를 실시한다. 복막전 접근법에서는 치골결절의 level에서 2횡지 위쪽 지점에서 수평으로 절개하는데 복직근의 1/3 내지 1/2이 걸쳐지도록 한다. 감돈시에는 서혜법에 의한 절개선 외에, 탈장낭의 팽륭 부위를 향해 T자형의 절개를 추가한다. 대퇴법의 피부절개는 탈장의 혹(종류) 바로 위에서 대퇴정맥을 따라 세로 방향으로 서혜인대에서 말초 부위까지 실시한다.

1) 서혜법

a. 피부절개, 대퇴탈장의 확진 (그림 7)

서혜탈장의 수술 때와 같은 피부절개로 외복사근건막

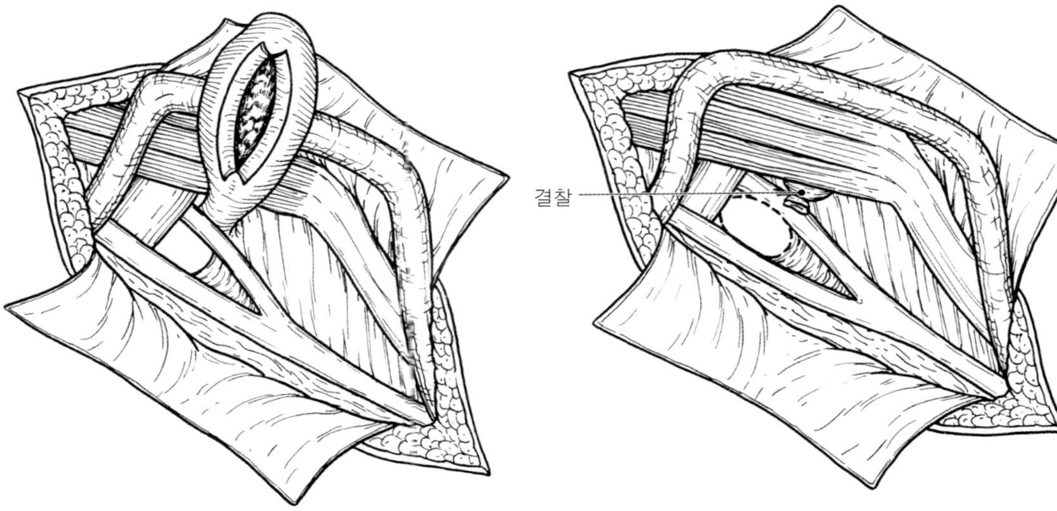

그림 10 대퇴관으로부터의 탈장낭의 환납, 처치

에 도달한 후, 서혜인대와 외서혜륜 및 대퇴탈장을 확인한다. 대퇴탈장은 대퇴정맥의 안쪽에서 서혜인대의 등쪽으로 돌출되어 있다.

b. 서혜관의 앞벽 절개, 서혜관 내용물의 박리, 뒤벽의 절개(그림 8)

외복사근건막을 절개하여 남자의 경우는 정삭을, 여자의 경우는 자궁원인대(round ligament)를 서혜관의 길이 전체에 걸쳐 박리하여 서혜관의 뒤벽인 복횡근근막에 도달한다. 이 때, 대퇴탈장에 내서혜탈장과 외서혜탈장이 함께 있지 않은지를 확인한다. 서혜탈장 수술을 할 때에도 대퇴탈장이 공존되어 있는지를 확인하는 것이 중요하다. 다음으로 서혜관 뒤벽인 복횡근근막을 내서혜륜으로부터 치골결절까지 절개한다. 이렇게 서혜관 뒤벽을 절개하기 때문에 서혜관 뒤벽은 수술후에 약해지게 된다. 따라서 대퇴탈장의 수술에서는 서혜관 뒤벽을 보강할 필요가 있다.

c. 대퇴탈장 경부의 노출(그림 9)

대퇴탈장은 대퇴정맥의 안쪽에 위치한다. 이 때문에 대퇴탈장의 경부를 노출할 때에는 대퇴탈장의 안쪽에 있는 복막전지방과 복막을 윗방향의 안쪽으로 밀면서 박리를 진행해 간다. 단, 대퇴탈장의 앞면에 탈장의 가쪽, 즉 대퇴동맥쪽으로부터 이상폐쇄동맥(사관동맥; arteria corona mortis)이 분포되어 있는 경우가 있기 때문에 이 부위를 박리할 때에는 지혈을 철저하게 하는 것이 중요하다. 탈장 안쪽의 노출을 끝내고 가쪽, 즉 대퇴혈관쪽

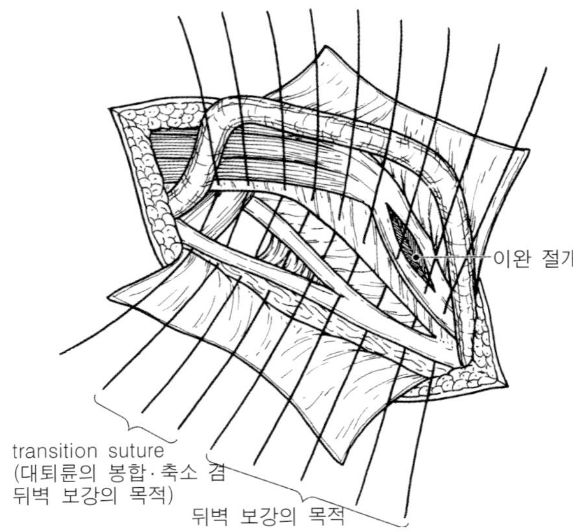

그림 11 대퇴륜의 폐쇄와 뒤벽의 재건 : McVay법

을 노출시킬 때 하복벽동정맥이 수술조작을 하는 데 있어서 방해가 되는 경우에는 이 혈관들을 절단한다.

d. 대퇴관으로부터의 탈장낭의 환납 및 처치(그림 10)

대퇴정맥을 조심스럽게 가쪽으로 밀어젖힌 후 탈장의 경부를 박리하여 탈장내용물이 교액(strangulation) 상태인지 아닌지를 확인한다. 이 조작은 탈장낭을 환납하기 전에 실시하는 것이 중요하다. 왜냐하면 탈장낭을 먼저 환납해 버리면 Richter 탈장 등으로 장관이 괴사되어 있는 것을 모르는 상황에서 복강 내로 환납해 버릴 위험이 있기 때문이다. 이 때문에 탈장의 경부를 개방하여 탈장내용물을 확인한 다음에 탈장낭의 환납을 실시한다.

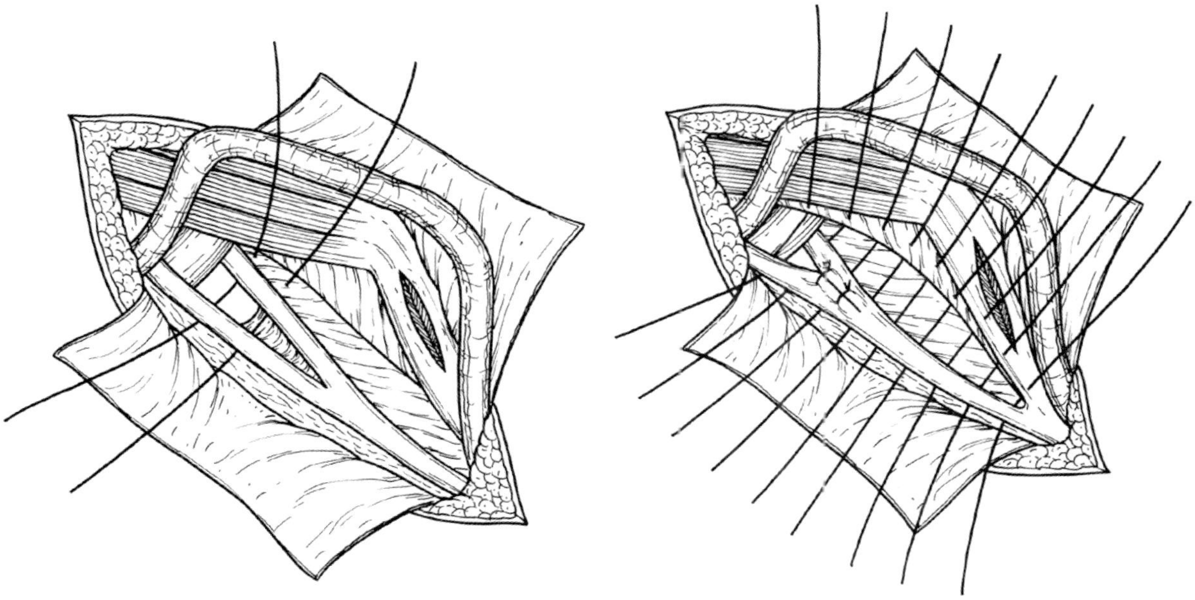

그림 12 McVay법 변법

이때, 장관의 괴사가 확인되면 장관 절제 및 문합 등의 외과적 처치를 실시한다.

탈장낭의 환납이 곤란한 경우에는 열공인대를 절단하고 탈장문을 확대시켜 환납한다. 이 때, 사관동맥(arteria corona mortis)에 주의하며, 열공인대의 절단은 결찰한 후에 실시한다. 그래도 환납이 되지 않을 때에는 서혜인대를 치골부착부 가까이에서 Z자형으로 절단하는데, 이 조작은 될 수 있는 한 피해야 한다. 탈장문의 가쪽과 안쪽을 박리함으로써 대퇴관을 확장시킨 후에 탈장낭의 바닥부분을 누르듯이 하여 대퇴관을 빠져나가게 하면 대부분의 대퇴탈장은 환납이 가능하다. 그 후에 탈장낭을 절단하고 탈장문을 폐쇄한다.

e. 대퇴륜의 폐쇄와 뒤벽의 재건: McVay법(그림 11)과 McVay법의 변법(그림 12)

대퇴탈장의 수술에 있어서 재발을 예방하기 위한 요점은 대퇴륜의 봉합에 의한 축소와 뒤벽의 보강이다.

우선, McVay법에 대해서 기술하기로 한다. 외복사근건막의 위쪽 flap을 안쪽으로 밀어 젖히고 복직근전초와 외복사근건막이 유합된 선에 평행으로, 될 수 있는 한 정중앙쪽의 복직근전초에 4cm 길이로, 이완절개(relaxing incision)를 실시한다. 다음으로 뒤벽 절개부의 안쪽 flap인 복횡근건막(내복사근의 아래층에서 하얗게 빛나는 건막)과 복횡근근막을 첫 번째 봉합사로 뜬 다음에, 다시 이 봉합사로 치골결절막을 뜬다. 두 번째 봉합사부터는 5mm 간격으로 대퇴륜의 안쪽까지 봉합한다. 여기까지가 뒤벽 보강 단계이다. 다음 단계는 대퇴륜의 봉합·축소와 뒤벽 보강을 겸한 봉합이다. 즉, 대퇴정맥을 가쪽으로 충분히 밀어젖히고 복횡근건막과 복횡근근막을 함께 뜬 봉합사로 다시 Cooper 인대를 뜨고, 계속해서 이 봉합사로 대퇴동정맥초의 앞벽을 형성하는 iliopubic tract를 뜬다. 이렇게 2~3바늘 더 뜨는데 이것을 이행봉합(transition suture)이라고 하며, 완전하지는 않지만 대퇴륜을 봉합하여 축소시킴으로써 재발을 예방할 수 있다. 또한 뒤벽 절개부의 안쪽 flap을 대퇴동정맥초 벽을 형성하는 iliopubic tract에 봉합한다.

McVay법의 변법은 대퇴륜의 봉합·축소와 뒤벽 보강을 분리, 독립시켜 실시하는 방법이다. Cooper 인대와 iliopubic tract를 2~3바늘의 단속봉합(interrupted suture)으로 봉합한다. 수술창상의 부위에 오염이 없으면 이 부분에 mesh를 대주는 방법도 좋다. 그 다음의 봉합은 McVay법과 같다.

f. 대퇴법(그림 13)

서혜인대의 아래에서, 대퇴탈장낭 팽륭 부위의 바로 위에 세로절개나 가로절개를 하고 복재열공(saphenous opening)을 덮고 있는 사상근막(fascia cribrosa)을 절개하여 탈장낭에 도달한다. 탈장의 경부까지 충분히 박리하고 탈장낭을 개방해서 내용물을 확인한 후에 이 내용물을 복강 내로 환납하고 탈장낭을 될 수 있는 한 고위

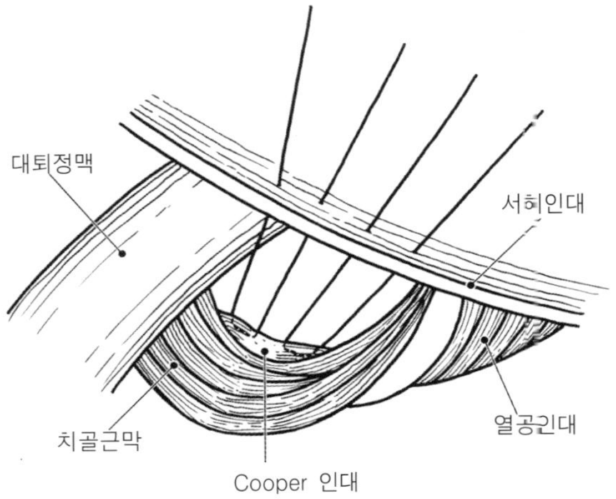

그림 13 대퇴법

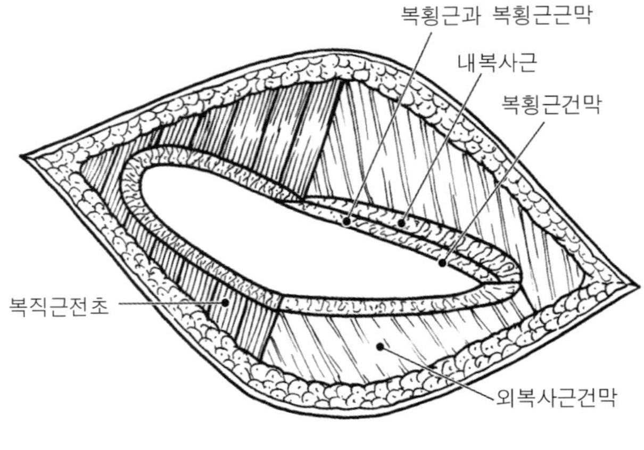

그림 14 복막전 접근법 : approach

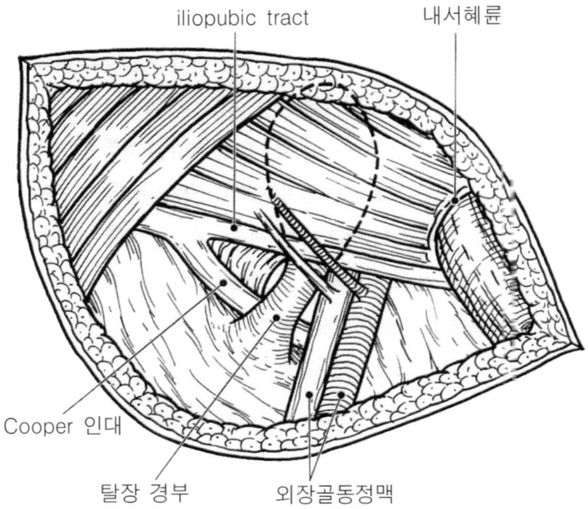

그림 15 복막전 접근법 : 대퇴탈장의 확진

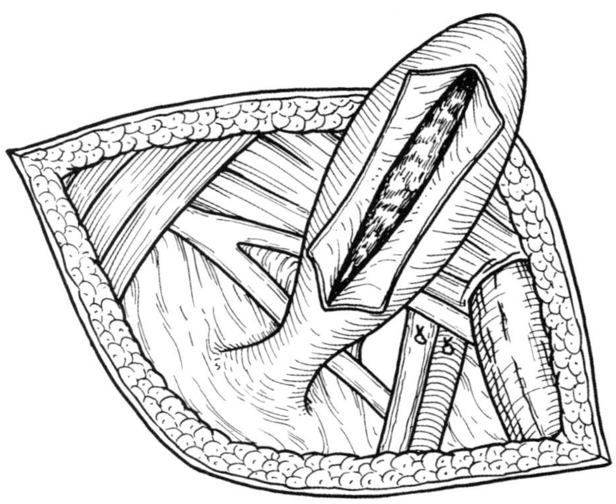
그림 16 복막전 접근법 : 탈장낭을 꺼내고 내용물을 확인한다.

에서 결찰한다. 환납이 되지 않을 때에는 열공인대(lacunar ligament)를 안쪽으로 절개한다. 이 때에도 사관동맥이 손상을 입지 않도록 주의해야 한다. 그 후, 그림 13에서 볼 수 있듯이 서혜인대와 Cooper 인대를 봉합한다. 그러나 탈장내용물이 괴사되어 있는 경우에는 다시 새로운 복부절개를 할 필요가 있는데, 이 때에는 실제로 Cooper 인대를 봉합사로 뜨는 것이 곤란한 경우가 많기 때문에 봉합이 불충분하여 재발이 초래되는 경우가 많다.

g. 복막전 접근법(그림 14~17)

이 방법은 서혜부를 복강쪽에서 보면서 탈장문을 처리하는 방법이다. 장관에 괴사나 교액이 초래된 경우에는 개복수술로 전환해서 처리할 수 있다. 또한 재발성 탈장의 경우에는 먼저 실시했던 수술에 의해 생긴 유착부분을 피해서 탈장문에 도달할 수 있기 때문에 유용한 수술방법이다.

피부절개 후에 복직근전초의 가쪽 1/2과 외복사근건막을 가로절개하여 복직근을 안쪽으로 밀어젖힌다. 다음에는 경계절개술(commissurotomy)과 같은 방법으로 내복사근과 복횡근을 근섬유의 방향으로 벌리고, 내측에 있는 복횡근건막도 가로절개하여 복막전조직에 도달한다(그림 14). 복막 앞에서 복막을 따라 박리를 진행하면 외장골동정맥(external iliac vessels), 하복벽동정맥(inferior epigastric vessels)과 대퇴관으로 들어가 있는 탈장 경부를 확인할 수 있다(그림 15).

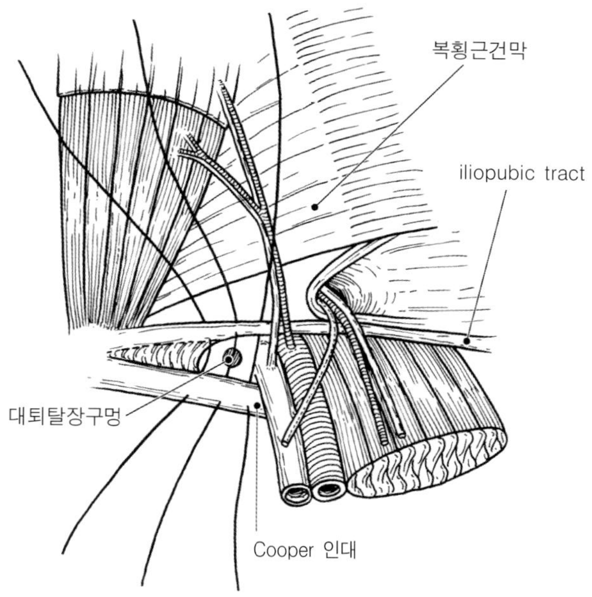

그림 17 복막전 접근법 : 대퇴탈장문의 폐쇄와 iliopubic tract repair

필요하다면 하복벽동정맥을 결찰·절단하고 탈장 경부를 충분히 박리하여 탈장 전체를 끌어낸다(그림 16). 탈장낭의 절개와 내용물의 확인 및 환납, 그리고 탈장 경부에서의 절제를 실시한다. 그 후에는 iliopubic tract와 Cooper 인대를 봉합한다. 필요하다면 복횡근건막과 iliopubic tract를 봉합하고 뒤벽 보강도 실시한다(그림 17).

[疋田 茂樹, 溝手 博義]

Ⅲ 서혜부 탈장의 수술수기

6. 재발성 서혜부 탈장의 수술

시작에 앞서

재발성 서혜탈장의 증례에서는 복강경적 탈장 수복술이나 preperitoneal repair 등의 후방접근법에 의한 수술 방법이 정삭의 손상을 초래하지 않는다는 의견이 있다. 그러나 수기상 곤란한 점 때문에 이런 후방접근법에 의한 수술방법은 처음 수술을 하게 되는 탈장 증례에 대해서도 널리 보급되어 있지 않은 실정이다. 또한 재발성 탈장문의 주위는 견고한 흉터로 되어 있기 때문에 plug 형태의 mesh (Lichtenstein의 cigarette plug, Gilbert의 umbrella plug, Robin & Rutkow의 Perfix plug)를 재발된 탈장문에 삽입하는 것만으로 충분하다는 의견이 있다. 그러나 plug는 수축하는 경향이 있어 다시 재발할 위험이 있다. 실제로 재발된 경우들에서 탈장문의 주위 조직이 약해져 있는 증례를 많이 볼 수 있다. 그래서 재발된 경우, 탈장문 주위를 넓게 덮어줄 patch형 sheet형)의 mesh가 필요하다.

재발의 형태로서 많이 볼 수 있는 치골결절 근처의 내서혜탈장형 재발의 증례에 대해서, 국소마취 하에서의 open tension-free 탈장 수복술의 과정을 설명하겠다. 국소마취의 방법은 기본적으로 외서혜탈장의 항목에서 기술한 방법과 동일하다.

A 피부절개

이전의 수술에 의해 생긴 흉터를 절제하는 피부절개를 실시한다(그림 1). 피하지방조직은 electrocautery로 절개한다. 국소마취제가 잘 확산되지 않기 때문에 조금씩 절개해서 국소마취제를 추가로 주입한다.

B 외복사근건막의 노출

촉진으로 외복사근건막(서혜관 앞벽)의 깊이를 확인하면서 이전의 수술에 의해 생긴 흉터로부터 약간 떨어진 부위에서 피하지방조직을 절개해 가면 외복사근건막이 쉽게 노출된다. 이전의 수술에 의해 생긴 피하지방조직의 흉터를 절제하고 외복사근건막의 앞면을 넓게 노출시키는 것이 중요하다.

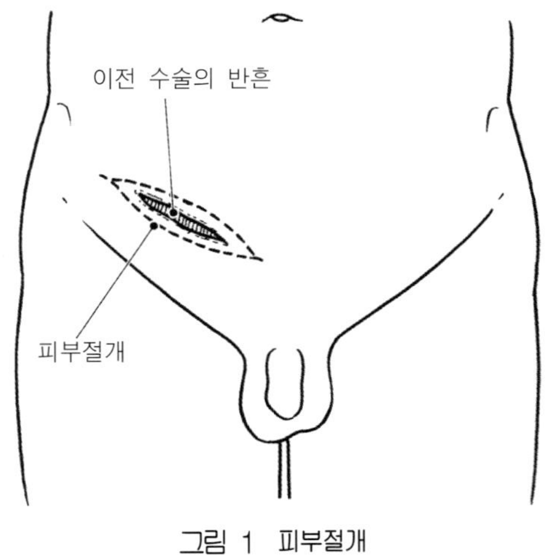

그림 1 피부절개

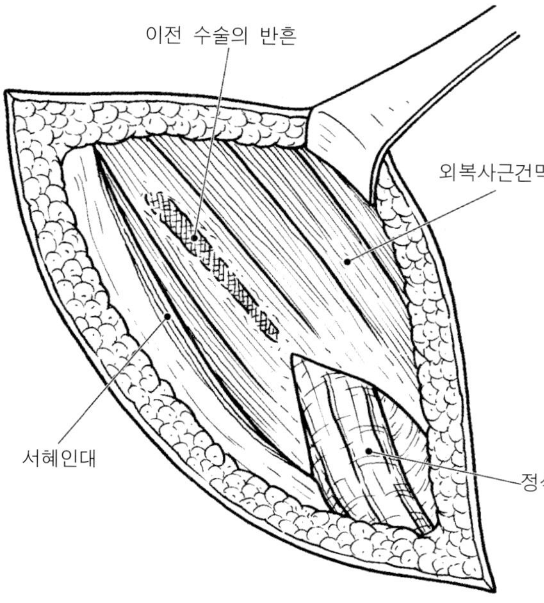

그림 2 외복사근건막의 노출

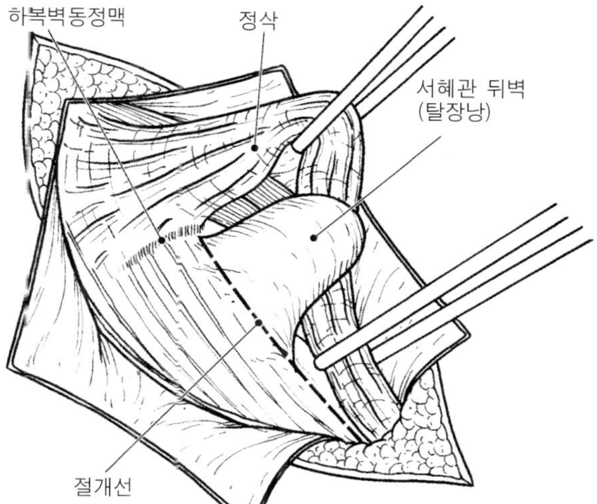

그림 3 서혜관 뒤벽의 절개

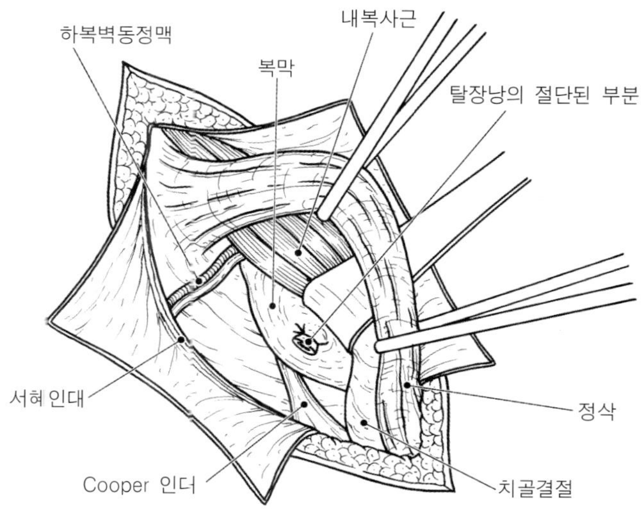

그림 4 탈장낭의 처리

C 정삭의 박리

서혜인대의 주행과 외서혜륜에서 나온 정삭(및 때로는 탈장낭)을 확인한다. 정삭과 탈장낭에 마취를 한다. 외서혜륜으로 박리 겸자를 삽입하여 정삭과 탈장낭이 손상되지 않도록 주의하면서 외복사근건막을 electrocautery로 절개한다(그림 2).

외복사근건막의 아래쪽 flap(서혜인대)과 정삭 사이를 둔적 및 예적으로 박리한다. 서혜인대에 정삭이 유착되어 있는 경우가 있으므로 은백색의 서혜인대를 노출시켜 확인하는 것이 중요하다. 이어서, 외복사근건막의 위쪽 flap과 내복사근 사이를 박리한다. 유착이 견고하여 박리층을 구별하기가 곤란한 경우에는 내서혜륜의 가쪽에서 내복사근의 앞면을 먼저 노출시키고, 이 층을 유지하면서 외복사근건막의 위쪽 flap과 내복사근의 앞면 사이를 박리한다. 서혜인대와 내복사근을 노출시켜 확인함으로써 해부학적 구조에 대한 orientation이 이루어진다.

정삭의 근부와 치골골막에 국소마취제를 주입한다. 치골의 앞면에서 정삭(서혜관 내용물)을 박리한다. 띠처럼 만져지는 백색의 정관(ductus deferens)과 고환동정맥(plexus pampiriforms)을 서혜관 뒤벽(탈장낭)으로부터 박리하여 테이핑한다. 서혜관 뒤벽에 국소마취제를 주입한다. 외서혜탈장이 있는지의 여부를 확인해 둔다.

D 서혜관 뒤벽의 절개

서혜관 뒤벽(Hesselbach 삼각)을 노출하여 돌출된 탈장낭 주위를 빙 둘러서 electrocautery로 절개한다. 먼저 내서혜륜쪽으로 절개한다. 이전의 수술로 내복사근 등이 서혜인대에 견고하게 유착되어 있는 경우에는 무리하게 박리할 필요가 없다. 정삭 근부의 가까운 곳에서 하복벽동정맥이 확인된 경우에는 테이핑한다. 이어서 서혜관 뒤벽을 치골결절까지 절개한다(그림 3).

서혜관 뒤벽(복횡근근막)과 복막 사이에는 또 한 층의

얇은 막(복막전근막)이 있는데, 이것을 절개하면 황색의 복막전지방조직으로 채워져 있는 복막외극에 도달할 수 있다. iliopubic tract의 깊은 곳에서 비스듬하지 더 깊은 쪽으로 주행하는 Cooper 인대가 확인되면 확실하게 복막외극에 들어갔다는 증거가 된다(그림 4). 이형폐쇄동정맥(aberrant obturator vessel)이 있는 경우가 있는데, 손상시키지 않도록 주의한다.

이 박리층에서 안쪽은 치골결절의 뒤쪽(Retzius space)을 충분히 박리한다. 위쪽은 복횡근(내복사근)의 뒤쪽에서 머리쪽으로 박리하고, 가쪽은 하복벽동정맥의 뒤쪽을 넓게 박리한다.

낭포 형태의 탈장낭은 방치해 두지만 게실 형태의 탈장낭은 절제한다(그림 4). 박리된 복막외극에 거즈를 한 장 삽입한다.

E 지혈

서혜인대에서부터 shelving edge, 치골결절의 앞면, 서혜관 뒤벽(Hesselbach 삼각), 내복사근의 앞면, 정삭의 표면에 있는 출혈점들은 bipolar electrocautery로 지혈한다.

F Hernia System의 삽입과 전개

Hernia System의 underlay patch를 복막외극에 삽입하고 펼치는 것은 외서혜탈장의 경우와 같은 방법으로 실시한다. 내서혜탈장의 증례에서는 탈장낭을 처리하는 단계에서 복막외극을 넓게 박리하기 때문에 underlay patch의 삽입이 용이하다. patch를 삽입한 후에, 안쪽은 치골결절의 뒤쪽(Retzius space)으로, 위쪽은 복횡근(내복사근)의 뒤쪽에서 머리쪽으로, 바깥쪽은 하복벽동정맥의 뒤쪽에서 가쪽으로 펼친다. 아래쪽 patch는 되접는 것처럼 하여 Cooper 인대의 등쪽 방향으로 삽입한다.

Connector의 바깥쪽에서 onlay patch의 아래쪽에 '역T(reversed T)자형'의 slit를 만들고, 정삭과 장골서혜신경(ilioinguinal nerve)을 통과시킨다. onlay patch를 서혜관 뒤벽(내복사근의 앞면)에 펼친다. onlay patch의 가쪽 부분으로 내서혜륜의 가쪽에 있는 내복사근의 앞면을 덮고 아래쪽은 서혜인대의 아래쪽 절반 부위에서부터 shelving edge를 덮는다. onlay patch의 안쪽 아래모서리(끝 부분)는 치골결절의 앞면을 넘어선 부위까지 넓게 덮어주고 위쪽은 내복사근의 앞면을 넓게 덮어 준다. 외복사근건막의 안쪽 flap(위쪽 flap)을 retractor로 끌어당겨 onlay patch의 안쪽 위모서리가 내복사근의 건막 부분을 덮게 한다. 3-0 흡수사로 onlay patch를 주위 조직에 봉합하여 고정한다. slit 부분은 한 바늘만 떠서 폐쇄하며, 서혜관 뒤벽은 다시 봉합할 필요가 없다.

G 창상봉합

창상의 지혈을 다시 한번 꼼꼼하게 확인한다. 환자에게 기침을 해서 복압을 상승시키도록 하여 수복이 완전하게 이루어졌는지 확인한다. 정삭을 보강하고 정형해서 만들어진 층(onlay patch)의 앞면에 배치한다.

3-0 흡수사를 이용한 단속봉합으로 외복사근건막을 봉합한다. 도중에 외복사근건막의 아래에 혼합국소마취제를 10mℓ 살포한다. Scarpa's fascia 아래에 drain을 장치한다. 3-0 흡수사를 이용한 단속봉합으로 Scarpa's fascia를 폐쇄한다. 4-0 nylon 백색사로 매듭이 아래쪽에 오도록, 단속봉합으로 진피(dermis)를 봉합한다. 5-0 nylon 흑색사로 피부를 봉합한다. 고환을 음낭의 바닥부분으로 끌어내린다.

[山本 俊二]

III 서혜부 탈장의 수술수기

7. 복강경적 수술

[1] 경복강적 접근법(TAPP)

시작에 앞서

복강경적 수술이 일본에 도입된 지 10년 이상이 경과되었다. 종래의 수술방법으로부터 복강경적 수술 방법으로 극적으로 수술방법이 바뀐 질환이 몇 가지 있는데, 서혜탈장의 수술이 그 중 하나이다. 필자가 일본내 학회에서 처음으로 복강경적 서혜탈장 수복술을 보고한 이래[1] 이 수복술이 통증이 적고 일상생활로의 복귀가 빠르다는 점에서 주목을 받았다. 재발률도 낮아 담낭 적출술에 이어 표준 수술방법으로 정착되는 것처럼 보였으나 전신마취나 경막외마취가 필요하다는 점과 수기적으로 담낭 적출술보다 난이도가 높아서 표준 수술방법이 되는 데에는 문제가 있었다.

그 후, mesh-plug repair법의 간편성이 보고되자[2], 많은 외과의들이 mesh-plug repair법을 제 1차 선택 수술방법으로 채용하였고 복강경적 서혜탈장 수술은 제 1차 선택 수술방법에서 제외하였다. 그러나 복막전층의 level에서 내·외서혜탈장 및 대퇴탈장의 발생부위가 되는 근막 결손부위를 한 장의 polypropylene mesh로 덮는 수술은 복압을 막아내는 데에 무리가 없고 mesh-plug repair법에서 많이 나타나는 앞복벽을 만질 때의 뻣뻣한 느낌도 없다는 이점이 있다. 이 두 가지 수복술은 쉽고 유용한 방법이라고 생각된다.

필자는 복강경을 배꼽 아래에서 복강 내로 삽입하여 탄산가스 기복법으로 실시하는 수술방법(transabdominal preperitoneal approach, 이하 TAPP)을 채용하고 있으므로, 이 수술방법에 대해서 개략적으로 설명하겠다.

A 수술수기의 실제

1. 체위

환자는 머리를 낮게 한 트렌델렌부르그 체위(Trendelenburg's position)를 유지하게 한다. 어깨에는 수술대에서 미끄러져 떨어지는 것을 방지하기 위한 고정기구를 댄다. 수술자는 환자의 어깨 근처에 자리를 잡아야 겸자(forceps)를 편하게 조작할 수 있다. 또한 양팔은 몸통에 붙여서 수술대에 올려놓는 것이 수술자나 제 1 조수에게 방해가 되지 않는다. 수술자는 수술조작을 하기 편한 쪽에 선다. 필자는 오른손잡이이지만 환자의 왼쪽에 서는 것이 습관화되어 있다.

2. Trocar의 위치(그림 1)

복강경은 배꼽 아래부분에서 삽입한다(A). 처치용 trocar는 쇄골 중앙선(midclavicular line)에서 배꼽과 같은 level에 삽입한다(B, C). 환측과 반대쪽의 trocar는 stapler가 미치지 못하는 일이 없도록 약간 낮게 치골 근

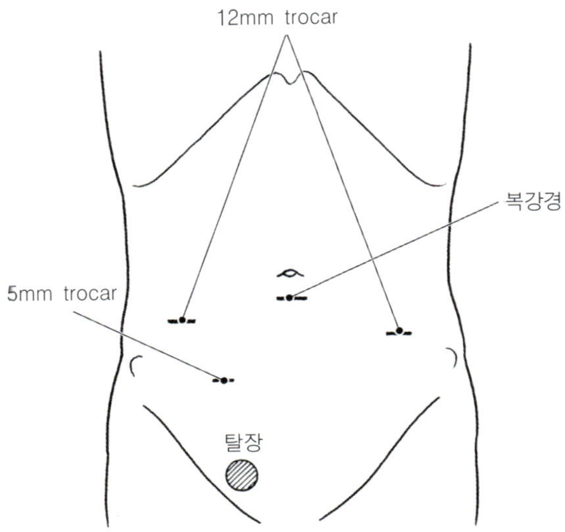

그림 1 Trocar의 위치
(문헌 4에서 인용)

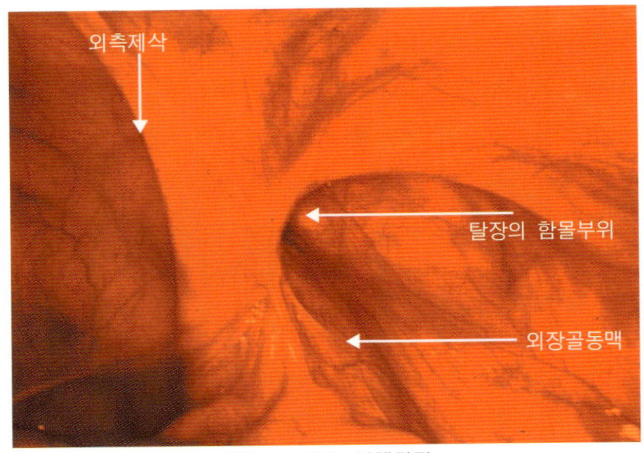

사진 1 우측 서혜탈장
서혜탈장의 함몰부위를 쉽게 알 수 있다.

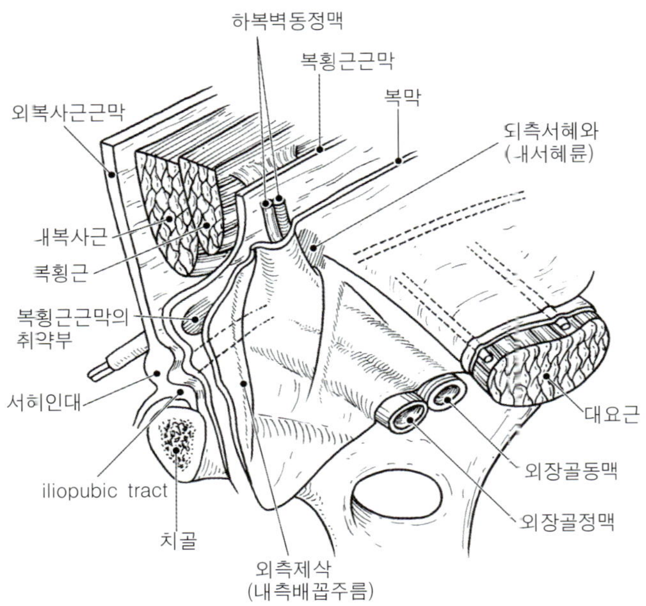

그림 2 복강경에 의한 우측 서혜부의 조감도
(외과진료, 37:432, 1995)

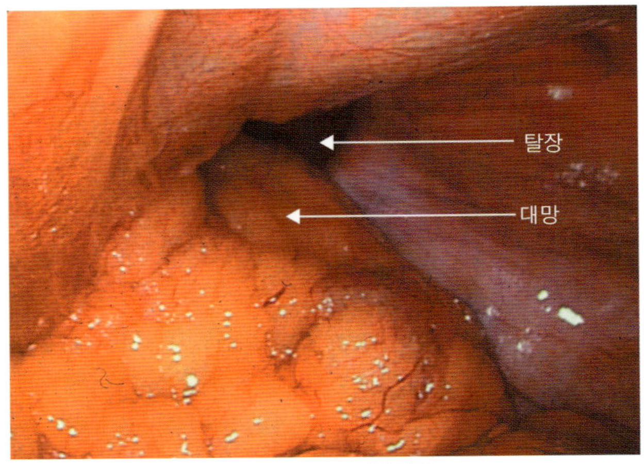

사진 2 우측 서혜탈장
탈장낭 안으로 대망(omentum)이 들어가 있다.

처어 삽입하는 것이 좋다. 수술자는 주로 사용하는 손 쪽의 trocar를 조작하고 반대쪽의 trocar는 조수가 사용하도록 한다. 필요에 따라서는 세경(細徑) trocar를 배꼽 아래에 삽입하는 것이 좋다. 이 때에는 안쪽 배꼽주름(medial umbilical fold)을 피해서 삽입하도록 주의한다. 주름이 trocar의 움직임에 따라 함께 움직이면서 늘어나 시야를 방해하는 경우가 있기 때문이다.

3. 복강경으로 볼 수 있는 국소해부 (그림 2, 사진 1)

복강경을 삽입하면 먼저 정중선을 확인한다. 지표가 되는 구조물을 아래에 열거한다.

① 안쪽 배꼽주름(medial umbilical fold; 외측 배꼽인대)
② 하복벽동정맥(inferior epigastric vessels)
③ 외측 서혜와(lateral inguinal fossa: 내서혜륜)
④ 외장골동정맥(external iliac vessels)
⑤ 정중 배꼽주름(median umbilical fold)

탈장의 움푹 들어간 부위가 하복벽동정맥의 가쪽에서 보이면 외서혜탈장(사진 2), 하복벽동정맥의 안쪽에서 보이면 내서혜탈장, 외장골동정맥의 안쪽에서 보이면 대퇴탈장이다.

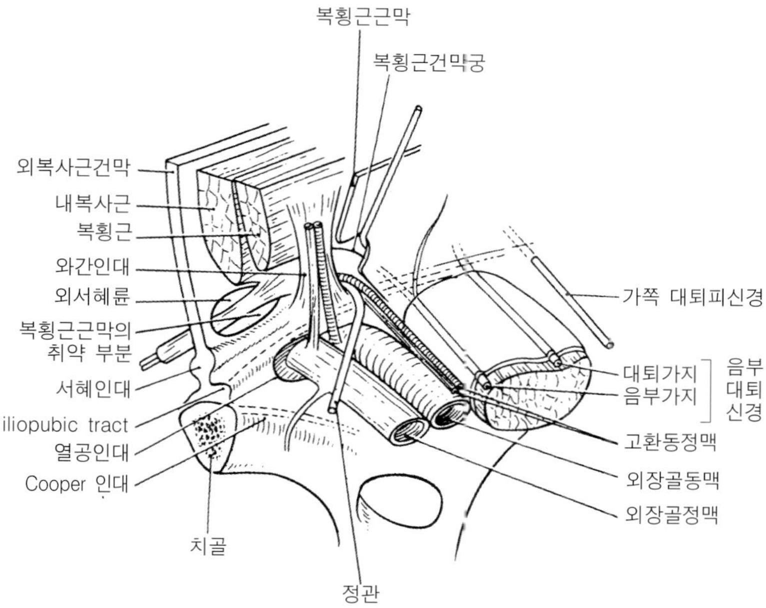

그림 3 복막을 제거한 우측 서혜부의 조감도

mesh의 고정에 필요한 해부학적 구조(외과진료, 37:438, 1995에서 인용).

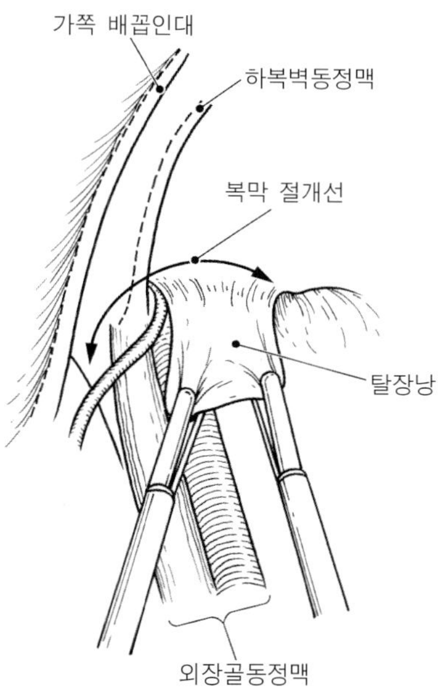

그림 4 복막 절개

탈장 경부의 바로 위를 지나서 안쪽은 안쪽 배꼽주름, 가쪽은 내서혜륜의 가쪽을 넘은 선까지가 표준적인 절개선(문헌 4에서 인용).

4. 복막을 제거한 상태의 국소해부 (그림 3)

정관과 고환동정맥의 주행 모습을 인식해 두기 바란다. 정관은 내서혜륜에서 외장골동정맥 위의 가쪽에서 안쪽으로 횡단하여 방광쪽에 이르게 된다. 고환동정맥은 내서혜륜에서 나와 외장골동맥의 가쪽을 상행한다. Cooper 인대를 노출시킬 대에 손상되지 않도록 주의해야 할 외장골동정맥과 폐쇄동정맥 사이에 교통가지(ramus communicans)가 있다는 것을 잊지 말아야 한다.

5. 복막절개 (그림 4)

복막절개는 안쪽 배꼽주름(medial umbilical fold)의 안쪽에서 내서혜륜의 위쪽을 통과하여, 가쪽은 내서혜륜에서 1~2cm 떨어진 곳까지 실시하는 것이 표준이다. 탈장낭을 겸자로 잡아당겨 복강쪽으로 끌어낼 수 있을 때에는 탈장의 경부에 가로절개를 넣고, 그 절개를 좌우로 확장시키면 수술이 가능해지는 경우도 있다.

6. Cooper 인대의 노출, 치골과 복직근의 확인 (그림 5, 사진 3)

하복벽동정맥의 안쪽을 지방조직을 피하면서 치골 방향으로 박리해 나가 Cooper 인대를 노출시킨다. 치골의 근막과 복직근도 확인해 두자.

7. 하복벽동정맥 주위의 박리

탈장낭의 뒷면을 횡단하는 것처럼 박리한다. 정관과 고환동정맥의 손상에 주의한다.

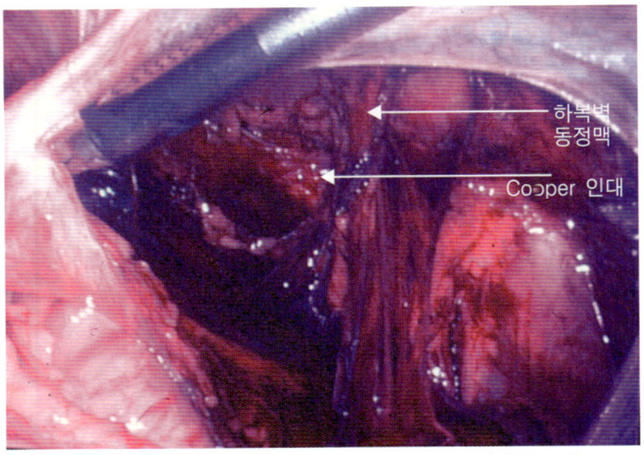

사진 3 하복벽동정맥의 안쪽에서 Cooper 인대를 노출

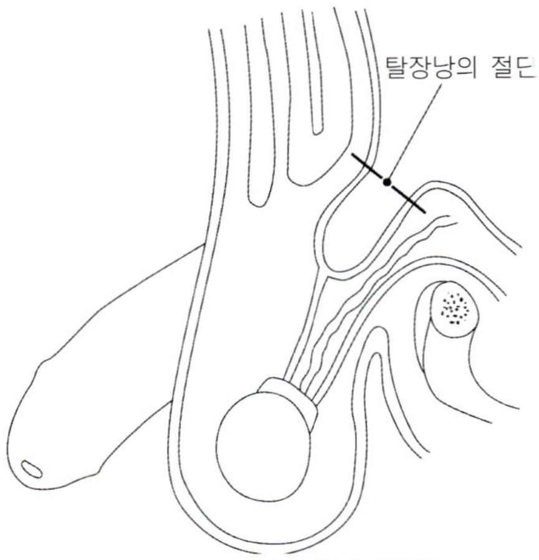

그림 6 탈장낭의 가로절단

남는 복막이 적으면 mesh를 덮어줄 수 없는 경우가 있다. 그러므로 가능한 한 말초 가까이에서 가로로 절단해야 한다 (문헌 4에서 인용).

8. 탈장낭을 가로로 절단하기 (그림 6)

탈장낭을 가로로 자른다. mesh를 펼치고 고정한 후에 복막을 수복해 주는데, 복막이 조금만 남아 있으면 mesh를 덮어줄 수 없는 경우가 있다. 그러므로 가능한 한 탈장낭의 말초부위 가까운 곳에서 가로로 절단하는 것이 좋다.

9. 복횡근건막궁 (사진 4)과 장골치골인대(iliopubic tract) (사진 5)의 노출

탈장낭이 가로로 잘리면 복횡근근막의 약해진 부위가 결손된 것처럼 보인다. 복횡근건막궁(transversus abdominis aponeurotic arch)을 치골쪽에서부터 내서혜륜의 가쪽까지 2cm를 박리하여 노출시킨다. 박리를 외장골동정맥쪽으로 확대하여 iliopubic tract를 노출시킨다.

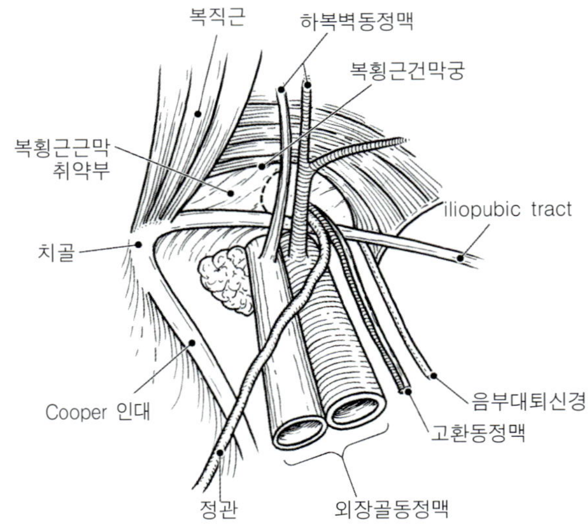

그림 5 Cooper 인대의 노출, 치골과 복직근의 확인
(문헌 4에서 인용)

10. 박리 범위의 기준

안쪽의 아래방향은 Cooper 인대와 치골까지, 안쪽의 배쪽은 복직근이 보이는 곳까지 박리한다. 배쪽은 복횡근건막궁의 가장자리에서 mesh를 고정할 수 있는 2cm 정도까지, 배쪽의 가쪽은 내서혜륜의 가쪽 2cm 정도까지, 아래방향은 iliopubic tract에서 외장골동정맥이 노출되어 Cooper 인대가 노출된 곳과 같은 level까지가 기준이 된다.

11. Mesh의 size와 형태의 결정

Mesh는 내서혜탈장과 대퇴탈장의 발생부위를 덮을 수 있는 크기가 좋다. Cooper 인대, 치골, 복횡근건막궁 및 iliopubic tract를 덮을 수 있는 크기는 일본인의 체격으로 보면 평균적으로 6cm(세로)×9cm(가로) 정도가 된다. 초기에는 하복벽동정맥과 외장골동정맥을 압박하지 않도록 butterfly형의 mesh를 사용했으나 최근에는 외장골동정맥을 피하기 위한 slit만 있는 것을 사용하고 있다(그림 7).

12. Mesh의 전개(사진 6, 그림 8)와 고정(사진 7)

Cooper 인대, 치골, 복직근, 복횡근건막궁 및 iliopubic tract가 덮여지도록 mesh를 펼친다. 고정은 외장골정맥보다는 Cooper 인대에서부터 시작한다. 이어서 치골, 복직근, 복횡근건막궁, 및 iliopubic tract의 순서로 차례차례 staple로 고정해 준다. 필자는 12~13개의 staple을 사용한다.

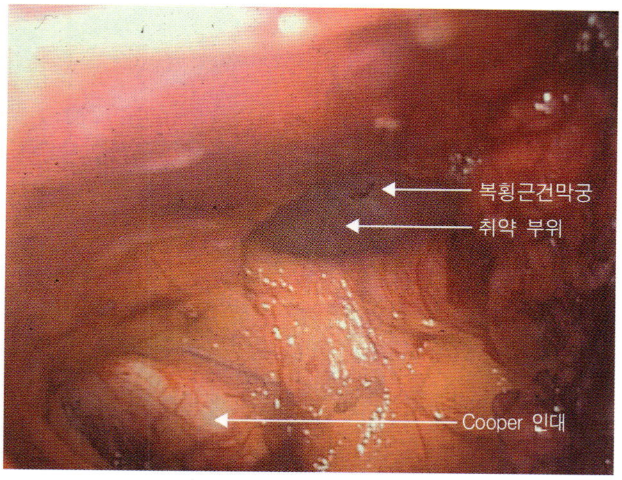

사진 4 복횡근건막궁의 노출
복횡근건막의 취약 부위를 노출시킨다. 하복벽동정맥의 등쪽에 활 모양으로 보인다.

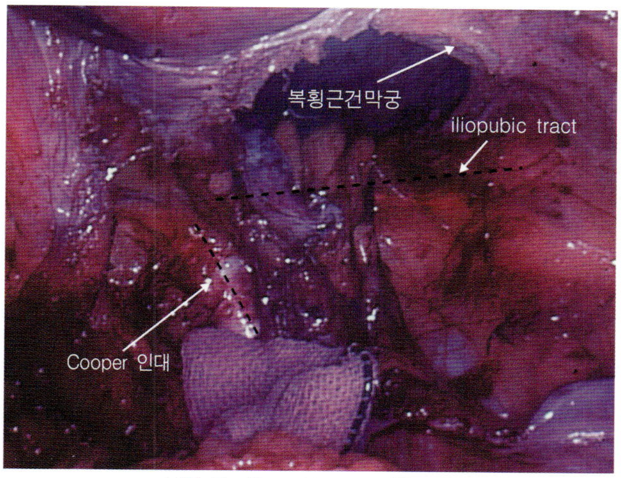

사진 5 Iliopubic tract의 노출
치골에서 외장골동정맥의 위쪽을 통과하여 상전장골극에 연결되는 건막으로 staple로 고정해야 할 곳이므로 충분히 노출시켜야 한다.

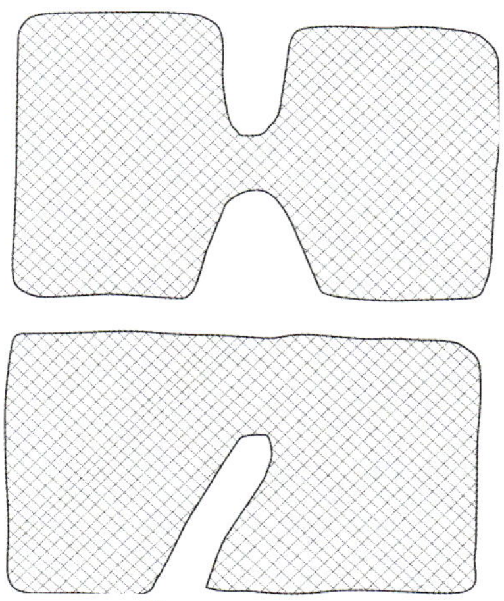

그림 7 Mesh의 형태
외장골동정맥이 압박되지 않도록 만든다. slit만 넓게 되어 있는 것도 있다.(문헌 4에서 인용)

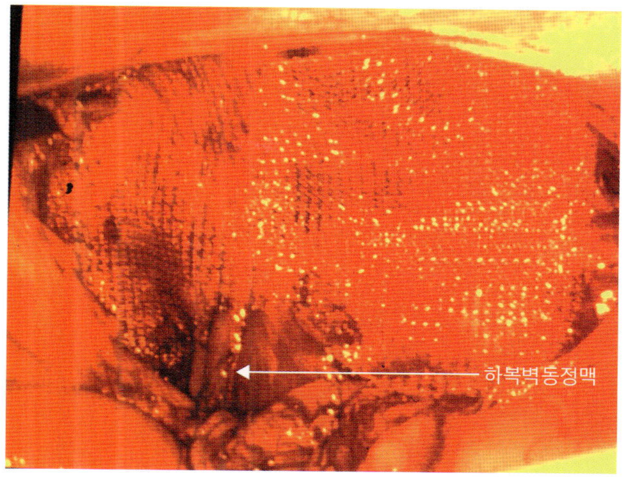

사진 6 Mesh의 전개

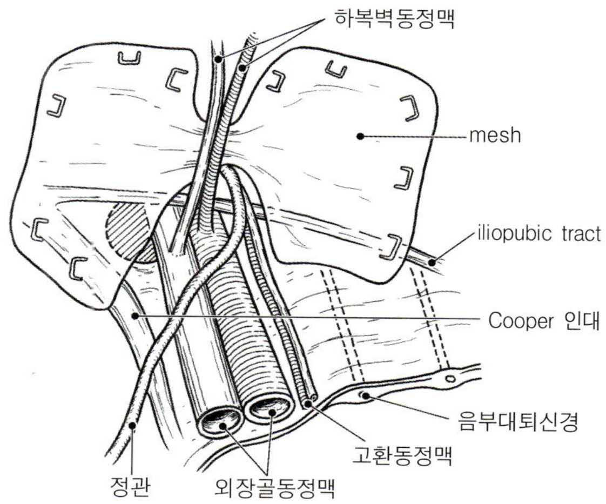

그림 8 Mesh의 전개·고정
내·외서혜탈장과 대퇴탈장의 발생부위를 덮도록 펼친다. Cooper 인대, 치골, 복직근, 복횡근근막, iliopubic tract의 순으로 고정하는 것이 좋다.(문헌 4에서 인용)

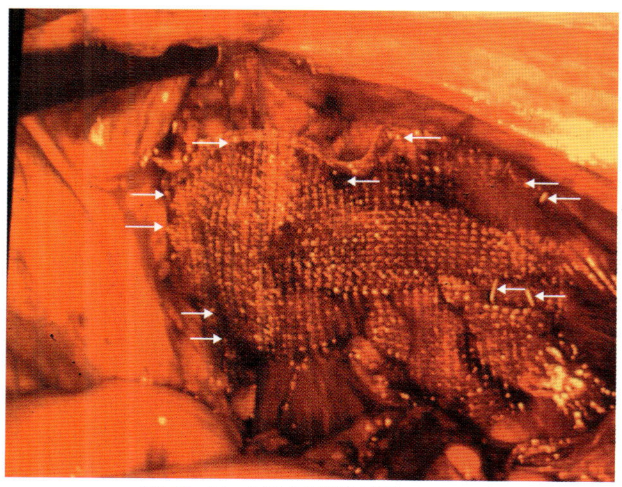

사진 7 Mesh의 고정(화살표는 staple)

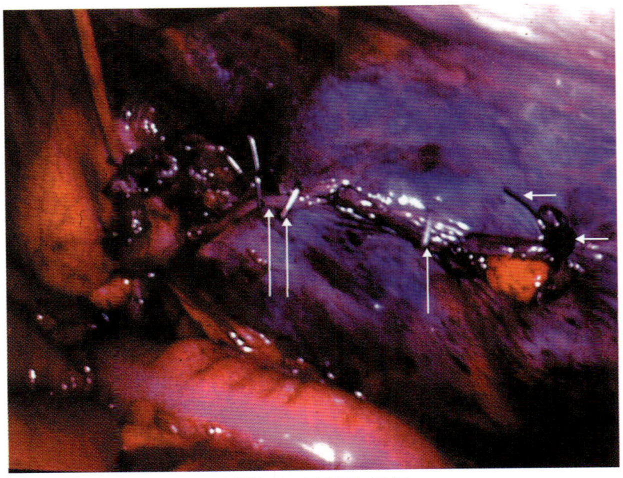

사진 8 복막의 폐쇄
stapler로 폐쇄해도 좋으나 봉합하여 폐쇄해도 좋다.
↑ : staple, ← : 봉합사와 연속봉합

13. 복막 폐쇄 (사진 8)

복막을 폐쇄할 때에는 mesh가 복강쪽으로 노출되지 않도록 하는 것이 중요하다. staple을 사용해도 좋지만, 최근에 들어 필자는 3-0 흡수사를 이용한 연속봉합(continuous suture)으로 복막을 폐쇄하고 있다.

14. Trocar의 발거 및 피부 봉합

Trocar를 발거할 때에는 삽입 부위로부터 출혈이 없는 것을 확인하는 것이 좋다. 근막의 결손이 큰 경우에는 외복사근건막을 봉합해 주는 것이 좋다. 피부 봉합은 환자쪽의 요청에 따라서 피하매몰봉합을 하고 있다. 통상적으로는 skin stapler를 사용한다.

요약

복강을 통한 approach의 이점은, 탈장의 움푹 들어간 부위가 일목요연하여 초심자도 보강 부위를 쉽게 알 수 있다는 점에 있다. 단점은 복막 절개를 해야 한다는 점이다. 복막을 폐쇄한 staple의 사이로부터 장관이 탈출되거나 바늘땀 사이로 삐어져 나온 mesh에 장관이 유착되어 장폐쇄가 초래되는 경우가 있다. 필자는 연속봉합을 채용함으로써 바늘땀 사이로 장관이 탈출되는 것을 방지하고 또한 mesh가 삐어져 나오는 일이 없도록 주의하고 있다.

종래의 방법이나 mesh-plug법으로 실시한 후에 재발된 증례에는 약해진 부위를 쉽게 알 수 있는 이 방법이 수복법으로 적합하다. 복강경 수술을 하고자 하는 외과의는 반드시 습득해 두어야 할 수술이라고 생각된다[3~6].

문헌

1) 松本純夫, 川辺則彦, 森健次 외: 복강경에 의한 서혜헤르니아 수복술의 경험. 日消外會誌. 26:2429-2432, 1993.
2) Robbins AW, Rutkow IM: The Mesh-Plug hernioplasty. Surg clin North Am, 73(3): 501-512, 1993.
3) 松本純夫, 川辺則彦: 서혜헤르니아에 대한 복강경적 수술. 消化器内視鏡, 5:1067-1071, 1993.
4) 松本純夫, 川辺則彦, 水野有明: 복강경적 서혜헤르니아 수복술. 手術, 49:943-950, 1995.
5) 松本純夫: 서혜헤르니아·복벽반흔헤르니아 수복수술. 外科診療, 38:1067-1073, 1996.
6) 松本純夫, 川辺則彦, 水野有明, 白石天三, 鈴木啓一郎, 梅本俊治: 수술후 1주간의 환자관리, 수술방법별: 수술후 1주간의 환자관리. 복강경적 서혜헤르니아 수복술. 臨床外科, 50(증간호):271-275, 1995.

[松本 純夫]

III 서혜부 탈장의 수술수기

7. 복강경적 수술

[2] 복막외극에서의 접근

시작에 앞서

복막외극에서 접근하는 복강경적 서혜탈장수복술(totally extraperitoneal preperitoneal mesh repair: TEPP)[1~3]은 복잡하고 난해한 서혜부의 해부학적 구조를 완전히 이해하고, 노출시키면서 수술중에 정확한 진단을 내려주고, 탈장낭의 처리와 탈장문의 폐쇄를 확실하게 해주는 tension-free의 합리적인 수술방법이다. 필자는 언제나 zero에 가까운 낮은 재발률과 day surgery로서도 실시할 수 있을 정도의 신속한 회복을 약속하는 TEPP법을 성인의 서혜탈장에 대한 표준 수술방법이라고 생각한다.

본 항목에서는 TEPP법의 수술수기에 관한 실제를 사진을 이용하여 이해하기 쉽게 해설해 놓았다. 이 수술방법의 수기 습득을 목표로 하는 외과의들에게 도움이 되었으면 한다.

A 적응

18세 이상의 외서혜탈장, 내서혜탈장, 대퇴탈장 및 외방광상탈장(external supravesical hernia) 모두를 적응 대상으로 한다. 초발이나 재발된 경우에 관계없이 모두 적응 대상이 된다. 단, TEPP의 수술영역인 복막외극으로 들어가서 실시하는 수술(하복부 절개에 의한 전립선 수술 등)을 받은 기왕력이 있는 증례는 적응 대상에서 제외한다.

B 복막외극에서 본 서혜부의 국소해부학적 구조

탄산가스를 주입하여 압력을 가한 상태에서 복강경으로 복막외극에서 본 서혜부의 해부학적 구조에 대한 이해는 중요한 구조물들을 하나의 화상으로서, 더구나 확대된 상태로 관찰할 수 있기 때문에, 앞쪽에서 절개하여 들어가서 관찰할 수 있는 해부학적 구조와는 비교할 수 없을 정도로 쉽고 확실하다. 사진 1은 TEPP법의 시행에 있어서 중요한 서혜부의 해부학적 구조물 및 각종 탈장의 발생부위를 보여주고 있다.

본문 중에 게재된 사진은 특별한 언급이 없는 한 모두 오른쪽을 촬영한 것이다.

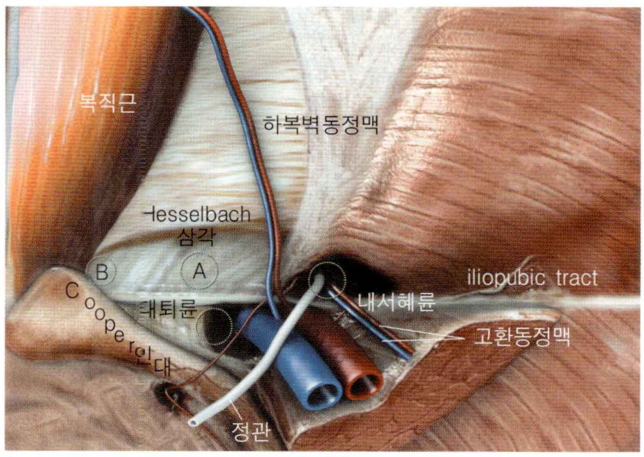

사진 1 복막외극에서 본 서혜부의 국소해부학적 구조 및 각종 탈장의 발생부위
내서혜륜에서 외서혜탈장이, Hesselbach 삼각에서 내서혜탈장(A)과 외방광상와탈장(B)이, 대퇴륜에서 대퇴탈장이 발생한다.

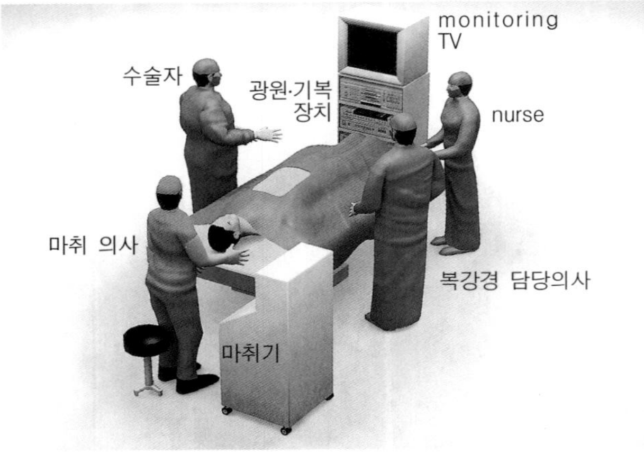

사진 2 스태프(Staff) 및 기기의 배치

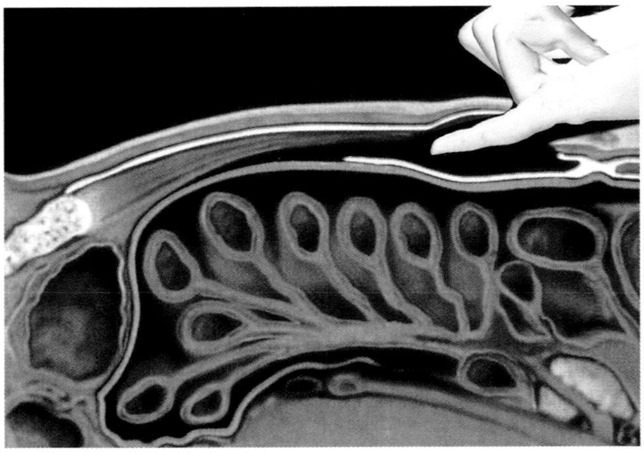

사진 3 복직근후초와 복직근 사이의 박리
새끼손가락으로 복직근을 복직근후초로부터 박리하고 있는 모습

C 수술실에서의 배치 · 체위 · 마취

수술자는 탈장의 반대쪽에 서고, 복강경을 담당하는 의사는 수술자와 마주보는 곳에 선다. 수술실에서의 staff들과 기구의 배치는 사진 2에서 보여주고 있다. 환자의 체위는 양쪽 팔을 몸통에 붙이고 누운 자세(배오-위)로 머리쪽이 약간 낮은 상태가 되게 한다. 마취는 기관내 삽관에 의한 전신마취 혹은 경막외마취를 실시한다.

D 수술수기

1. 수술을 하기 위한 공간으로서의 복막외극의 확보

배꼽 아래에 가로로 약 10mm의 피부절개를 실시한다.

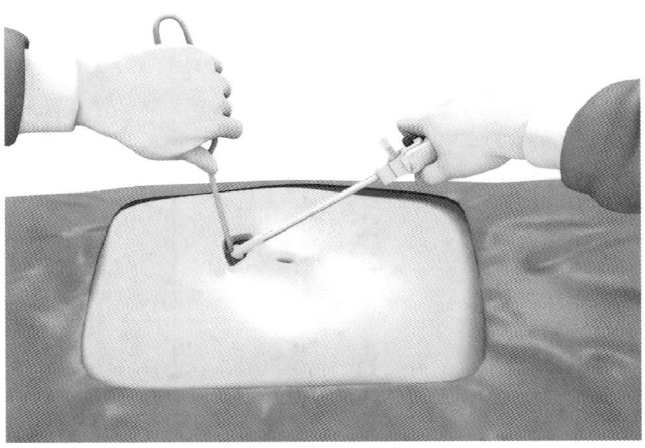

사진 4 PDB의 삽입
배꼽 아래의 절개창을 통해 복직근후초와 복직근 사이에 PDB를 삽입한다.

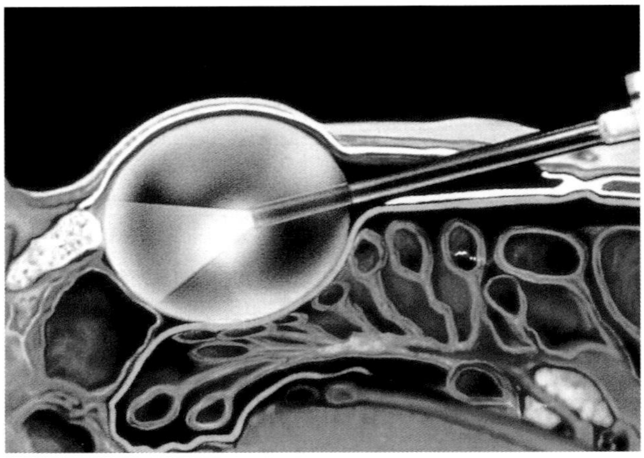

사진 5 PDB의 ballooning
zero degree laparoscope를 삽입한 상태에서 공기로 balloon을 팽창시킨다.

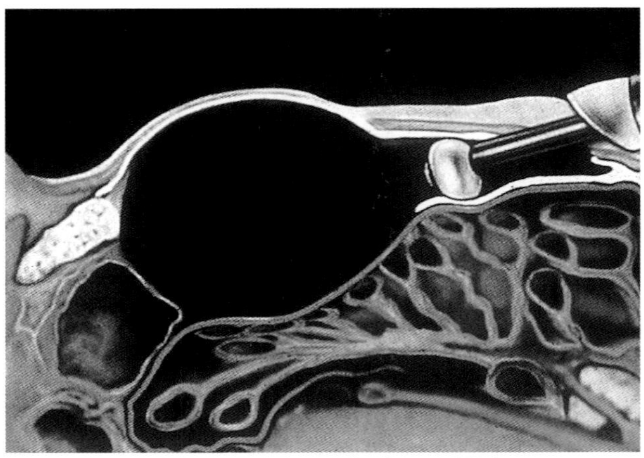

사진 6 복막외극 내에 압력을 가한다
PDB를 발거하고 Blunt tip trocar(BTT)를 삽입하여, 탄산가스로 복막외극 내에 압력을 가한다.

피하조직을 박리하고, 탈장쪽의 복직근전초를 가로로 10mm 정도 절개한다.

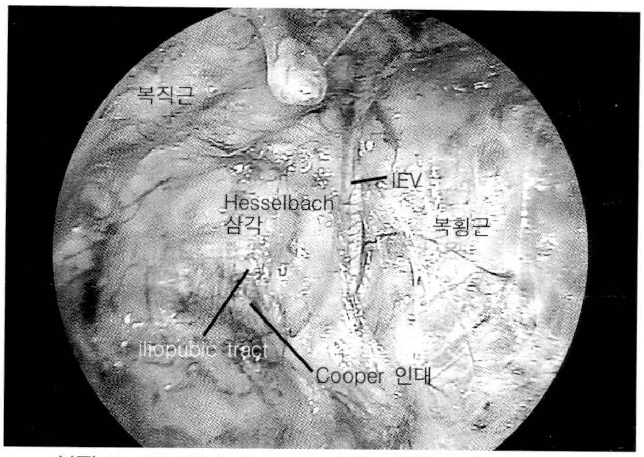

사진 7 PDB의 ballooning 직후 서혜부의 복강경 소견
PDB의 ballooning에 의해 하복벽동정맥(IEV)과 Coopr 인대, 복직근, 및 복횡근은 이미 박리, 노출되어 있다. 이 증례에서는 iliopubic tract도 확인된다.

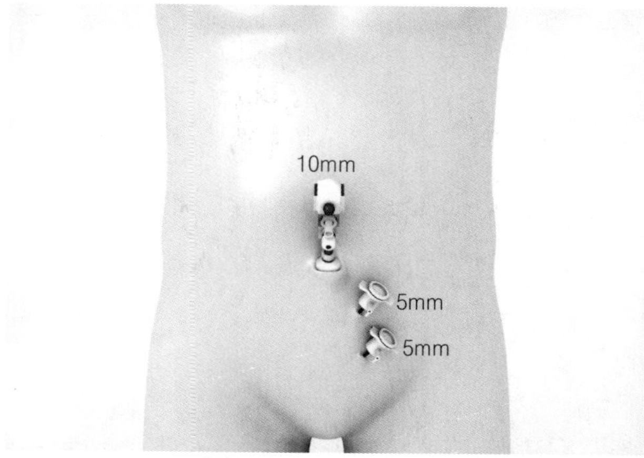

사진 8 Trocar의 삽입 부위
배꼽 아래의 10mm trocar 부위로 복강경을 삽입하고, 2개의 5mm trocar 부위로 삽입한 여러 가지 겸자로 수술을 진행한다.

양측 탈장이라면 좌우 어느 쪽의 복직근전초를 절개해도 좋다. 여기에서, 복직근후초와 복직근 사이를 새끼손가락과 retractor로 충분히 박리한다(사진 3). 이 부위를 통해 USS사 제품인 복막외극 확장 발룬(PDB1000, 이하 PDB라 함)을 삽입하여(사진 4) 정중선과 평행으로 치골결합(symphysis pubis)의 약간 가쪽으로 밀어 넣는다. 확실하게 복직근 아래에서 수평으로 들어가게 하는 것이 중요하다. PDB의 sleeve안에 직접 볼 수 있는 복강경(0° viewing laparoscope)을 넣은 상태에서, 본 제품의 부속품인 inflation valve로 30~40회 pumping하여 공기를 balloon 내에 넣어서 팽창시켜 복막외극을 확장한다(사진 5). 이어서 balloon내의 공기를 빼내고 PDB를 빼낸다. 같은 부위에 10mm의 복강경용 blunt tip trocar(BTT, USS사)를 삽입하고, 확장시킨 복막외극 내 공간의 압력이 약 10mmHg가 되게 탄산가스를 주입한다(사진 6). 이후의 조작에는 사시각 30°의 복강경(30 degree viewing laparoscope)을 사용한다.

2. 조작용 trocar의 삽입

PDB로 확장하고 탄산가스로 압력을 가한 복막외극에 복강경을 삽입하면 하복벽동정맥(inferior epigastric vessels: IEV)과 Cooper 인대, 복직근 및 복횡근은 이미 박리되어 노출되어 있으므로 쉽게 확인할 수 있다(사진 7). 여기에서, 우선 5mm의 조작용 trocar를 치골 상부에 1개, 배꼽과 치골의 중간 지점에 1개를 각각 삽입한다(사진 8). 탈장이 한쪽에만 있다면 약간 가쪽(탈장의 반대쪽)으로 비켜서 삽입하고, 양쪽에 있다면 정중선 상에 삽입한다.

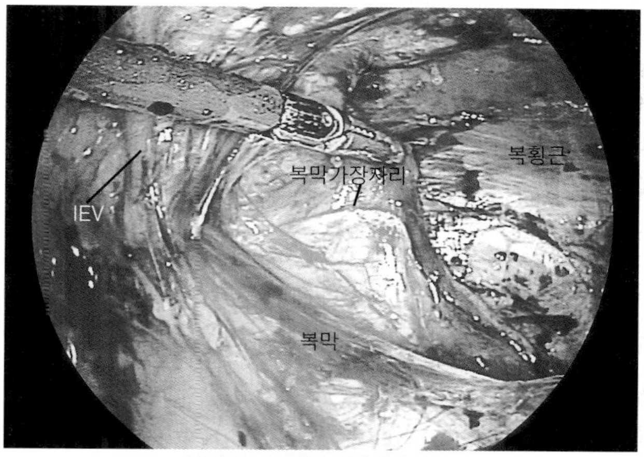

사진 9 복막가장자리의 확인
내서혜륜의 가쪽에 엷는 성긴 결합조직을 peanut forceps를 이용해 떼어내면 독특한 백석의 line으로 보이는 복막가장자리를 확인할 수 있다.

3. 겸자에 의한 서혜부의 추가 박리와 완전 노출

서혜부의 박리 및 노출의 마무리는 파지겸자(grasper forceps)와 endo peanut(USS사), endopath cherry dissector(J&J사)나 가위겸자(endo shears)를 사용한다. 통상적으로는 앞에서 기술한 것처럼 PDB의 ballooning으로 서혜부의 해부학적 구조가 대부분 명백해지기 때문에 이 수술을 하는 데에 있어서 중요한 구조물들을 덮고 있는 거친 결합조직을 약간만 박리하는 정도로 끝낸다. PDB에 의한 박리가 불충분한 경우에는 우선, 한가운데에서 치골을 찾고, 이 치골 가쪽으로 더듬듯이 박리해서 Cooper 인대를 노출시킨다. 이어서 외장골동정맥의 위치를 기준으로 하여 IEV의 주행을 찾아내어 박리, 노출시킨다. 이 때는 하복벽동맥의 박동도 참고가 된다.

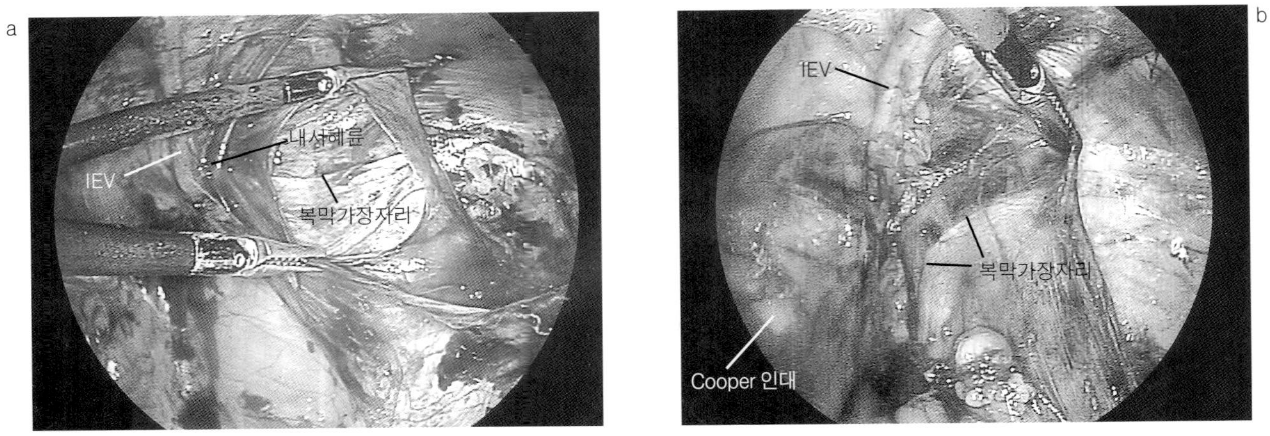

사진 10 복막가장자리를 따라 실시하는 탈장 수술중의 종류별 진단

복막가장자리를 가쪽에서부터 안쪽으로 연속적으로 더듬어 가면서 수술중에 정확한 탈장의 종류별 진단을 한다. 즉, 복막가장자리가 내서혜륜에서 텐트 모양으로 서혜관쪽으로 들어가면 외서혜탈장으로 진단한다(a). 복막가장자리가 내서혜륜의 부위를 그냥 지나쳐 가면 외서혜탈장은 존재하지 않는 것이다(b).

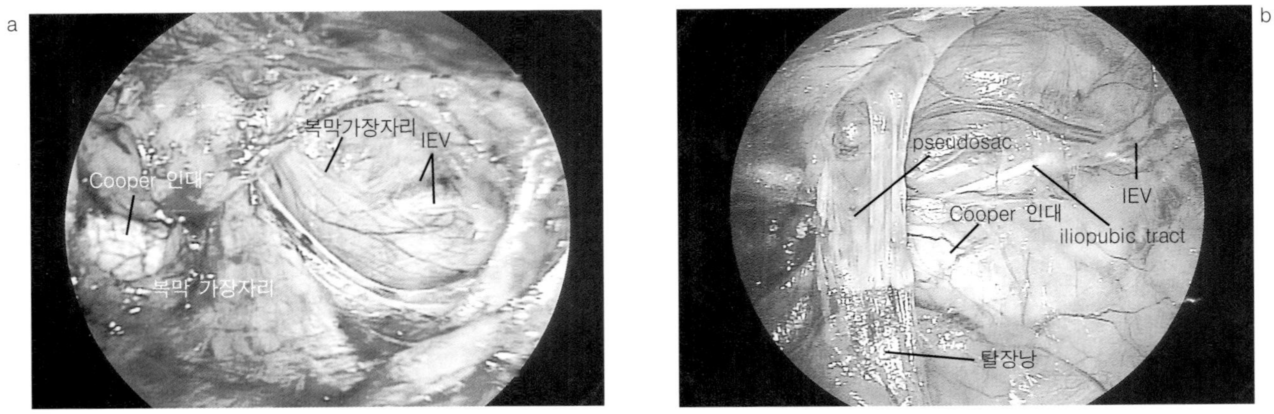

사진 11 복막가장자리를 따라 실시하는 탈장 수술중의 종류별 진단

복막가장자리가 Hesselbach 삼각으로 들어가면 내서혜탈장으로 진단한다(a, 주1 참조). 내서혜탈장은 실제로는 PDB의 ballooning에 의해 탈장낭이 반쯤 환납되어, 복횡근근막을 혀 모양으로 잡아당기는 것 같은 특징적인 소견, 즉 pseudosac을 보이는 경우가 많다(b).

4. 탈장 수술중의 종류별 진단

우선, IEV의 가쪽에서 복막가장자리(peritoneal edge)를 찾는다. 통상적으로 복막은 가쪽에서는 아래쪽으로 내서혜륜의 level까지, 앞에서 시행한 PDB의 ballooning으로 박리되어 아래로 내려가 있기 때문에 내서혜륜의 가쪽에 있는 거친 결합조직을 endo peanut로 떼어내면 독특한 백색의 line으로 나타나는 복막가장자리를 확인할 수 있다(사진 9). PDB의 ballooning으로 복막이 아래쪽으로 충분하게 박리되지 않은 경우에는 grasper forceps와 endo peanut로 복막을 복벽에서 박리하여 아래쪽으로 내려오게 하고 복막가장자리를 내서혜륜의 level에 놓는다. 이어서, 이 복막가장자리를 가쪽에서 안쪽, 즉 내서혜륜(inferior epigastric vessels〈IEV〉가 기준이 된다)쪽으로 더듬듯이 박리해 간다. 여기에서, 복막가장자리가 텐트 모양을 보이면서 서혜관쪽으로 들어가면 외서혜탈장으로 진단한다(사진 10a).

여기에서, 복막가장자리가 내서혜륜의 부위를 그냥 지나쳐 가면 외서혜탈장이 아니다(사진 10b). 이처럼 존재에 의한 진단만이 아니라 부정에 의한 진단을 내리는 것도 재발방지에 있어서 중요하다.

계속해서, 복막가장자리를 정중앙쪽으로 따라가다가

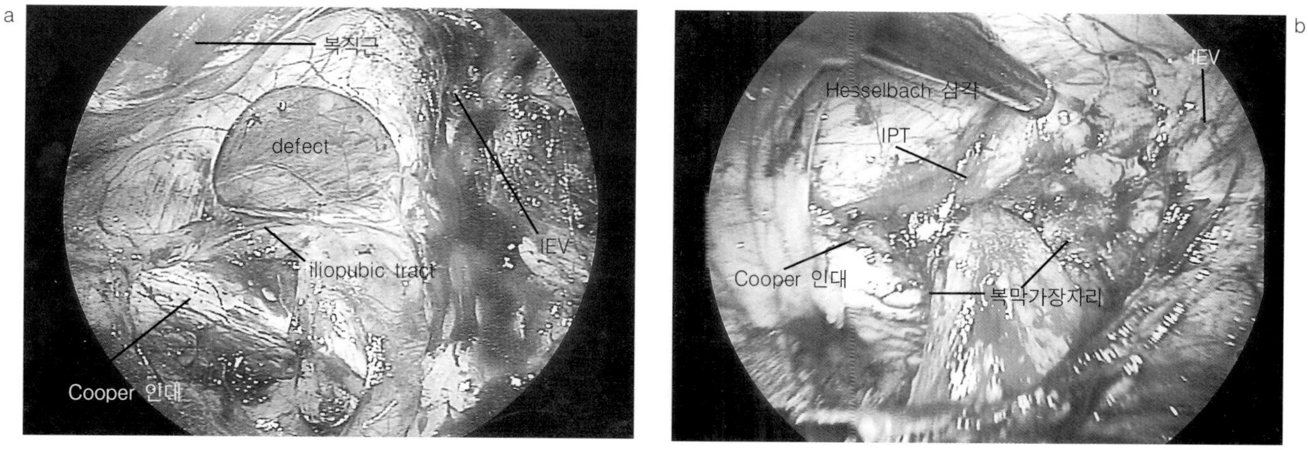

사진 12 복막가장자리를 따라 실시하는 탈장 수술중의 종류별 진단

내서혜탈장의 경우는, 때때로 PDB의 ballooning에 의해 탈장낭이 완전히 환납되어 복벽(Hesselbach 삼각)의 defect로서 나타나는 경우도 있다(a). 복막가장자리가 Cooper 인대의 위를 넘어가 iliopubic tract(IPT)의 아래로 들어가면 대퇴탈장으로 진단한다(b).

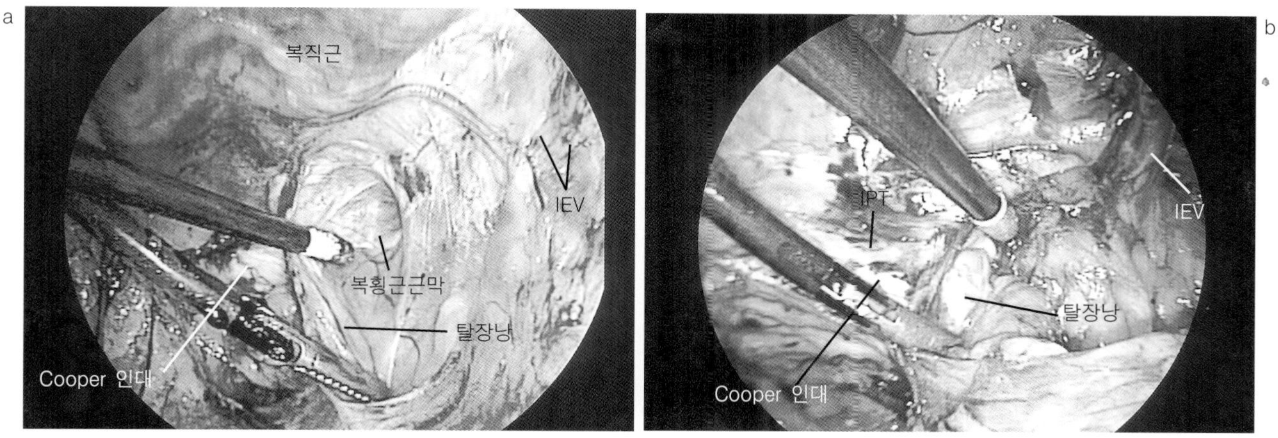

사진 13 탈장낭의 처리(내서혜탈장, 외방광상와탈장, 대퇴탈장)

내서혜탈장이나 외방광상와탈장의 탈장낭의 환납은 탈장낭을 수술자의 앞으로 가볍게 끌어당겨 겸자로 복횡근근막을 말아올리듯이 벗기면 간단하다(a). 대퇴탈장의 경우에는 약간 강하게 탈장낭을 수술자의 앞으로 끌어당기고 겸자로 탈장문의 위모서리를 들어올리듯이 가볍게 밀어주는 것이 탈장낭 환납의 요령이다(b).

복막가장자리가 Hesselbach 삼각으로 들어가면 내서혜탈장이다[주1](사진 11a). 내서혜탈장은 실제로는 PDB의 ballooning에 의해 탈장낭의 반 정도가 환납되어서 복횡근근막이 혀 모양으로 끌어당겨져 있는 특징적인 소견, 즉 pseudosac(사진 11b)을 보이는 경우가 압도적으로 많다. 또한, 때로는 탈장낭이 완전히 환납되어 복벽의 defect로 나타나는 경우도 있다(사진 12a).

복막가장자리가 복막의 팽륭으로 Cooper 인대의 위를 타고 넘어가 iliopubic tract(IPT)의 아래로 들어가면 대퇴탈장이다(사진 12b).

5. 탈장낭의 처리

1) 내서혜탈장과 외방광상탈장

파지겸자(grasper forceps)를 이용하여 Hesselbach 삼각의 복횡근근막으로부터 탈장낭을 박리하여 환납한다. 복횡근근막과 탈장낭을 이루는 복막은 매우 느슨하게 붙어 있기 때문에 박리조작이 지극히 간단하다.

주 1: 복막가장자리가 Hesselbach 삼각으로 들어가는 것은 실제로 내서혜탈장만이 아니고 외방광상탈장(external supravesical hernia)에서도 나타난다(사진 1 참조). 외방광상탈장은 Hesselbach 삼각의 안쪽 아래 부위에서 복직근에 인접하여 발생한다. 그러나 이 두 가지 탈장의 병태는 거의 같아 TEPP법에 의한 수복 시에는 특별히 구분할 필요가 없다.

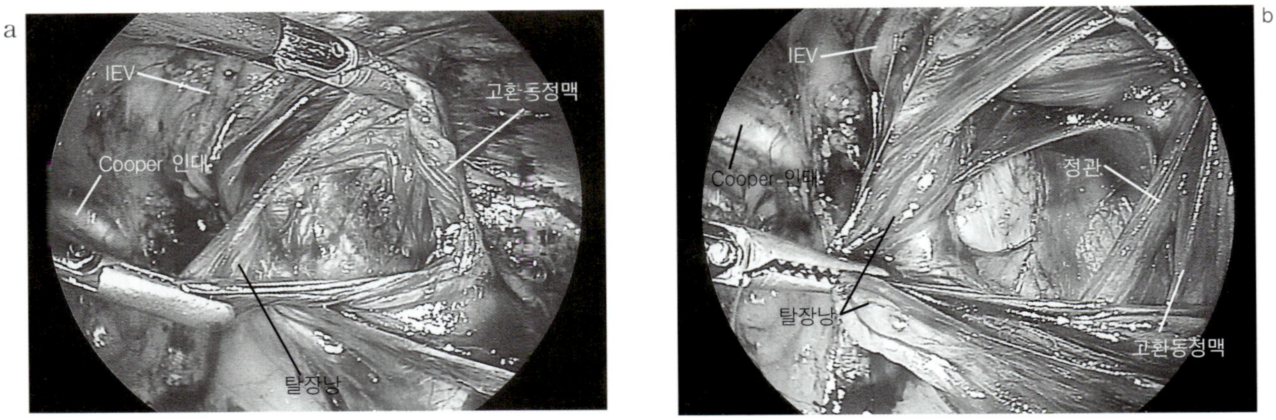

사진 14　탈장낭의 처리(외서혜탈장) - 정삭의 박리

탈장낭을 왼손의 파지겸자로 잡고 혈관이 포함된 지방조직을 오른손의 파지겸자로 떼어낸다. 처음에 박리되는 것은 반드시 고환동정맥이 된다(a). 계속 박리를 진행하여 정관을 탈장낭에서 떼어낸다(b).

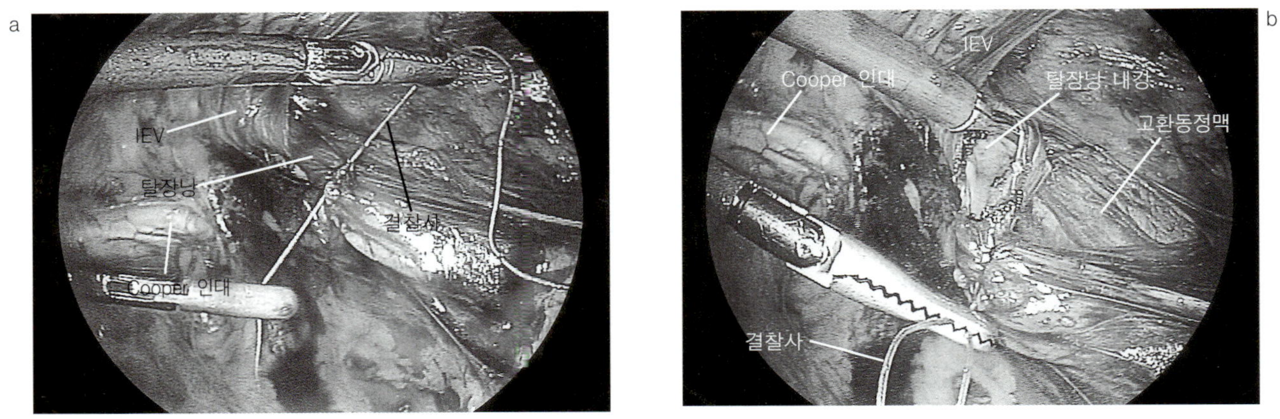

사진 15　탈장낭의 처리(외서혜탈장) - 탈장낭의 결찰, 절단

탈장낭이 전주성으로 빙 둘러서 박리되면 2-0 견(silk)사로 탈장낭을 내결찰하여 묶는다(a). 다음에는, 결찰 부위보다 말초쪽에서 탈장낭을 절단한다(b).

탈장낭을 왼손의 grasper forceps를 이용하여 수술자의 앞쪽으로 가볍게 끌어당기고 오른손의 endo peanut forceps나 grasper forceps로 복횡근근막을 말아 올리듯이 벗겨내면 된다(사진 13a). 탈장낭이 완전히 환납되면 탈장 부위는 복벽의 defect로 나타난다.

2) 대퇴탈장

Grasper forceps와 endo peanut를 이용하여 탈장문(대퇴륜) 근처에서 탈장낭 주위를 빙 둘러서 박리한다. 탈장낭의 바로 가쪽에는 외장골정맥이 있기 때문에 박리는 안쪽에서 시작하며 가쪽은 마지막으로 주의 깊게 실시한다. 이어서 탈장낭을 환납하는데 내서혜탈장이나 외방광상탈장의 경우보다는 조금 강하게 왼손의 grasper forceps로 탈장낭을 수술자의 앞쪽으로 끌어당기고 오른손의 endo peanut와 grasper forceps로 탈장문의 위모서리를 들어올리듯이 가볍게 밀어 주는 것이 요령이다(사진 13b). 탈장낭이 완전히 환납되면 탈장 부위는 tunnel 모양의 defect(대퇴관)로 나타난다.

3) 외서혜탈장

a. 정형적 방법

우선, 탈장낭으로부터 정삭(고환동정맥과 정관)을 떼어낸다. 이 조작은 가능한 한 탈장낭을 가쪽에서부터 빙 돌아 일주하는 방향으로 실시한다. 즉, 내서혜륜에서부터 서혜관 안으로 들어가는 탈장낭을 왼손의 grasper forceps로 잡고, 혈관을 포함한 지방조직을 오른손의

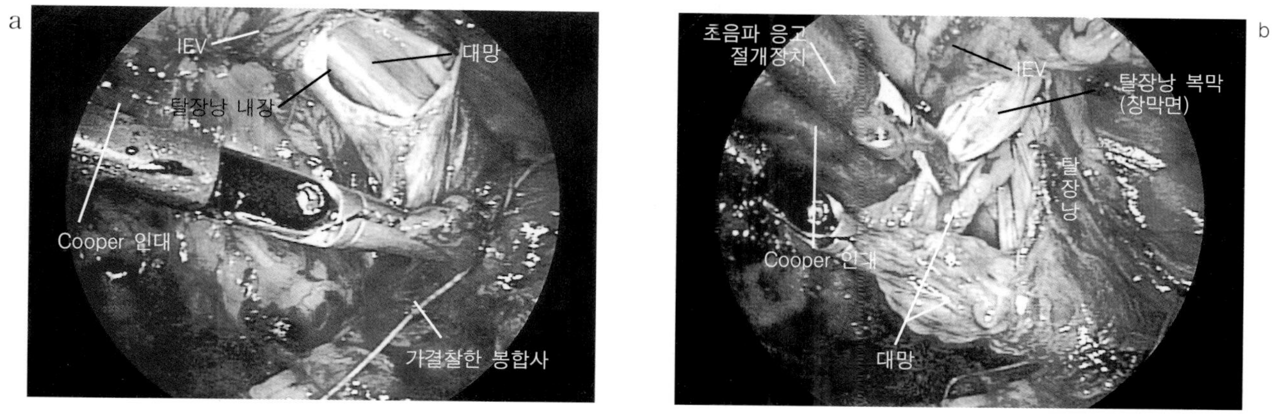

사진 16 탈장낭의 처리(외서혜탈장) - 탈장 내용물의 존재가 의심스런 증례

탈장낭 앞벽을 절개했더니 탈장낭 속에는 대망이 들어가 있다(a). 대망과 탈장낭 복막 사이의 유착을 초음파 응고 절개장치로 절단하는 모습을 보여주고 있다(b).

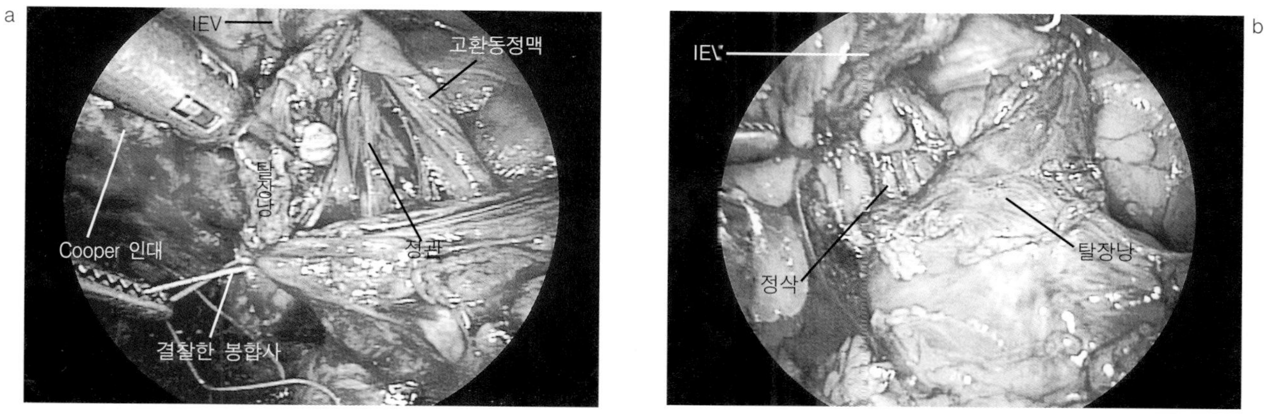

사진 17 탈장낭의 처리(외서혜탈장)-탈장 내용물이 의심스러운 증례

탈장내용물(대망)을 환납한 후, 가결찰한 것을 완전히 결찰하고 그 말초쪽에서 탈장낭을 절단한다(a). 활탈탈장인 경우에는 탈장낭을 말초까지 완전히 박리하고 탈장낭 째로 환납한다(b).

grasper forceps로 떼어낸다. 가장 먼저 박리되는 것은 항상 고환동정맥이다(사진 14a). 이어서, 탈장낭의 뒷면 가까이까지 따라가면 정관이 나타나는데, 이 정관을 박리하여 탈장낭에서 떼어낸다(사진 14b). 드물게 가쪽에서는 정관을 찾아내기가 어려운 경우가 있다. 이런 경우에는 탈장낭의 안쪽에서 정관을 찾아내어 박리한다. 그리고 나서 탈장낭을 탈장문 가까이에서 빙둘러 전주성으로 박리한다.

이어서, 20cm 길이의 2-0 견사로 탈장낭을 빙 돌려 내결찰로 묶는다(사진 15a). 결찰 부위보다 말초쪽에서 탈장낭을 절단한다. 탈장낭 안에 내용물이 없는 것은 결찰할 때의 감촉으로 거의 100% 알 수 있으나 확실하게 하기 위해 탈장낭의 앞벽을 조금 절개하여 내용물이 없다는 것을 확인하고 나서 완전히 절단하는 것이 중요하다(사진 15b). 여자의 경우에는 탈장낭을 자궁원삭과 함께 결찰하여 절단하면 용이하다.

b. 탈장낭 내에 있는 내용물의 존재가 의심스러운 경우에 실시하는 변법

탈장낭 가장자리를 빙 둘러 뜬 봉합사를 느슨하게 한 번만 가결찰한 후에, 될 수 있는 한 말초쪽에서 탈장낭의 앞벽을 endo shears로 가로절개하고[주2] 내용물을 확인한다(사진 16a).

내용물이 없으면 'a.' 와 같이 결찰 및 절단한다. 탈장 내용물이 있으면 겸자를 이용하여 복강 내로 환납해 준다.

주 2: 탈장낭을 절개하면 탄산가스가 복막외극에서 복강 내로 들어가 TEPP의 시야가 사라져 버린다고 믿고 있으나, 서혜부의 박리를 모두 끝내고 나서 탈장낭을 절개하면 TEPP을 계속하여 진행하는 데에 아무런 지장이 없다. 시야가 조금 좁아진 느낌이 들면 20G eraster needle을 상복부에서 복강 내로 1~2개 천자하여 유치하면 된다.

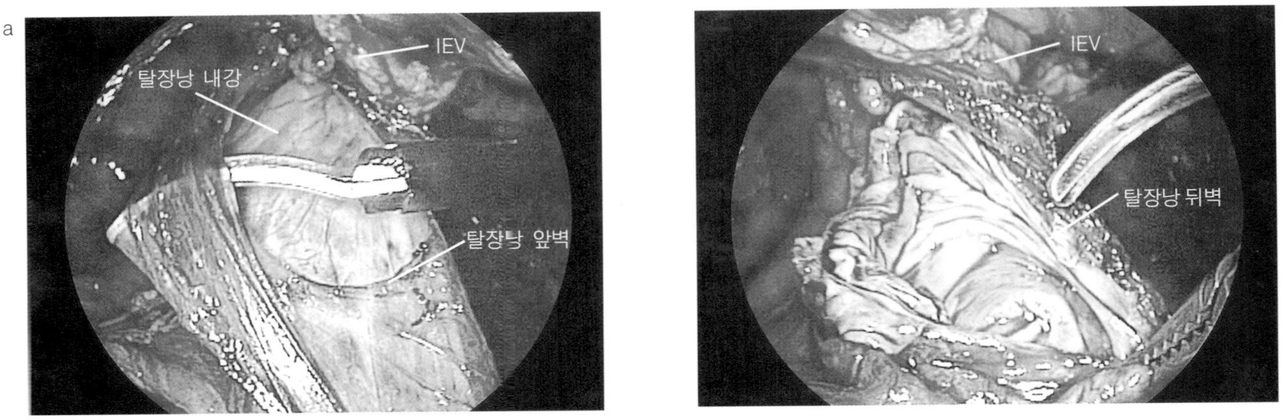

사진 18 탈장낭의 처리 (외서혜탈장) - 거대한 외서혜탈장의 증례(왼쪽 예)

탈장낭 앞벽을 가로로 절개하여 탈장낭이 확대된 정도를 복강쪽에서 관찰한다(a). 앞벽의 절개창에 이어서 탈장낭의 뒤벽을 절단한다(b).

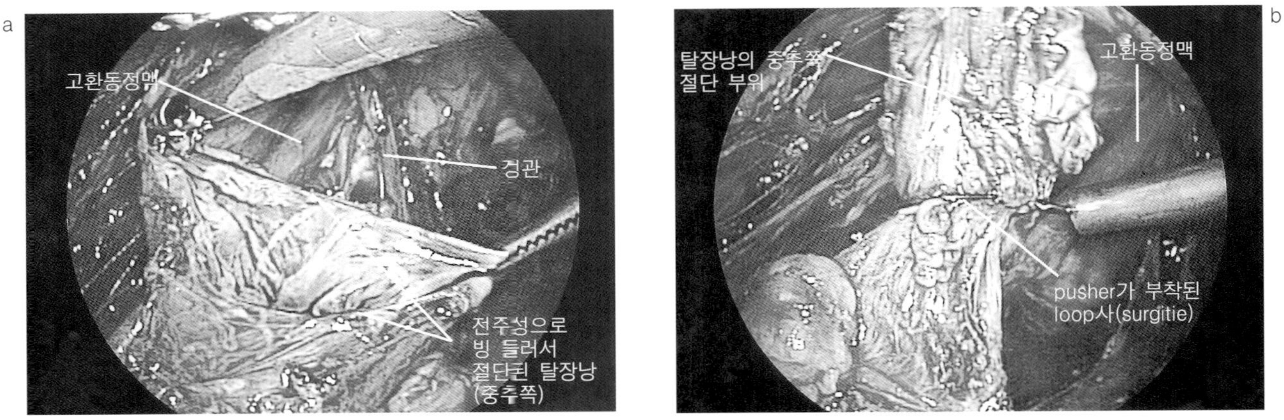

사진 19 탈장낭의 처리(외서혜탈장) - 거대한 외서혜탈장의 증례(왼쪽 예)

탈장낭 뒤벽을 완전히 절단한 후에 정관과 고환동정맥을 탈장낭에서 떼어내면 탈장낭은 결과적으로 완전히 박리, 절단된다(a). 탈장낭의 중추쪽 절단 부위를 pusher가 부착된 loop사(surgitie)로 폐쇄하는 모습이다(b).

탈장 내용물과 탈장낭 사이에 유착이 있으면 조심스럽게 떼어내서 환납해 준다(사진 16b). 여기에서 가결찰을 완전히 결찰하고 탈장낭을 완전히 절단한다(사진 17a). 탈장내용물이 결장이나 난소인 활탈탈장(미끄럼탈장; sliding hernia)인 경우에는 내용물의 완전한 환납이 불가능하기 때문에 탈장낭을 말초까지 전부 박리하여 탈장낭 째 환납한다(사진 17b). 탈장낭의 절개연은 clip으로 폐쇄한다.

c. 거대 외서혜탈장에서 탈장낭을 한바퀴 빙 둘러서 박리하기가 곤란한 경우의 대처법

탈장낭의 앞벽을 가로절개하여 탈장낭이 확대된 정도를 복강쪽에서 관찰한다(사진 18a). 다음으로, 앞벽의 절개창에 이어서 뒤벽을 절단한다(사진 18b). 이 때, 뒤벽의 모든 층을 한번에 자르면 깊은 곳에 있는 정삭이 손상될 위험이 있기 때문에, endo shears를 장막쪽(탈장낭의 안쪽 면)에서 갖다 대듯이 하여 자르는 것이 요령이다. 뒤벽을 모두 절단한 후, 더 깊은 곳의 조직을 박리하면 정관과 고환동정맥이 쉽게 나타난다. 이 정관과 고환동정맥을 탈장낭에서 떼어내면 탈장낭은 결과적으로 완전히 박리되고 절단되게 된다(사진 19a). 탈장낭의 중추쪽 잘린 부분은 knot pusher가 부착된 loop사(surgitie·USS사, endoloop·J&J사)로 결찰하거나 straight needle이 부착된 3-0 흡수사로 연속봉합하여 폐쇄한다(사진 19b).

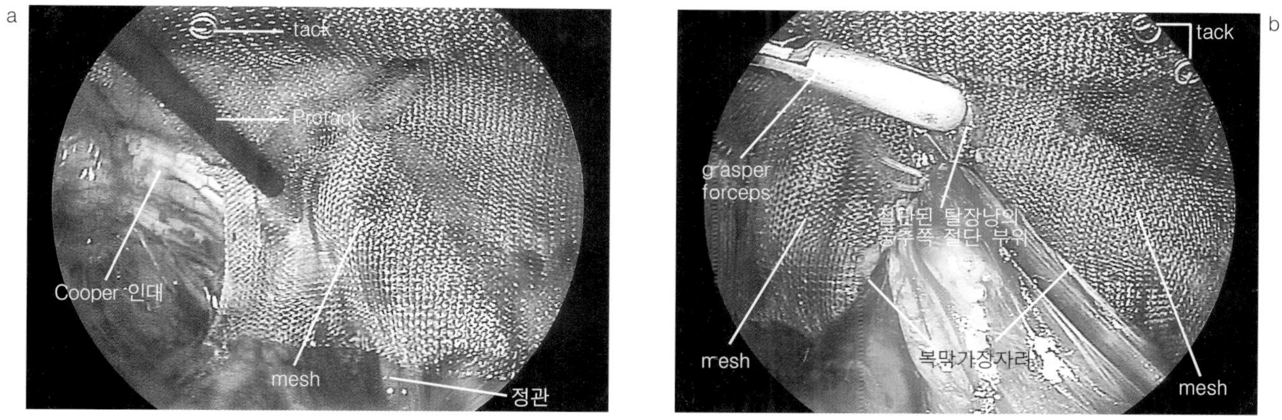

사진 20 Mesh의 서혜부 고정 및 복막외극의 탈기

Mesh를 복횡근건막궁의 위쪽 및 내서혜륜 위쪽의 복횡근건막과 복횡근, 그리고 내서혜륜의 가쪽, IPT, Cooper 인대, 복직근을 충분히 덮을 수 있게 펼치고, Protack로 고정한다(a). 복막이 mesh의 위에 바르게 위치할 수 있게 파지겸자(grasper forceps)로 복막가장자리를 들어올린 다음 복막외극에서 탄산가스를 제거한다(b).

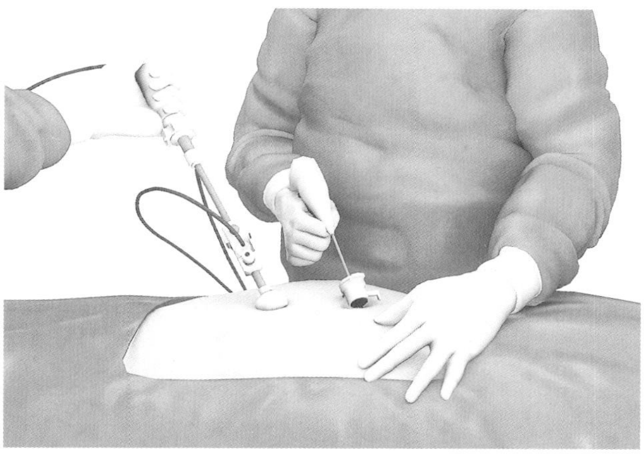

사진 21 안전한 Protack의 사용법

Mesh를 고정시키기 위해서 바짝 댄 Protack의 앞쪽 끝을 촉지하면서 IPT보다 위쪽이라는 것을 확인하고 있다.

6. 탈장문의 폐쇄

탈장문의 폐쇄에는 장방형의 polypropylene mesh (surgipro mesh, 13×8cm·USS사)를 사용한다. mesh를 삽입할 때에는 복강경용 trocar보다는 blind로 넣는다. 우선, mesh의 네 모퉁이 중 한 모퉁이를 겸자로 꽉 잡고 trocar의 안을 통해서 복막외극에까지 삽입한다. 다음에는 2개의 grasper forceps를 이용하여 mesh를 완전하게 펼쳐 서혜부에 깔아준다. mesh가 복횡근건막궁의 위쪽과 내서혜륜의 위쪽에 있는 복횡근건막이나 복횡근, 그리고 내서혜륜의 가쪽, IPT(Iliopubic tract), Cooper 인대 및 복직근을 충분히 덮고 있는지 확인한다.

Mesh를 서혜부에 고정하는 데에는 나선형의 tack를 사용하는 stapling system인 Protack(USS사)를 사용한다. 고정은 Cooper 인대에 1~2개, 복횡근건막궁의 위쪽 및 복횡근건막과 복횡근에 3~5개의 tack를 박는다(사진 20a). 신경을 손상시킬 위험이 있으므로 가쪽에서는 IPT 아래쪽에는 절대로 박지 말아야 한다. Mesh에 바짝 눌러댄 Protack의 앞쪽 끝 부분이 복벽 위에서 촉지되는 것을 확인하면서 Protack를 박으면, 박는 부분이 IPT보다 위쪽이므로 신경손상의 위험이 없다(사진 21).

7. 복막외극 안의 탄산가스 제거

이 작업에서의 요점은 복막외극 안에 있는 탄산가스를 제거할 때에 복막이 mesh의 뒤로 들어가지 않도록 하는 것이다. 우선, 어느 쪽이든 한 쪽의 5mm trocar를 통해 집어넣은 grasper forceps로 복막가장자리를 들어올린 다음(사진 20b), 탄산가스의 주입을 중지하고 다른 쪽의 5mm trocar를 빼낸다. 이어서 복막가장자리를 들어올리고 있는 grasper forceps를 그대로 넣어둔 채로, 함께 있던 5mm trocar만 발거하여 복막외극 내의 탄산가스가 잘 빠져 나오게 한다(양측 탈장의 경우에는 2개의 grasper forceps는 좌우의 복막가장자리를 들어올리기 위해 넣어 두었으므로 그대로 두고, 2개의 5mm trocar만을 빼낸다). 탄산가스를 제거함과 동시에 복막이 mesh 위에 바르게 놓이는 모습을 마지막까지 복강경으로 관찰하고나서 복강경을 빼내고 계속해서 grasper forceps와 복강경용 trocar를 빼낸다.

8. Trocar 창상의 처치

배꼽 아래의 10mm trocar 창상은 2~3바늘로 복직근 전초를 봉합한 후에 피부를 봉합하여 폐쇄한다. 5mm의 trocar 창상은 피부만 봉합해 주는 것으로 충분하다. 환자가 봉합사를 제거하기 위해 다시 병원에 오는 것을 원하지 않는 경우에는 피부를 피하매몰봉합한 후에 테이프로 폐쇄, 고정해 준다.

9. 수술후 관리

수술이 끝난 후, 3시간 동안 관찰하여 이상이 없으면 자유롭게 경구 섭취나 운동을 하게 한다. 수술후 동통은 있어도 경미하므로 진통제가 필요한 경우는 없다. 필자의 병원에서는 수술후 1일째에 퇴원시키는 것을 원칙으로 하고 있으나 환자의 희망에 따라서는 수술 당일의 퇴원도 허가하고 있다.

요약

복막외극으로 접근하는 복강경적 서혜탈장 수복술(TEPP)의 수술수기에 대해서 사진을 이용하여 이해하기 쉽게 설명하였다. 난해한 서혜부의 해부학적 구조를 완전히 이해하고 실시하는, 이론적이고 실제적인 TEPP에 의해 비로소 이상적인 서혜탈장의 수술이 가능해졌다. 이 완벽한 수술방법에서 느껴지는 감동을 독자 여러 분들과 공유하고 싶고, 또한 TEPP이 더욱 더 보급되기를 기대하는 바이다.

문헌

1) 池田正仁: 복막외극으로 접근하는 복강경적 서혜헤르니아수술. 手術, 53:719-726, 1999.
2) 池田正仁: 복강경적 서혜헤르니아 수술. 복막외접근. 外科, 63: 935-939, 2001.
3) 池田正仁: TEPP(복막외극 접근). 消化器外科, 25: 455-463, 2002.

[池田 正仁]

III 서혜부 탈장의 수술수기

Comment: 세경겸자를 이용한 TAPP법

A 세경겸자 TAPP법의 특징

복강경적 탈장 수복술인 경복적전복막(TAPP)법의 이점으로는 미용적으로 우수하다는 점, 수술후 통증을 경감시킬 수 있다는 점, 탈장 부위의 진단이 용이하다는 점, 양측성인 경우나 재발된 경우에 대처하기 쉽다는 점 등을 들 수 있다. 한편, 단점으로는 수술비용이 많이 든다는 점, 천자부 탈장이나 장폐쇄 등의 합병증이 가끔 발생된다는 점을 들 수 있다.

세경겸자 TAPP법은 장점을 보다 크게 하면서 단점을 작게 할 수 있는 수술방법이다. 즉, 장점인 미용성이나 창상 통증의 경감 정도는 증폭된다. 단점인 비용면에서는, 세경 trocar를 사용하는 것과 복막을 바늘이 부착된 봉합사로 봉합하기 때문에 종래의 TAPP법보다 비용이 적게 들어가게 된다. 또한 trocar가 가늘기 때문에 천자부위에 탈장이 발생되는 경우가 거의 없다. 바늘이 부착된 봉합사로 절개된 복막을 봉합하기 때문에 봉합선이 깨끗하고 유착에 의한 장폐쇄가 발생할 가능성도 적다. 새롭게 추가된 결점이라고 하면 복강경하에서 봉합하는 기술을 습득해야 한다는 점이지만, 내시경을 사용하는 외과의라면 봉합은 당연히 익혀야 하는 기술이라고 생각한다.

B 환자의 수술전 준비와 필요한 기구

환자의 수술 전 준비는 종래의 TAPP법과 같다. 기구로는 기복침, 구경 5mm의 사시형 복강경, 구경 5mm의 trocar 2개, 구경 3mm의 trocar 1개, 구경 5mm의 박리겸자(dissector)와 가위겸자(shears), 구경 3mm의 박리겸자, polyester mesh, tacker(Protack, Tyco), 결찰을 밀어 넣는 겸자(knot pusher), 바늘이 부착된 3-0의 긴 봉합사가 필요하다.

C 수술수기의 특징

기본적으로 종래의 TAPP법과 다른 점은 없다. 다른 점들간을 아래에 기술하겠다.

1. Closed method로 기복 만들기

기복침을 이용하여 배꼽 아래에서 closed method로 기복을 만든다(사진 1). 복강내압이 8mmHg가 되게 기복을 만든 후에 배꼽아래에 구경 5mm의 trocar를 찔러 넣고 구경 5mm의 복강경을 삽입한다. 이어서, 복강경으로 관찰을 하면서 배꼽 level에서 복직근 오른쪽의 가쪽모서리에 구경 5mm의 trocar를, 복직근 왼쪽의 가쪽모서리에 구경 3mm의 trocar를 삽입한다(사진 2).

2. Mesh의 복강내 삽입과 고정

Mesh는 구경 5mm의 trocar를 통해 삽입할 수 있는 polyester제의 mesh를 사용한다. 삽입한 mesh를 Cooper 인대, iliopubic tract 및 횡복근건막에 tacker로 고정한다(사진 3). mesh는 부드럽기 때문에 고정하기가 쉽다.

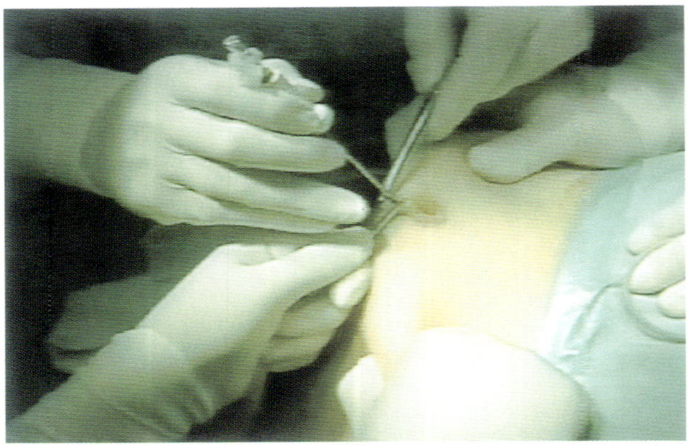

사진 1 기복침을 배꼽 아래에 천자하여 기복을 만든다.

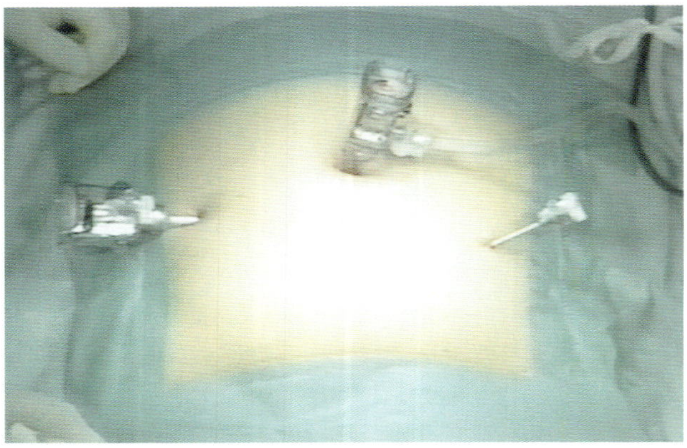

사진 2 3개의 trocar(5mm, 5mm, 3mm)를 찔러 놓는다(위쪽이 머리쪽).

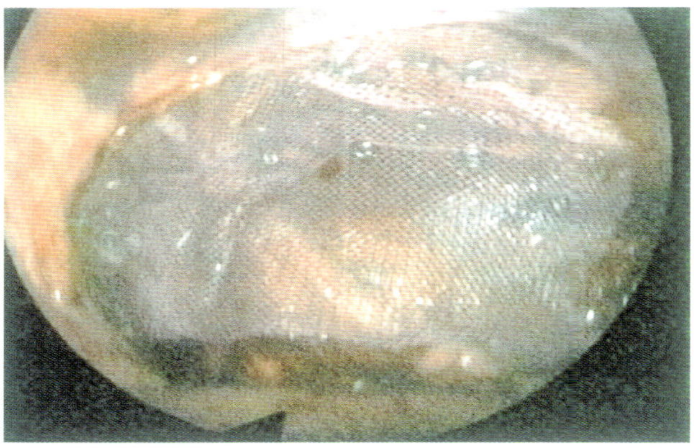

사진 3 Tacker를 이용해서 mesh를 고정한다.

3. 복막의 폐쇄

바늘이 부착된 3-0 견사를 사용하여 약 10바늘의 단속봉합(interrupted suture)으로 복막을 폐쇄한다. 매듭을 체외에서 만들어 knot pusher로 결찰하는 체외식 결찰을 하는 것이 쉽다. 익숙해지면 약 15분에 봉합을 끝낼 수 있다(사진 4).

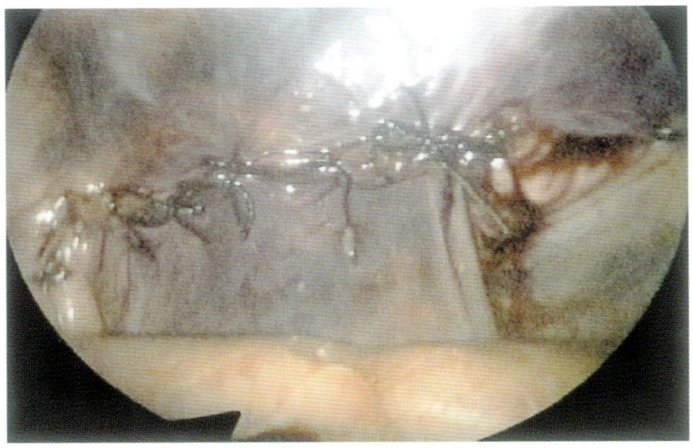

사진 4 바늘이 부착된 봉합사로 복막을 단속봉합해서 폐쇄한다.

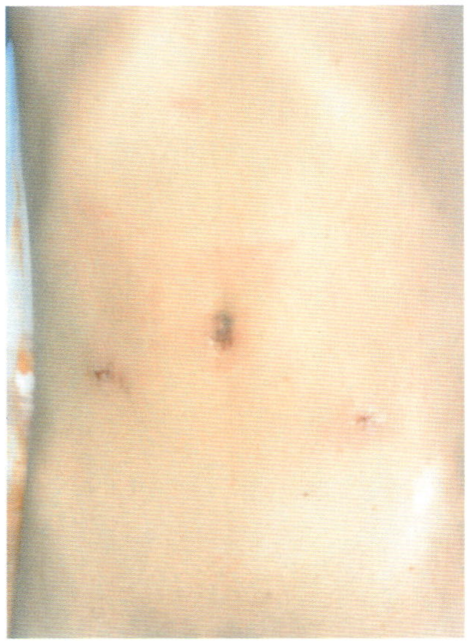

사진 5 수술 직후의 창상

4. 피부 봉합

진피를 흡수사로 매몰봉합하고 Dermabond (Ethicon)를 도포한다. 수술후에 창상처치는 하지 않는다(사진 5).

D 치료 성적

한쪽 탈장에 대해 종래의 기구를 사용하여 실시한 TAPP법의 군(n=50)과 세경기구를 사용한 TAPP법의 군(n=65)을 비교하였다(표 1). 세경기구를 사용한 군에서의 수술시간은 더 길었지만 수술후 진통제의 사용량이 감소되었고 수술후 입원기간이 단축되었다. 사진 6은 수술후 6개월이 지난 뒤의 창상부위이다. 미용적인 면에서 이점이 탁월하다.

표 1. 한쪽 탈장에서의 치료 성적의 비교

	종래의 기구 사용 (n=50)	세경기구 사용 (n=65)	p값
수술시간(분)	89.6±26.7 (45~157)	102.3±24.2 (55~159)	0.0086
진통제 사용 증례	33(60.0%)	12(18.5%)	<0.0001
수술후 입원기간(일)	5.7±1.7 (2~11)	3.6±1.3 (2~7)	<0.0001
수술후 합병증	9(18.0%)	4(6.2%)	NS
탈장 재발	3(6.0%)	1(1.5%)	NS

NS: not significant

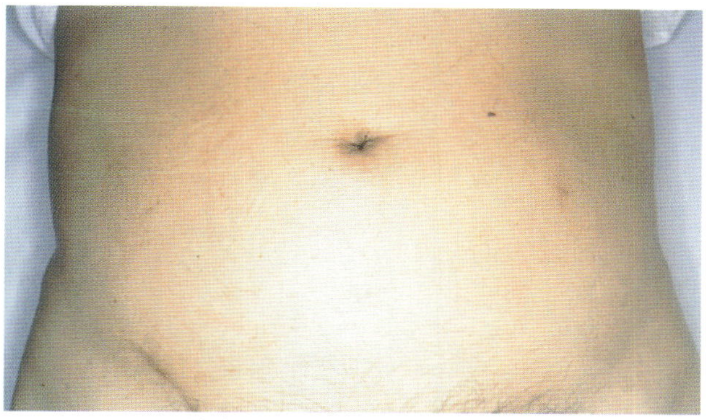

사진 6 수술후 6개월 째의 복벽

수술창은 보이지 않는다. 약 2년 전에 종래의 방법으로 시행하는 우측 서혜탈장의 수술창(사진 오른쪽 아래)과 비교하면 미용적으로 유리하다는 것이 증명된다.

E 마츠모토(松本純夫) 선생과 이케다(池田正仁) 선생의 수술방법에 대한 논평

마츠모토 선생은 TAPP법을 일본에서 처음으로 실시했던 사람으로 풍부한 경험을 바탕으로 TAPP법의 수기를 이해하기 쉽게 설명하였다. 이번의 마츠모토 선생의 수기에 있어서의 큰 특징은 바늘이 부착된 봉합사를 사용하여 연속봉합으로 복막을 폐쇄하였다는 점이다. TAPP법은 탈장의 진단이 용이하고 확실하다는 점, 양측 탈장이나 거대 탈장, 혹은 재발성 탈장에도 적용하기 쉽다는 점 등 많은 이점을 가지고 있다. 그럼에도 불구하고 많이 실시되고 있지 않는 것은 천자 부위의 탈장이나, 복막의 폐쇄 부위로 장관이 유착되어 장폐쇄가 발생하는 등의 합병증 발생이 하나의 원인일 것이다. 바늘이 부착된 봉합사를 사용하여 복막을 폐쇄하였기 때문에 이러한 합병증은 감소될 것이라고 생각한다.

이케다 선생은 복막외극전복막법(TEPP)을 매우 상세하고 이해하기 쉽게 설명하였다. 특히 TEPP법에서 어렵다고 하는 복막외극 내로 들어가는 방법, 탈장 수술중의 감별진단, 탈장낭의 처리방법 등에 대한 설명은 상세하여 이해하기가 쉽다. 이 수술방법의 완성도는 매우 높고, 그다지 TEPP법에 익숙하지 않은 필자도 곧 바로 해낼 수 있다는 느낌이 들었다.

그러나, 주의해야 할 것은 서혜부를 형성하는 구조물의 용어이다. 안쪽 배꼽주름(plica umbilicalis medialis)에 상당하는 것으로 복막의 내측에는 제동맥삭(가쪽 배꼽인대, ligamentum umbilicale laterale)이 있고 가쪽 배꼽주름(plica umbilicalis lateralis)에 상당하는 것으로 하복벽동정맥이 있다. plica와 ligamentum은 다른 부위에서는 같은 의미로 사용되고 있는 경우도 있기 때문에 더욱 혼란스럽다. 마츠모토 선생의 그림 4(p.123)에서는 설명문에 기재된 내측배꼽주름(plica)과 그림 중의 가쪽 배꼽인대(ligamentum)는 같은 구조물을 가리킨다(물론 둘 다 바른 용어이다).

앞쪽에서 접근하는 방법에서도 mesh를 사용하는 수복술이 주류가 되고 있다. 복강경적 접근에 의한 mesh repair도 다시 한번 검토해 보는 것이 좋지 않을까 하는 생각이 든다.

문헌

1) 일본내시경외과학회 용어 위원회 : 내시경외과용어집, 제1판, 醫學書院, 東京, 1999, p163.

[木村 泰三, 鈴木 憲次, 和田 英俊, 川辺 昭浩]

III 서혜부 탈장의 수술수기

8. 소아의 서혜탈장 수술

A 소아의 서혜탈장 수술에 대한 기본적인 견해

소아에서 발생되는 서혜부 탈장은 대부분의 경우가 외서혜탈장으로, 내서혜탈장이나 대퇴탈장은 극히 드물다. 1세 미만에 발생되고 남자아이에 많으며 오른쪽에 많다는 특징이 있다[1]. 성인에서 발생되는 서혜탈장의 발병기전과는 달리 열린복막초상돌기(patent processus vaginalis)라는 선천적 인자가 원인으로 발병한다고 생각되기 때문에, 성인의 경우에 필수적으로 실시하는 서혜관의 보강이 필요하지 않아서 Potts법(서혜관을 개방할 때에 외서혜륜을 절개하지 않는 방법), Lucas-Championniere법(외서혜륜을 절개하여 서혜관을 개방하는 방법), Mitchell-Banks법(서혜관을 개방하지 않고 외서혜륜을 통해 정삭을 견인하여 처리하는 방법) 등과 같은 탈장낭의 고위 결찰만을 실시하는 수술방법으로, 소아에서는 충분한 치료효과를 얻을 수 있다.

수술 시기는 자연 치유의 가능성, 전신마취의 위험성, 감돈(incarceration)의 기왕력 등에 의해 판단한다. 진단이 내려지면 즉시 수술을 하는 것이 일반적이지만 감돈의 기왕력이 없으면 생후 3개월까지는 경과관찰을 한다는 것을 방침으로 하는 병원도 적지 않다.

입원기간에 대해서는, 수술 전날에 입원해서 수술 다음 날에 퇴원하는 2박 3일 코스 외에 수술 당일에 입원해서 수술을 받고, 수술후 몇 시간 동안의 관찰을 거쳐 퇴원하는 day surgery도 실시되고 있다.

B 수술시의 요점

소아의 서혜탈장 수술이라고 해도 나이에 따라서 그 난이도가 다르다. 작은 피부절개로 실시하기 때문에 아동(연장아)에서조차 때때로 탈장낭에 도달하는 과정이 순조롭지 못한 경우가 있어서 해부학적인 자표를 차례대로 확인하면서 수술을 진행해 나가는 것이 소아 서혜탈장 수술의 요점이라고 할 수 있다.

1. 탈장낭에 도달하기 위한 지표

내서혜륜에 이르는 가장 짧은 경로를 선택하는 것이 원칙이며, 그렇게 하기 위해서는 적절한 부위에 작은 피부절개를 하는 것과 이 피부절개를 충분히 slide시키면서 천근막(Scarpa's fascia), 외복사근건막, 서혜인대(inguinal ligament), 외서혜륜을 확실하게 판별하면서 수술을 진행하는 것이 중요하다. 서혜관을 확인하여 절개한 다음에 장골서혜신경(ilioinguinal nerve)을 지표로 하여 정삭(spermatic cord)의 주행을 확인하고, 정관·고환동정맥과 탈장낭의 위치관계를 인식한 다음에 박리조작으로 진행한다.

2. 정관·고환동정맥과 탈장낭의 위치관계

정삭(spermatic cord)은 고환거근(cremaster muscle), 내정삭근막(internal spermatic fascia), 고환동정맥(testicular vessels), 정관(vas) 및 탈장낭으로 이루어져 있으며, 그 단면은 그림 1과 같다. 탈장낭의 박리는 정삭의

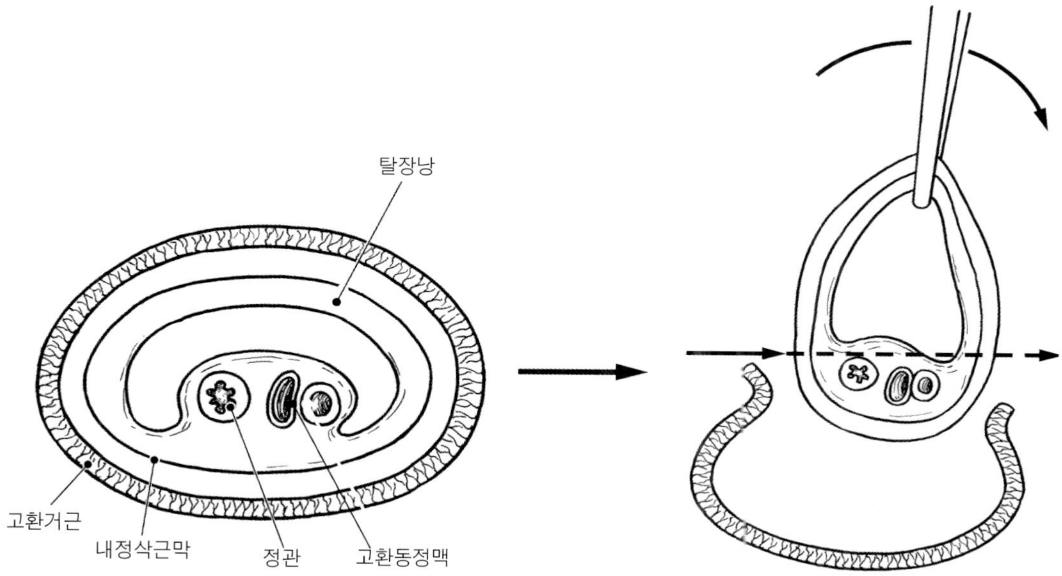

그림 1 정삭의 단면 (정관·고환동정맥과 탈장낭의 위치 관계)

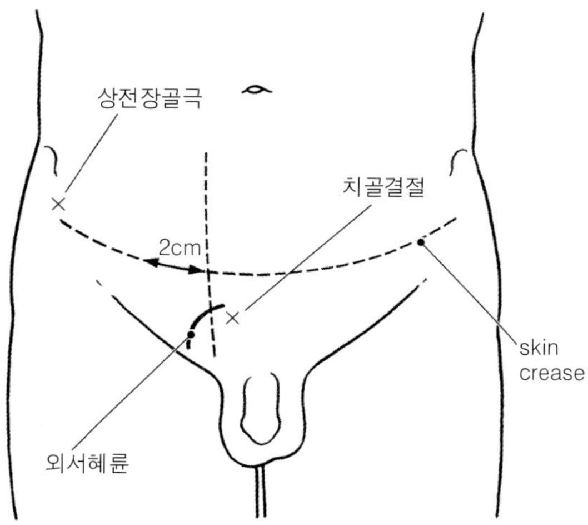

그림 2 피부절개

앞면에서 Pean forceps로 탈장낭을 잡는 것으로 시작하며, 이어서 정삭 전체를 회전시키면서 고환동정맥·정관 사이의 박리해야 할 면(그림 1 화살표)이 위아래 방향에 위치되도록 하여 각각을 좌우로 견인하면서 박리를 진행하면 쉽게 orientation이 이루어진다.

3. 고위 결찰이라는 말의 의미

내서혜륜은 복막전지방조직이 나타난다는 것과 탈장낭에서 가까운 쪽이 텐트 모양으로 넓어진다는 것, 탈장낭의 내하측에 하복벽동정맥이 존재한다는 소견 등에 의해 확인된다. 그리고 내서혜륜의 바로 윗부분(5mm 이내)에서 탈장낭을 결찰한다고 해서 "고위 결찰"이라고 한다. 아래에 수술방법을 상세하게 설명한다.

C 표준적인 수술방법

1. 마취, 체위, 소독

수술은 전신마취 하에서 실시한다. 똑바로 눕게 한(supine position) 다음 허리 부분에 타올을 넣고 하복부로부터 서혜부를 펴게 하는데, 이것은 신경구(nerve hook)를 이용하여 수술부위(operation field)를 전개시킬 때 도움이 된다. 피부의 소독은 배꼽의 위쪽에서부터 대퇴 부위까지 넓게 하며 음낭의 아래에는 멸균 타올을 깔아둔다. 다음은 남자 아이의 우측 서혜탈장에 관한 수술방법을 설명하겠다.

2. 피부절개에서 외복사근건막의 절개까지

작은 피부절개로 수술을 하기 때문에 절개부위의 결정이 매우 중요하다. 피부절개는 가능한 한 suprapubic skin crease에 따라서 실시하지만 아동(연장아)일 경우

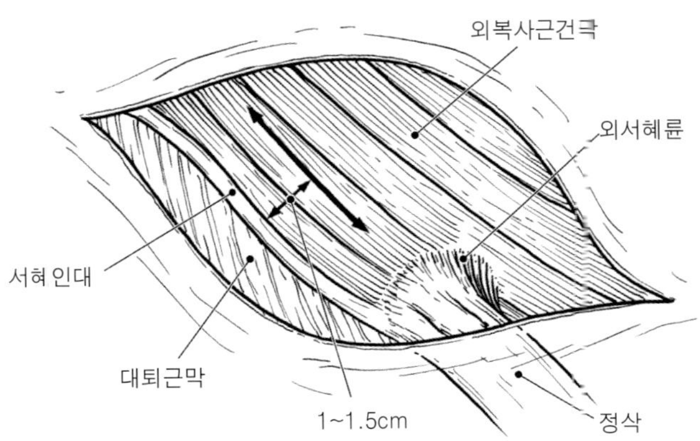

그림 3 서혜인대, 외복사근건막, 외서혜륜의 확인 → 서혜관의 절개

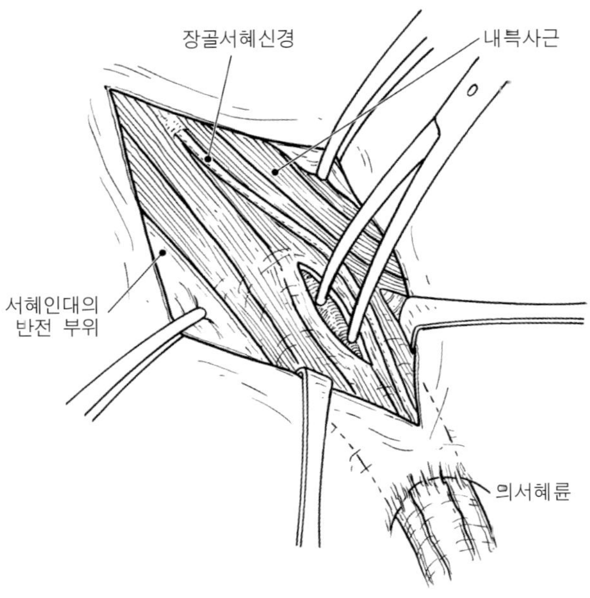

그림 4 탈장낭 잡기(grasping)

에는 서혜관에서 너무 떨어진 부위에 절개를 하는 경우가 있다는 점에 유의해야 한다. 외서혜륜의 확인은 피부 절개의 위치를 결정하는 데에 있어서 필수불가결한 사항이지만 피하지방이 두꺼운 유유아에서는 외서혜륜을 확인하기 힘든 경우도 많다. 이런 때에는 치골결절 위쪽의 가쪽모서리에 외서혜륜이 있다는 것을 목표로 하여 피부 절개의 안쪽 모서리의 위치를 결정한 다음, 이 부위에서 Langer선에 일치시켜 약 2cm 길이로 가로절개를 실시한다(그림 2).

Knife(No.14)로 피부를 절개하고 조수(assistant)가 nerve hook으로 피하조직을 둔적으로 박리한다. 이어서 천근막(Scarpa's fascia)을 절개하여 외복사근건막에 도달한다. 이 때에 외복사근건막을 천근막으로 오인하여

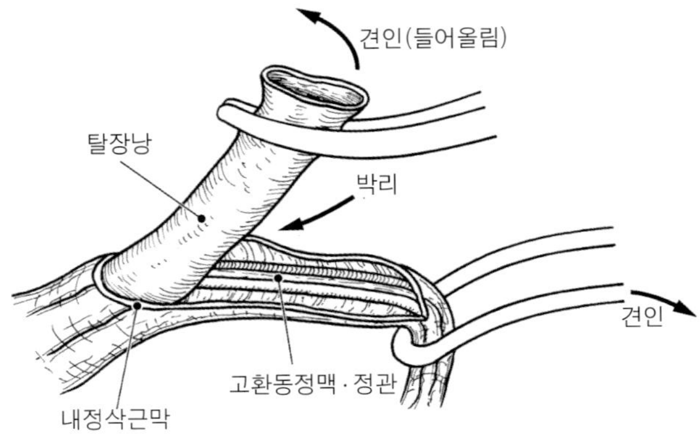

그림 5 정관·고환동정맥과 탈장낭의 V자형 전개, 박리

절개해 버리는 경우가 있어, 이 두 구조물의 구별에 주의해야 한다. 더욱이, 서혜인대와 외서혜륜을 확인하고 서혜인대에서 1cm 위쪽의 외복사근건막(서혜관 앞벽)을 knife로 작게 절개한다(그림 3). mosquito forceps를 이용하여 이 절개 부위를 좌우로 넓히고, 양쪽 절개연을 각각 mosquito forceps로 잡는다. 이 절개 부위로 metzenbaum scissors를 삽입하여 외복사근건막과 내복사근 및 고환거근 사이를 둔적으로 박리한 후에 약 2cm 길이로 절개한다. Potts법에 준해서 실시하고 있기 때문에 통상적으로 외서혜륜은 절개하지 않는다.

3. 탈장낭의 박리와 고위 결찰에 대하여

서혜인대쪽의 mosquito forceps를 잡고 Peanut gauze ball로 서혜인대와 정삭 사이를 박리한다. 이 때에는 고환거근의 앞면으로 주행하는 장골서혜신경(ilioinguinal nerve)을 확인하는 것이 유용하다. 한 쌍의 nerve hook를 서혜인대 절개 부위의 근위연에 '八자형'으로 걸어서 그대로 등쪽으로 꽉 누르듯이 하면 탈장낭이 있는 부위와 일치하는 융기를 확인할 수 있다. 이것을 목표로 하여 Pean forceps로 고환거근을 근육섬유의 방향으로 분리시키고 내정삭근막으로 덮여 있는 탈장낭을 Pean forceps로 잡아서 들어올려 고환거근으로부터 충분히 박리하고 떼어내 움직일 수 있게 한 다음 테이핑해 둔다(그림 4). 탈장낭은 복막이 연장된 부분이므로 특유의 백색 광택이 있는 막으로 인식된다.

이어서 탈장낭을 Pean forceps로 잡아 견인하면서 탈장낭과 고환동정맥·정관과의 사이를 박리한다. 이 때에는 우선, 빙 둘러서 박리하여 고환동정맥·정관을 테이핑한 후에 내서혜륜을 향해 박리를 진행한다.

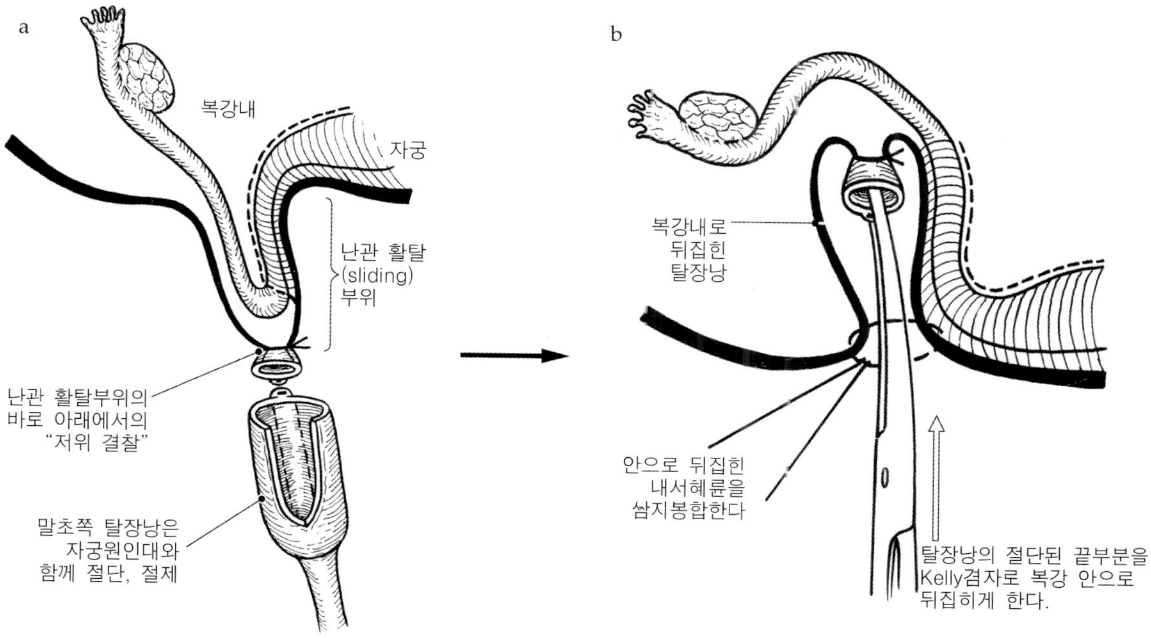

그림 6 여자아이의 난관 활탈(sliding) 사례에 대한 수술방법
(문헌 3에서 인용)

충분히 박리한 후에 탈장 내용물이 없다는 것을 확인하고 탈장낭에 2개의 Pean forceps를 걸어, 그 사이를 절단하여, 테이핑해 둔 정삭(고환동정맥, 정관)과 Pean forceps로 잡아둔 탈장낭의 절단된 끝이 V자형이 되도록 견인하면서 V자형의 골짜기에서 peanut gauze ball이나 Adson's smooth forceps를 사용하여 내서혜륜쪽으로 박리를 진행해 가면 효율적이다(그림 5).

위에 기술한 방법 외에 탈장낭 만을 직접 박리하는 수술방법도 있다.

복막전지방조직의 출현과 탈장낭의 근위부가 텐트 모양으로 넓어지는 형태를 보이는 소견, 그리고 탈장낭의 아래방향 안쪽에 하복벽동정맥이 있는 소견들에 의해 내서혜륜을 확인한 뒤에 3-0(4-0) 흡수사로 이중관통결찰(double transfixing suture)을 실시한다. 말초쪽 탈장낭은 막힌 끝을 확인하고 충분히 절개하여 개방한다. 수술조작에 의해 위쪽으로 이동되어 있는 고환을 음낭에서 견인하여 적당한 위치로 되돌려 놓는다.

여자아이의 경우에는 탈장낭을 고위 결찰할 때, 자궁원인대는 절단한다.

4. 창상봉합

절개한 외복사근건막을 3-0(4-0) 흡수사를 이용하여 2~3바늘로 봉합하고 천근막(Scarpa's fascia)도 5-0 흡수사를 이용하여 1~2바늘로 dead space가 없어지도록 봉합한다. 피부는 5-0 흡수사로 2~4바늘의 단속매몰봉합(interrupted buried suture)으로 봉합하고 마지막에 테이프로 고정한 다음 dressing을 해서 수술을 끝낸다.

D 난이도가 높은 증례에 대한 수술방법

1. 난관이 활탈된 증례

이 때에는 그림 1에서 보듯이 전체를 회전시켜 고환동정맥·정관과 탈장낭이 좌우로 위치하도록 하면 쉽게 orientation이 이루어진다. 유아기 여자아이의 서혜탈장에서 자주 볼 수 있는 형태로서, 고위 결찰을 제대로 하기가 곤란하기 떄문에 재발을 방지하기 위해서 몇 가지의 수술방법이 고안되어 있다. 필자들이 실시하고 있는 수술방법은, 우선 탈출된 난소를 복강 안으로 환납한다. 이어서, 활탈(sliding)된 난관(fallopian tube)이 손상되지 않도록, 먼저 탈장낭을 활탈부분의 원위부에서 결찰하고, 이어서, 탈장낭을 복강 안으로 내번(inversion)시킨 뒤에 내서혜륜에 쌈지봉합(pursestring suture)을 하는 방법(탈장낭 단단 복강내번술)이다[2](그림 6).

표 1. 소아의 서혜탈장에서 재발 위험이 높은 군

거대탈장(내서혜륜이 큰 경우)
대사이상·결합조직 질환이 있는 아이
  뮤코다당체 침착증(mucopolysaccharidosis)
  ; Hurler-Hunter 증후군
  Ehlers-Danlos 증후군
  Beckwith-Wiedemann 증후군
저체중 출생아(lowbirth weight infant)
신부전으로 CAPD를 시행 중인 아이
수두증(hydrocephalus)으로 VP shunt를 가지고 있는 아이

2. 감돈(incarceration)된 증례

수술중에 감돈된 장관의 상태를 직접 보고 확인하여 그에 대한 처치(장관 절제의 적용 여부 결정)에 대해 검토하는 것이 중요하다. 따라서 전신마취를 시행한 후에는 도수정복(manual reduction)을 시도하지 말아야 한다. 또한, 피부절개의 길이는 통상적인 수술 때보다 더 길게 하여 좋은 수술시야를 확보하도록 해야 한다. 그러나 지표가 되는 해부학적 구조들이 감돈된 장관에 의해 눌리고 늘어나 얇아져 있어 확인하기가 어렵다. 그래서 해부학적인 orientation을 세우기 위해서는 먼저 외서혜륜을 확인해야 하며 외서혜륜에서부터 서혜관에 절개를 실시한다. 서혜관의 개방, 탈장낭의 절개, 및 탈출된 장관의 상태를 확인한 후에 감돈된 장관을 복강 안으로 환납한다.

이상의 수기에 의해 수술시야의 개선을 도모한 후에 탈장낭을 처리할 수 있게 되는데, 감돈된 증례에서는 통상적으로 국소의 부종과 취약화(weakness)가 심하기 때문에 더욱 세심한 처리가 필요하다.

3. 재발 위험이 높은 군

표 1에서 보는 바와 같은 아동 환자에 대해서는 앞에서 기술한 통상적인 고위 결찰만으로는 수술후에 재발이 초래될 가능성이 많아진다. 이러한 증례들에 대해서는 얇은 탈장낭의 취약성을 보강하기 위해 내정삭근막을 탈장낭의 가쪽에 가능한 한 보존하도록 노력하고, 덮여있는 내정삭근막으로 이행되는 부위(내서혜륜)의 level에서 내정삭근막을 그대로 둔 채 고위 결찰해 주는 방법(내정삭근막 보존·내정삭근막 봉합·축소술)이 유용한 것으로 생각되고 있다[2,3]. 이 수술방법은 탈장낭의 고위 결찰 외에 내서혜륜을 봉합·축소하는 Marcy법[4]의 변법이라고도 할 수 있으며, 고위 결찰과 내서혜륜의 봉합·축소를 동시에 실시할 수 있는 것이 특징이다.

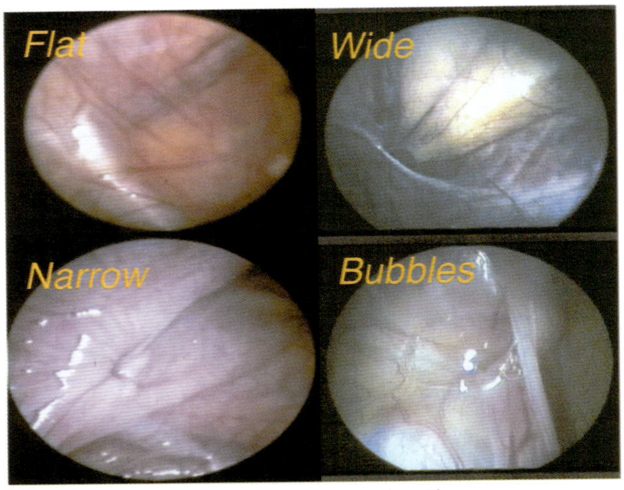

사진 1 반대쪽 복강경 소견

E 합병증

1. 정관·고환동정맥의 손상

감돈된 증례나 탈장낭 주위에 심한 유착이 있는 증례에서는 정관·고환동정맥의 손상에 대해 세심한 주의를 기울여야 한다. 또한, 미세한 출혈을 electrocautery로 지혈할 때에도 주변 조직으로 응고가 파급되지 않도록 조심해야 하며 부위에 따라서는 압박지혈이 가장 안전할 때도 있다. 또한, 실수로 수술중에 정관을 절단해 버린 경우에는 직경이 1~2mm 전후로 가늘기 때문에 microsurgical anastomosis로 문합해 주는 것이 좋다.

2. 고환 거상(overriding testicle), 고환 위축

수술중의 조작에 의해 위쪽으로 이동된 고환을 음낭의 바닥부분으로 충분히 끌어내려 주지 않으면 수술후에 고환이 올라가는 경우가 있다. 또한, 고환 부위까지 내려온 거대한 탈장낭이나 큰 음낭수종의 경우에 고환길잡이(gubernalculum testis)에 대해서 과도한 박리조작을 하면 고환이 음낭의 상부에 위치하게 되는 경우가 있으므로 주의해야 한다. 또한, 감돈성 탈장의 증례에서는, 수술전보다 고환의 혈액순환 장애가 초래되는 경우가 많기 때문에 수술중에 고환동정맥의 손상이 없어도 수술후에 고환의 위축이 나타날 수 있다는 점을 가족들에게 미리 설명해 두어야 한다.

3. 수술후 재발

수술후 재발의 빈도는 0.1~0.8%[1,5] 정도라고 생각되고 있다. 통상적인 증례에서는 고위 결찰이 이루어지지 않았던 것이 원인으로, 이것은 해부학적인 지표의 확인이 불충분했기 때문이라고 추측된다('고위 결찰의 의미' 항목을 참조). 앞에서 기술한 '재발 위험 높은 군'에서는 탈장낭의 고위 결찰만으로는 재발이 초래될 가능성이 높다는 것을 충분히 인식하고 내서혜륜의 봉합·축소를 추가하거나 내정삭근막의 봉합·축소술을 채택하는 등의 문제를 수술전부터 검토해야 한다.

F 반대쪽 발생에 대하여

1. 반대쪽 발생의 빈도

한쪽 탈장의 수술후에 반대쪽에 탈장이 나타나는 빈도는 3.9~6.9%[6~9]이다. 반대쪽 발생에 대한 견해로는 다음과 같은 3가지가 있다.

① 반대쪽에 나타나면, 그때 수술을 한다.
② 한쪽에 나타난 모든 예에 대해서 양쪽에 수술을 한다.
③ 한쪽을 수술할 때, 반대쪽을 검색하여 반대쪽에 출현할 가능성이 높다고 생각되는 증례에 대해서만 반대쪽도 동시에 수술한다.

③이 가장 합리적이지만, 다음 항목에 기술한 바와 같이 의견의 일치가 이루어진 검색방법이 아직 확립되어 있지 않은 상태이다. 그러나 현재는 ①의 방침을 채택하고 있는 병원이 많은 실정이다.

2. 반대쪽 검색 방법에 대하여

반대쪽의 열린복막초상돌기(patent processus vaginalis: PPV)가 반대쪽 재발의 주된 원인이라고 생각된다. PPV를 검색하는 방법으로는 첫째로 촉진에 의한 silk sign의 존재를 들 수 있으나 신뢰성이 낮으므로 어디까지나 참고사항이라는 것이 일반적인 견해이다. 검사방법으로서 침습이 큰 herniography는 이미 과거의 유물이 되었고, 근래에 들어서는 초음파검사에 의한 검색[10]이 실시되고 있다. 또한, 수술중에 시행하는 기복법에 의한 검색(Goldstein test[11])을 채용하는 병원도 있지만, 복강경 수술의 보급과 함께, 한쪽 탈장의 수술시에 개방한 탈장낭으로 복강경을 삽입하여 반대쪽의 내서혜륜을 관찰함으로써 PPV에 대하여 검토할 수 있게 되었다.

필자의 병원에서도 절개한 탈장낭으로 복강경(5mm, 0° → 70°)를 삽입하여 내서혜륜을 관찰하는데, 평탄(flat)을 PPV(-)로 하고 소개구형(narrow opening), 대개구형(wide opening) 및 기포배출형(bubble appearing)의 PPV(+)에 대해서는 반대쪽에 대해서도 수술을 실시하고 있다(사진 1). 그 결과, 276예 중에서 수술후 반대쪽 발생을 2예(0.7%)까지 저하시킬 수 있었다[12]. 그러나 문제는 분명하게 평탄(flat)한 것으로 진단되었던 증례에서 반대쪽 발생을 보이는 경우가 있어서, PPV(+)의 모든 예에서 PPV 이외의 반대쪽 발생의 원인에 대한 검토가 앞으로의 과제라고 생각되고 있다.

문헌

1) Lloyd DA: Inguinal Hernia and Hydrocele. In: O'Neill JA, ed. Pediateric Surgery, 5th Ed, Mosby, St. Louis, 1998, pp.1071-1086.
2) 横森欣司, 大倉充宏, 北野良博, 豊島宏 : 소아 서혜탈장 재발방지를 위한 연구. 手術, 47:1165-1172, 1993.
3) Yokomori K, Ohkura M, Kitano Y, Toyoshima H, Tsuchida Y: Modified Marcy repair of large indirect inguinal hernia in infants and children. J Pediatr Surg, 30:97-100, 1995.
4) Griffith CA: The Marcy repair of indirect inguinal hernia. In: Nyhus LM, Condon RE, eds. Hernia, 2nd Ed, Lippincott, Philadelphia, 1978, pp.137-154.
5) 堀 隆, 横森欣司, 松本正智 : 소아 서혜탈장 수술후 재발과 치료계획. 消化器外科, 8:1355-1359, 1985.
6) 梶本照穂, 川口稜示, 中村俊吾 외 : 소아 서혜탈장 2000 수술례의 임상, 外科治療, 33:223-227, 1975.
7) 長島金二, 時松秀治, 岩朝昭 외 : 소아 서혜탈장에서의 반대쪽 출현례의 그 후의 검토. 手術, 28:799-803, 1974.
8) 岡部郁夫, 森田健, 東義治, 他 : 소아 서혜탈장에서의 반대쪽 출현, 小児外科, 18:333-340, 1986.
9) 沖永功太 : 소아 서혜탈장의 반대쪽 수술, 『醫學の あ

ゆみ』, 138:893-895, 1986.

10) Erez I, Kovalivker M: Elective sonographic evaluation of inguinal hernia in children-an effective alternative to routine contrallateral exploration. Pediatr Surg Int, 8:415-418, 1993.

11) Powell RW: Intraoperative diagnostic pneumoperitoneum in pediatric patients with unilateral inguinal hernias: The Goldstein test. J Pediatr Surg, 20:418-421, 1985.

12) 上井義之, 小川富雄, 冲永功太 : 소아 서혜탈장에서의 복강경하 반대쪽 검색에 대하여. 제14회 일본 내시경외과학회총회, 삿포로, 2001

[上井 義之, 冲永 功太]

III 서혜부 탈장의 수술수기

Comment : 반대쪽 열린복막초상돌기에 대한 direct suturing법

시작에 앞서

탈장에 대한 근치수술에서 항상 문제가 되는 것은 반대쪽 탈장의 출현과 그에 대한 대응이다. 반대쪽 열린복막초상돌기(processus vaginalis)의 빈도와 탈장의 출현에 관한 보고는 가지각색이며, 이것을 수술 전에 정확하게 진단하는 것이 지금까지 힘든 과제였기 때문에 오랫동안 미국을 중심으로 하여 contralateral exploration이 권장되어 왔다. 복강경에 의한 반대쪽 내서혜륜의 관찰은 지금까지 시행되어 온, 촉진에 의한 관찰에 비해 더욱 객관적인 평가가 되어, 이것을 이용한 치료가 이루어지게 되었다.

1994년부터 필자들은 탈장 근치수술 시에 탈장낭을 통해 70° 사시(oblique view)로, 구경이 4~5mm 세경(細徑) 복강경을 삽입해서 반대쪽을 관찰함으로써, 일정한 진단기준을 만들어 치료대상이 되는 반대쪽 열린초상돌기를 진단하고, 동시에 복강경적 수술의 대상으로 취급해 왔다[1].

A 반대쪽 열린복막초상돌기에 대한 복강경적 관찰

탈장낭을 개방할 때에 구경 5mm의 trocar를 탈장문을 통해 삽입하여 반대쪽 내서혜륜을 관찰한다. 기복의 압력을 8mmHg로 맞추고 머리쪽을 낮게 하여 하복부의 장관을 이동시켜서 수술시야를 확보한다(사진 1, 2). 수술 전에 방광을 비우는 것과 관장은 필수적이다. 70° 사시(oblique view)의 경성(硬性) 복강경을 이용하여 관찰하는데 삽입할 때에 trocar의 끝부분이 복막에 의해 덮여 버리는 경우가 있으므로 주의해야 한다.

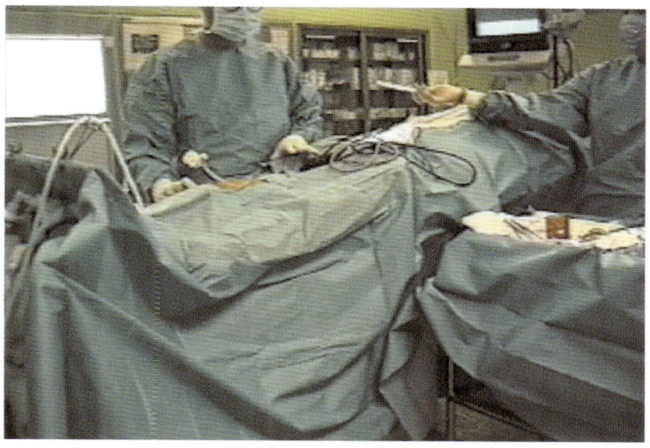

사진 1 반대쪽 PPV 검색을 위한 체위
기복 하에 머리쪽을 낮추는 체위로 하여 장관을 배제시키고 내서혜륜 부근을 관찰한다.

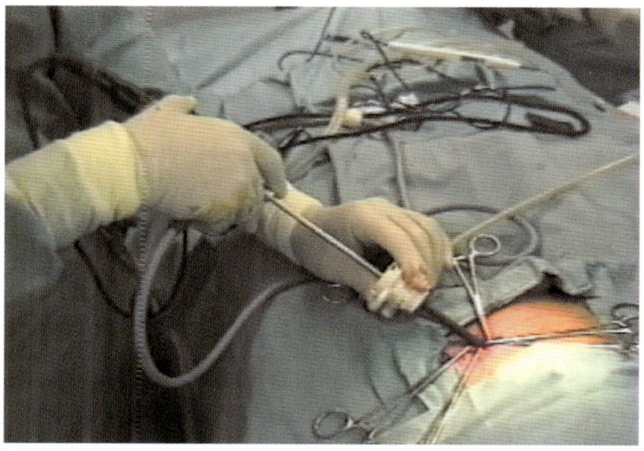

사진 2 70° 사시(oblique view)의 경성 복강경으로 반대쪽 서혜부를 관찰한다.

a b

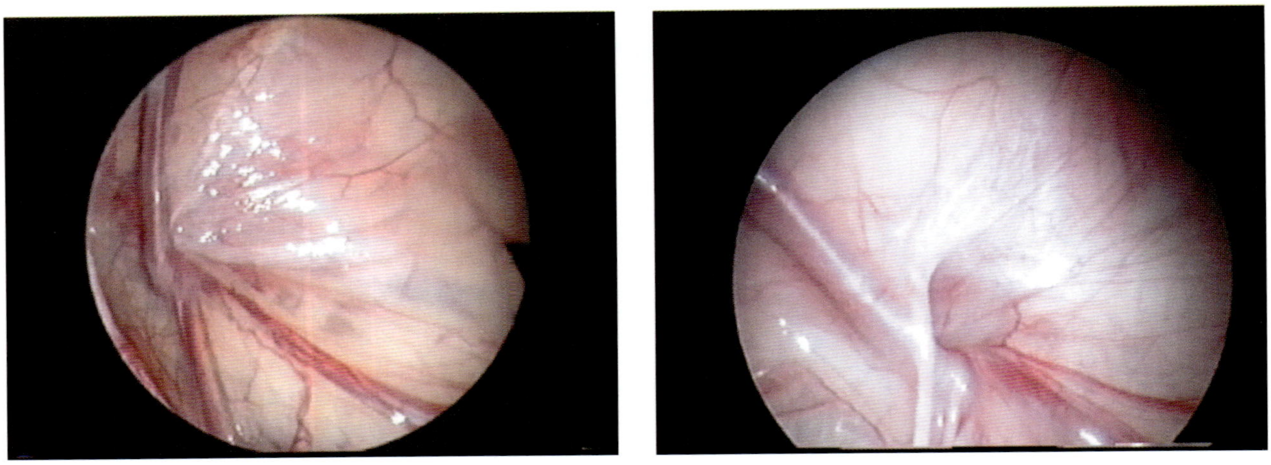

사진 3 내서혜륜 부근의 복강경 소견

a : 정상적인 내서혜륜 부위, b : 열린복막초상돌기의 예(PPV)

표 1 열린복막초상돌기의 진단기준

1. 기복에 의해 반대쪽 서혜부의 팽륭이 뚜렷하게 나타난다.
2. 열린복막초상돌기가 외서혜륜 부위까지 도달한 것이 복강경으로 관찰된다.
3. 복벽의 압박에 의해 내서혜륜 부위에 기포가 형성된다.
4. 복막초상돌기에 삽입한 세경겸자의 끝부분이 외서혜륜까지 도달된다.

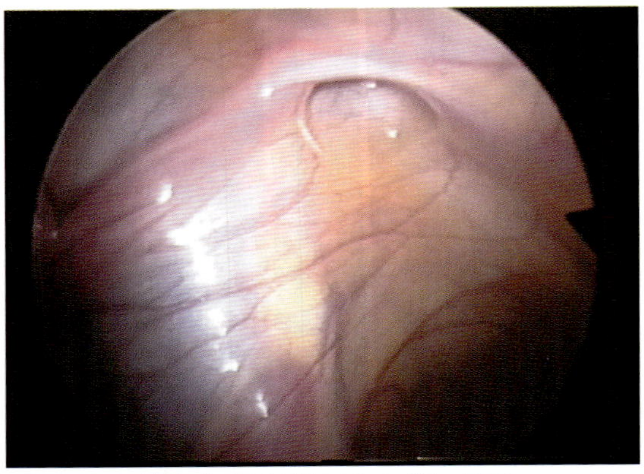

사진 4 PPV에서 볼 수 있는 기포

내서혜륜 부근의 복강경 소견은 사진 3에서 보는 바와 같다. 내서혜륜을 중심으로 하여 하복벽동정맥, 수정관, 고환동정맥 및 외장골동정맥이, 여아 환자에서는 자궁원인대(round ligament)가 관찰된다. 내서혜륜에 움푹 들어간 부분이 나타나는 경우에는 표 1의 진단기준에 의해 PPV(열린복막초상돌기)의 진단과 수술적응 여부를 결정한다. 기복에 의해 서혜부의 팽륭이 나타나는 경우와 서혜관의 압박으로 기포가 관찰되는 경우에는 PPV라고 진단한다(사진 4).

또한, transversalis fascial sling에 의해 내서혜륜이 폐쇄되어 있는 것처럼 보이는 경우와 열려 있는 정도를 내시경으로 판정하기 곤란한 경우에는 2mm의 세경겸자를 반대쪽의 측복부에 천자, 삽입해서 복막초상돌기의 열린 정도를 관찰한다(사진 5). 겸자가 서혜관으로부터 외서혜륜까지 도달하는 경우는 PPV로서 반대쪽 복강경 수술의 적응대상이 된다.

B 복강경적 PPV 폐쇄수술 - direct suturing법 -

수술자는 환자의 좌우 어느 쪽에 자리를 잡아도 좋으나, 필자들은 반대쪽을 관찰할 때에는 수술할 쪽에 수술자가 자리를 잡고 반대쪽에 monitor를 설치하기 때문에, 그 상황에서 그대로 내시경적 수술조작을 실시한다. 따라서 수술자는 지침기(needle holder)의 조작을 좌우 어느 손으로도 할 수 있어야 한다. 수술조작에 앞서서 배꼽 부위로 5mm trocr를 새로 삽입한다. 이곳을 통해서 30° 사시의 경성 복강경을 삽입하여 수술시야를 확보한다. 봉합사는 4-0 혹은 5-0 흡수사를 사용하고 바늘의 형태는 미리 trocar를 통과할 수 있는 스키(ski) 모양으로 준비해 둔다. 봉합 조작은 세경겸자로 복막을 잡고, 이 복막을 바늘 위에 올려놓는 것 같은 형태로 실시하는 것이 요령이다(사진 6). 지침기로 바늘을 비스듬히 찔러 넣으려고 하면 바늘 끝이 들어가는 깊이와 바늘이 나오는 부위를 조절하기가 어려워, 뜻하지 않게 주위의

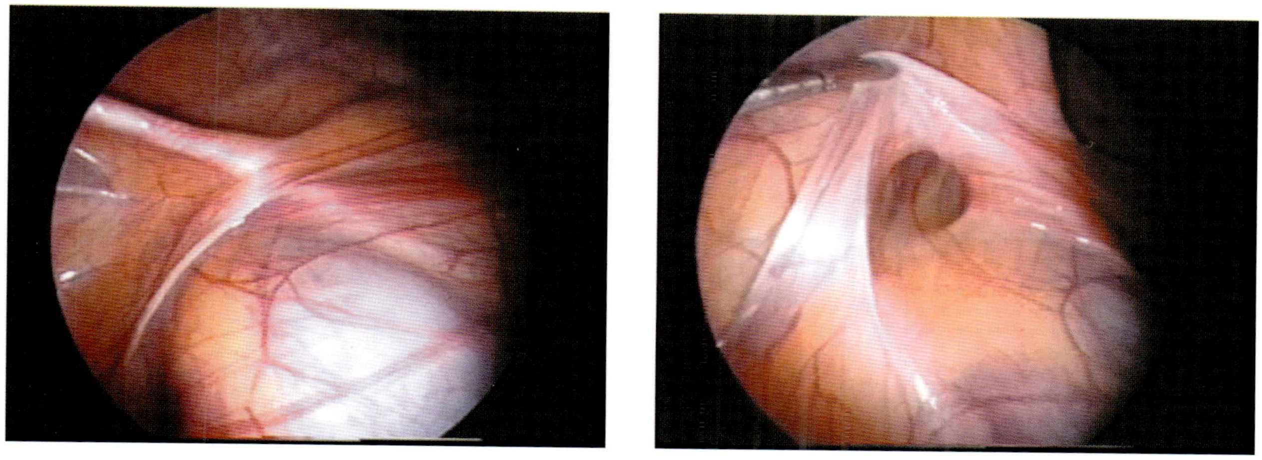

사진 5 반대쪽 내서혜륜의 관찰
a : 복막의 주름으로 덮여 있는 내서혜륜, b : 2mm 겸자로 복막을 들어올려 PPV를 볼 수 있게 한다.

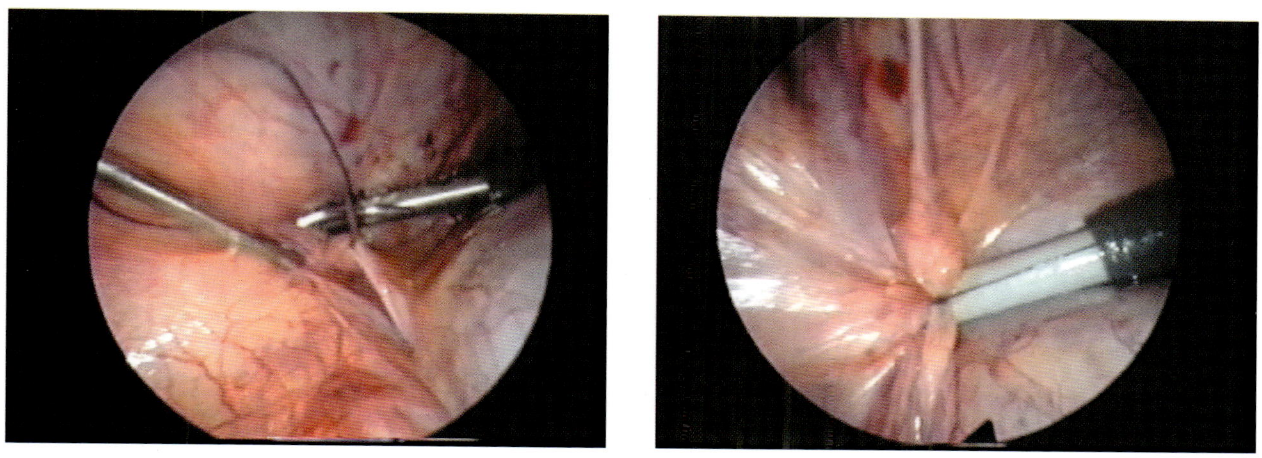

사진 6 direct suturing에 의한 PPV의 폐쇄
a : 첫 번째 바늘의 삽입 방향, b : 체외 결찰에 의한 PPV의 폐쇄

혈관에 손상을 입히는 원인이 될 수 있다. 내서혜륜의 앞벽에서 뒤벽의 복막을 향해 Z봉합의 요령으로 바늘을 뜨며, 결찰은 편리하고 시간단축이 가능한 체외결찰법을 이용한다.

C 결과

1994년 1월부터 2002년 1월까지 579례의 서혜탈장 수술을 실시하였는데, 이 중 363례에 대해서는 반대쪽 PPV의 검색을 복강경으로 실시하였다. 그 결과, 표 1에 열거한 진단기준에 의해 67례(18.5%)가 PPV 양성으로 복강경적 수술의 대상이 되었다. PPV 음성으로 진단된 296례 중 1례에서 수술후 8개월째에 반대쪽 서혜탈장이 나타났다. 이 증례에서는 세경겸자를 사용할 수가 없어서 복막초상돌기의 열려 있는 정도를 확인할 수 없었다. 또한, 복강경을 이용하여 반대쪽 PPV를 폐쇄한 경우 중 1례에서는 수술후에 탈장이 발생되었다. 이 증례는 초기에 clip으로 복막초상돌기를 폐쇄했었다. direct suturing법으로 반대쪽 PPV를 수술한 예에서는 수술후에 탈장이 발생된 경우가 없었다. 수술중에 발생되는 합병증도 없었다. 아동환자는 모두 수술한 다음 날 퇴원하였다.

D 고찰

지금까지 미국과 유럽을 중심으로 실시되어 온 유유아에서의 일률적인 반대쪽 수술에 대해서, 근래에 들어 복강경 수술의 응용이 진척됨에 따라 비판과 반성의 목소리가 높아지고 있다. 서혜탈장이 있는 아동환자의 반대쪽 서혜부에 장래에 탈장이 발생될 수 있는 열린복막초상돌기가 어느 정도에서 존재하는지에 대해서는 아직 명확한 해답을 얻을 수 없다. 종래의 많은 사례들을 근거로 한 보고에서는 수술후 반대쪽에 발생할 빈도가 7~22%라고 하였고 또한, 열린복막초상돌기의 빈도는 30~60%라고 하였다[2-8]. 그 중에서도 Bock 등이 반대쪽 탈장의 출현율을 14.9%라고 발표한 것은 수술후 27~36년간의 장기간에 걸쳐서 관찰한 것으로 신뢰성 있는 데이터라고 생각된다. 열린복막초상돌기가 과연 어느 정도 서혜탈장의 발생과 관련이 있는지에 관해서는 밝혀져 있지 않으나 적어도 필자들의 진단기준에 의한 PPV의 진단은 지금까지의 반대쪽 탈장 출현율과 뜻밖에도 거의 같았다.

그러면 반대로, 복강경적 서혜탈장 수술을 반대쪽 PPV만이 아니고, 모든 소아의 서혜탈장에 대한 수술방법으로 채용하면 어떨까? 그러나 복강경하에서 안전하게 내서혜륜을 봉합하여 축소해 주기 위해서는 적어도 3개의 trocar가 필요하고, 수술창과 수술성적으로 보아도 복강경적 수술의 우위성은 검증되어 있지 않다. 또한, 복벽에서 직접 특수한 바늘을 찔러넣어 내서혜륜을 봉합, 축소하는 수술방법에서는 결찰부위가 서혜관의 바깥에 있어, 결과적으로 외복사근건막의 바깥에서 고환동정맥, 수정관, 신경 등을 전체적으로 압박할 위험이 있기 때문에 필자들은 채용하지 않고 있다.

복강경에 의한 반대쪽 내서혜륜의 관찰은 PPV의 진단과 수술에 있어서 유용하며, PPV가 진단되는 빈도를 미루어 보아도 필자들이 제창한 진단기준이 대체적으로 적절한 것이라고 추정된다.

문헌

1) 星野健, 森川康英, 遠藤昌夫 : 복강경하 탈장근치 수술 -반대쪽 patent processus vaginalis의 관찰과 복강경하 탈장근치술-. 小兒外科, 30(3):292-297, 1998.
2) Rothenberg RE, Barnett T: Bilateral herniotomy in infants and children. Surgery, 37:947-950, 1955.
3) Kieswetter WB, Parenzan L: When should hernia in the infant be treated bilaterally? JAMA, 171:287-290, 1959.
4) Rowe MI, Copelson LW, Clatrworthy HW: The patent processus vaginalis and the inguinal hernia. J Pediatr Surg, 4(1): 102-107, 1969.
5) Bock JE, Sobye JV: Frequency of contralateral inguinal hernia in children. A study of the indications for bilateral herniotomy in children with unilateral hernia. Acta Chir Scand, 136(80:707- 709, 1970.
6) McGregor DB, Halverson K, McVay CB: The unilateral pediatric inguinal hernia: Should the contralateral side by explored? J Pediatr Surg, 15(3): 313-317, 1980.
7) Kemmotsu H, Oshima Y, Joe K, Mouri T: The features of contralateral manifestations after the repair of unilateral inguinal hernia. J Pediatr Surg, 33(7): 1099-1102, 1998.
8) Ikeda H, suzuki N, Takahashi A, Kuroiwa M, Sakai M, Tsuchida Y: Risk of contralateral manifestation in children with unilateral inguinal hernia: should hernia in children be treated contralaterally? J Pediatr Surg, 35(12): 1746-1748, 2000.
9) Geiger JD: Selective laparoscopic probing for a contralateral patent processus vaginalis reduces the need for contralateral exploration in inconclusive cases. J Pediatr Surg, 35(8): 1151-1154, 2000.

[森川康英, 星野健, 下島直樹, 渡辺稔彦, 藤野明浩, 北島政樹]

Ⅳ

서혜부 탈장 수술의 합병증과 대책

III 서혜부 탈장 수술의 합병증과 대책

A 수술중 합병증

1. 출혈

서혜부 탈장 수술중에 문제가 될 정도의 출혈이 발생되는 경우는 많지 않다. 그러나 실제 임상에서는 이 수술은 초심자가 실시하는 경우가 많기 때문에 기본적인 주의점들을 확인해 두어야 할 필요가 있다. 미리 혈관의 주행을 의식하고, 될 수 있는 한, 수술중에 출혈을 일으키지 않도록 주의를 기울여야 한다. 피하에 있는 천복벽동정맥(superficial epigastric vessels)(그림 1)은 서혜관의 앞면으로 주행하며, 피부절개의 단계에서 절단되지만 수술후 출혈의 원인이 되기 때문에 electrocautery에 의한 지혈보다는 결찰에 의한 지혈이 좋다. 외정삭동정맥(external spermatic vessels)은 정삭의 아래모서리를 고환거근을 따라 음낭으로 향하는데, 고환거근을 절단할 때 무의식적으로 절단하면 수술후 출혈의 원인이 된다[1]. 말초쪽 탈장낭을 절단하거나 절개할 때에는 수술후에 가느다란 혈관에서 출혈하는 경우가 있을 수 있기 때문에 원칙적으로 electrocautery로 절단하거나 절개한다.

수술중에 손상을 일으킬 가능성이 있는 혈관은 ① 폐쇄동맥의 치골가지(사관동맥; arteria corona mortis), ② 심장골회선동정맥(deep circumflex iliac vessels), ③ 심하복벽동정맥(inferior deep epigastric vessels), ④ 고환거근동맥(cremasteric artery), ⑤ 외장골동정맥(external iliac vessels)(그림 2) 등이다. 폐쇄동맥의 치골가지는 대퇴탈장의 내용물을 환납할 때 등, 대퇴륜을 절개할 때에 주의를 해야 한다. 이들 중 ①, ②, ③, ④는 모두 다 시야를 확보한 상태에서 결찰하여 지혈해도 문제가 되지 않는다. 또한, 출혈을 예방하기 위해서는 서혜인대와 iliopubic tract 등을 바늘로 뜰 때에 반드시 너무 깊게 뜨지 않도록 하고 봉합이 이루어질 정도의 섬유조직만을 뜨도록 한다.

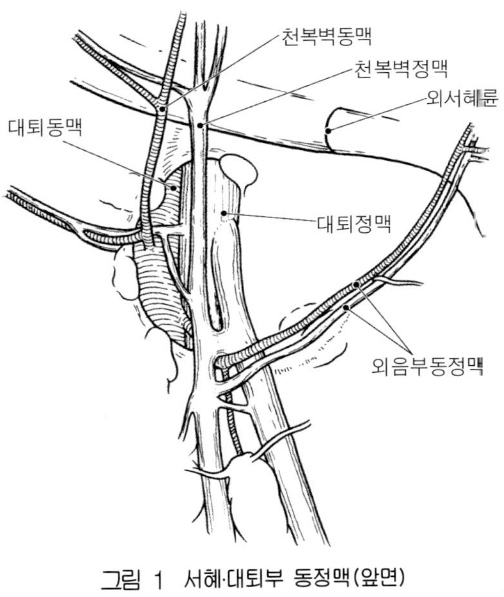

그림 1 서혜·대퇴부 동정맥(앞면)

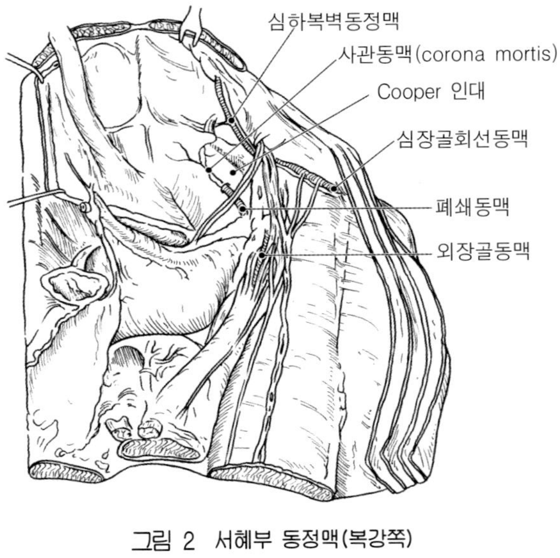

그림 2 서혜부 동정맥(복강쪽)

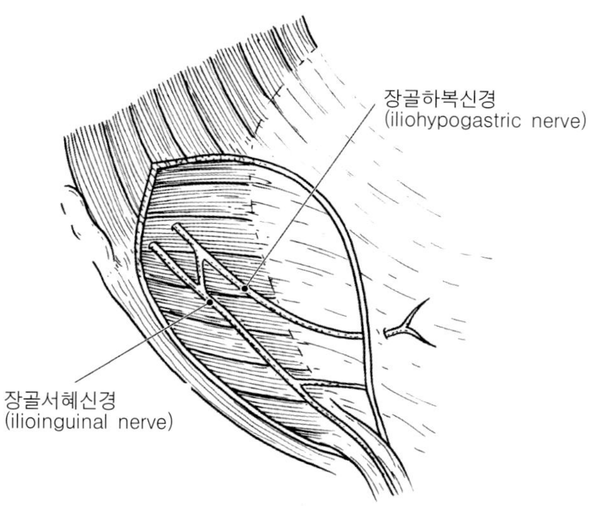

그림 3 서혜부 신경의 주행

실제로 출혈이 초래된 경우에는 다른 부위의 출혈 때와 같이 먼저 압박에 의한 지혈을 시도한다. 대부분의 경우에는 압박에 의해 지혈이 되지만 봉합했던 봉합사를 빼내고 나서 압박을 함으로써 지혈이 되는 경우도 있다. 압박에 의해서도 지혈이 되지 않고 출혈되는 곳을 직접 눈으로 볼 수 있는 경우에는 결찰 혹은 봉합으로 지혈한다. 외장골정맥의 직접 손상이 의심되는 경우에는 단순한 봉합에 의한 지혈은 효과가 없으므로 직접 정맥을 노출하여 처리한다.

2. 신경의 손상

장골서혜신경(ilioinguinal nerve)와 장골하복신경(iliohypogastric nerve)은 모두 제 1 요추신경의 분지로서 외복사근건막과 내복사근 사이에 위치한다. 둘 다 감각신경으로(그림 3[2]) 장골서혜신경은 음경의 기부와 음낭 상부 등의 감각을, 장골하복신경은 치골 상부의 감각을 지배한다. 서로 교통성(communicability)이 있어 이들 중 하나가 실수로 절단되어도 감각면에서 큰 문제를 일으키는 경우는 없다. 오히려 문제가 되는 것은 봉합을 할 때에 이 신경들이 말려 들어가는 것으로 수술후 동통과 불쾌감의 원인이 될 수 있다. 수술중에 이 신경들을 확인하며 보호하는 것이 중요하다.

3. 고환동정맥의 손상

내정삭동맥은 대동맥에서 직접 분지되지만 고환상부의 가까운 곳에서는 방광동맥(vesical artery), 전립선동맥(prostatic artery), 및 외음부동맥(external pudendal artery)과의 사이에 측부혈행(collateral circulation)이 있어서(그림 4[3]), 내서혜륜 가까운 곳에서 내정삭동맥이 절단되어도 고환이 위축되거나 혹은 괴사되는 경우가 적다. 그러나 고환 가까운 부위에서 박리를 하는 중에 이 측부혈행이 절단되면 고환의 혈행장애를 피하기 어렵다.

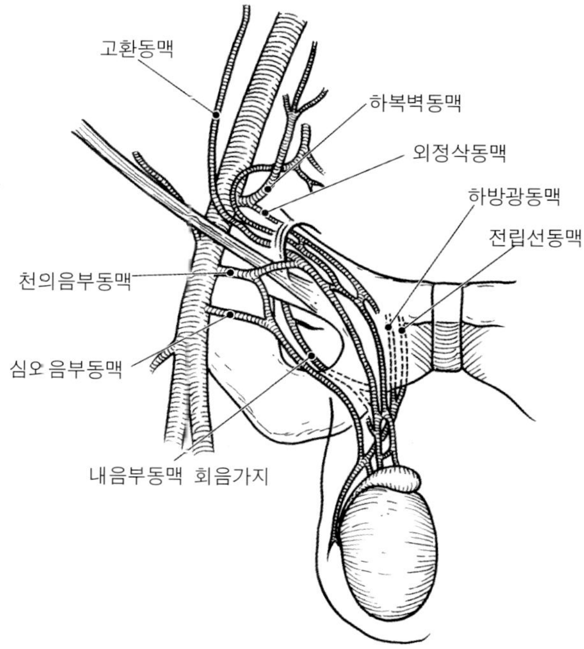

그림 4 고환으로의 측부혈행(collateral circulation)
(문헌 3에서 인용)

4. 정관의 절단

성인 탈장의 경우에는 정관을 확인하기가 용이한데 즉, 하얗게 보이며 촉진하면 단단한 끈 모양으로 만져져 확인이 가능하다. 유유아에서는 가늘기 때문에 충분히 주의할 필요가 있지만, 유유아에서도 역시 독특하게 단단하게 간져지기 때문에 비교적 쉽게 확인할 수가 있다. 드물지만 양쪽 정관의 절단에 의해 불임이 초래되었다는 보고도 있으므로 유아의 경우에는 각별한 주의가 필요하다.

절단된 것이 수술중에 판명된 경우에는 바로 수복해 주어야 한다[3]. 먼저 절단된 끝 부분을 깔끔하게 처리한 후에 가는 흡수사로 봉합해 준다. 확대경이나 수술용 현미경을 이용하면 더욱 정확하게 할 수 있다. 잘린 끝 부분을 단단하게 밀착시켜 주는 것이 중요한데, 실제로는

2~3바늘로 충분하다. 문합 부위의 tension을 저하시키기 위해 흡수사로 정관의 내강을 관통시켜 봉합하는 방법도 있다.

5. 장관의 손상

탈장낭을 고위 결찰할 때에는 탈장낭 안에 장관이 없는 것을 확인하고 바늘로 떠야 한다. 근육이완이 이루어진 마취 하에서는 보통 탈장내용물이 복강 안으로 환납되어 있어 장관이 탈장낭 안에 들어있는 경우가 드물지만 항상 바늘로 뜰 때에는 주의해야 한다.

6. 방광의 손상

직접 탈장의 경우, 안쪽에 있는 탈장낭에 방광이 활탈(sliding)되어 있는 경우가 있다. 방광벽에 부착되어 있는 독특한 지방조직과 방광벽의 두께 때문에 감별이 가능하지만 수술중에 알게 된 손상은 바로 수복만 해주면 수술후에 큰 문제가 되는 경우가 없다.

B 수술후 합병증

미국의 통계에서는 서혜탈장 수술례의 약 10%에서 어떤 형태이든 합병증이 발생된다고 한다.

1. 피하 출혈

수술후 1~2일째 경에 음낭 주위에 암적색의 피하 출혈을 보이는 경우가 있다. 이는 서혜관 안에서의 출혈에 의해 정삭의 주행을 따라 음낭의 피하로 혈액이 저류된 상태이며, 뚜렷한 혈종(hematoma)을 형성하는 경우는 적다. 실제로 출혈량이 그렇게 많지 않음에도 불구하고 광범위한 출혈반(ecchymosis)을 형성하는 경우가 있다. 그것은 서혜관 안에서 초래되는 적은 양의 출혈은 수술중에 간과하여 생긴 것이므로 서혜관을 폐쇄하기 전에 충분히 지혈을 확인하는 것이 출혈반 발생을 방지하는 요령이다. 또한, 수술후 창상 부위를 적절하게 압박함으로써 이러한 합병증을 방지할 수 있다.

천자 등의 특별한 처치 없이 자연히 소실될 때까지 기다린다. 보통 수 주일 이내에 소실된다.

2. 음낭, 서혜부의 종창(swelling)

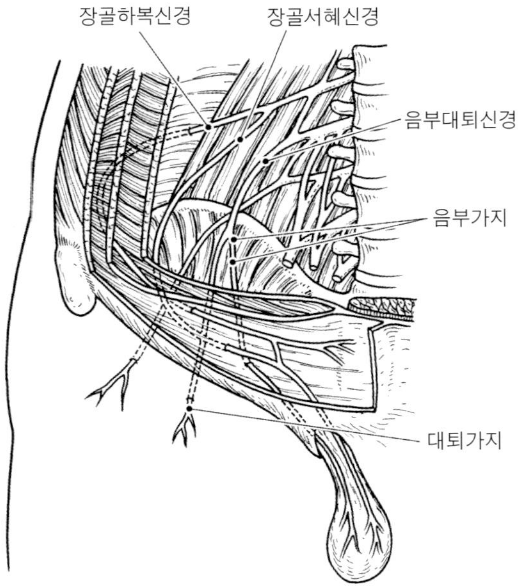

그림 5

앞에서 기술한 출혈과는 약간 달리 발적을 보이지만 뚜렷한 출혈반이 없음에도 불구하고 음낭을 중심으로 하여 서혜부까지 부어오르는 경우가 있다. 피하보다 더 깊은 부위에서의 출혈에 의한 경우도 있지만 대부분은 정맥이나 림프계의 환류가 방해받기 때문에 생긴다고 한다. 내서혜륜에서 고환정맥을 압박한 상태에서 실시된 봉합이 원인이 되는 경우도 있으나 뚜렷한 원인을 확인할 수 없는 경우도 있다. 이러한 경우에도 특별한 처치를 하지 말고 자연히 소실되기를 기다리는 것으로 충분하다.

3. 음낭수종(hydrocele)

음낭 안에 수종의 형태로 액체가 저류되는 경우가 있다. 탈장낭을 처리할 때, 보통 말초쪽의 탈장낭은 절제하지 않고 절개만 하는 것이 원칙이므로, 남아 있는 탈장낭 안에 장액성 액체가 저류되기 때문에 발생한다. 이 상태는 앞에서 기술한 음낭 전체가 커진 경우와는 달리 통상적인 수종과 같이 낭포 형태로 촉지되며 보통 쉽게 감별된다. 이 경우에는 천자를 하여 액체를 제거하는 것이 좋다. 때로는 다시 저류되는 경우도 있지만 천자 이외의 치료를 할 필요는 없다.

4. 창상 감염

탈장 수술은 clean surgery이므로 본래는 감염이 초래

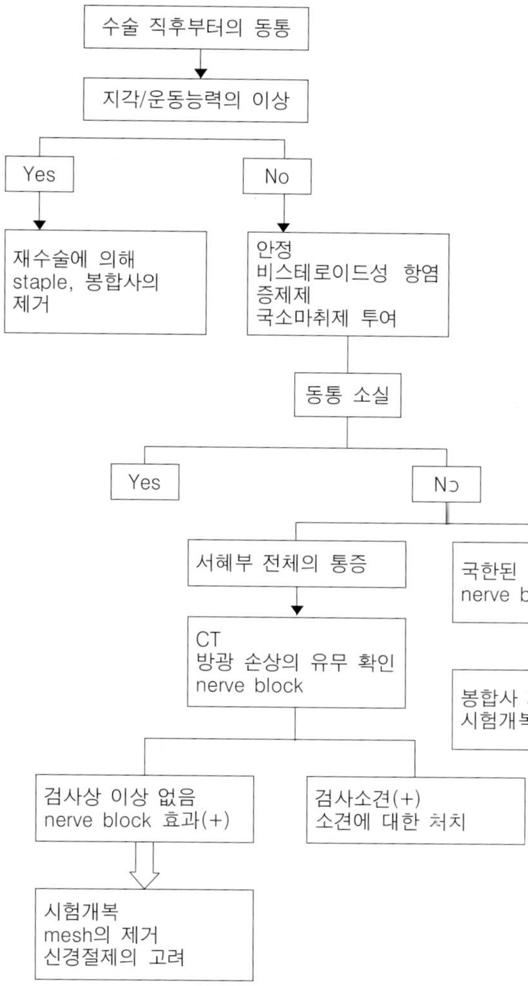

그림 6. 탈장 수술후 동통 - 수술 직후부터의 동통 - 에 대한 치료방식(문헌 5에서 인용)

되지 않아야 하지만, 실제로는 빈도가 낮기는 하나(약 1%)창상 감염이 발생할 수 있다. 수술전에 수술영역(operation field)의 소독과 수술중의 청결한 조작에 의해 방지해야 한다. 대부분은 피하감염이지만 서혜관 안으로 감염이 파급된 경우에는 조기에 수술창을 충분히 개방해 준다. 통상적인 항생제의 투여에만 의존하지 말고 국소 세정 등의 처치로 대응한다. mesh 등의 인조물질을 이용하는 경우에서, 감염이 앞에 기술한 처치에 의해서도 2~3일 이내에 소멸되지 않는 경우에는 mesh를 제거해야 한다. 그러나 다행스럽게도 이러한 합병증은 근래에 들어 매우 드물게 일어난다.

5. 수술후의 만성 동통(inguinodynia)

탈장 수술에 있어서 수술후 동통, 특히 만성 동통은 큰 문제이다[4~6].

1) 동통 발생의 기전

탈장 수술후의 동통에는 2가지 종류가 있는데, 가장 흔히 볼 수 있는 것은 '체성통(somatic pain)'이라는 것으로, 동통의 부위가 국한되어 있고 날카로운 통증으로 느껴진다. 골막과 근막에 원인이 있는 통증이다. 이에 반해, 소위 '신경통(neuralgia)'이라고 하는 것은 신경이 말려들어 간다든지 잡아당겨져 늘어져서 신경 자체가 직접 통증에 관여되는 경우에 발생한다. 관여하는 신경은 장골서혜신경(ilioinguinal nerve), 장골하복신경(iliohypogastric nerve), 및 음부대퇴신경(genitofemoral nerve)이다(그림 3, 5). 만성 동통의 발생 빈도는 2~12%[4]라고 하는데, 복강경적 수술에 의해 동통의 빈도는 감소되었다고 한다.

2) 동통의 발생시기에 따른 대처 방법

Geis 등[5]은 동통의 발생시기에 따른 자세한 대처 방법을 보고하였는데, 이에 대한 절차를 소개한다.

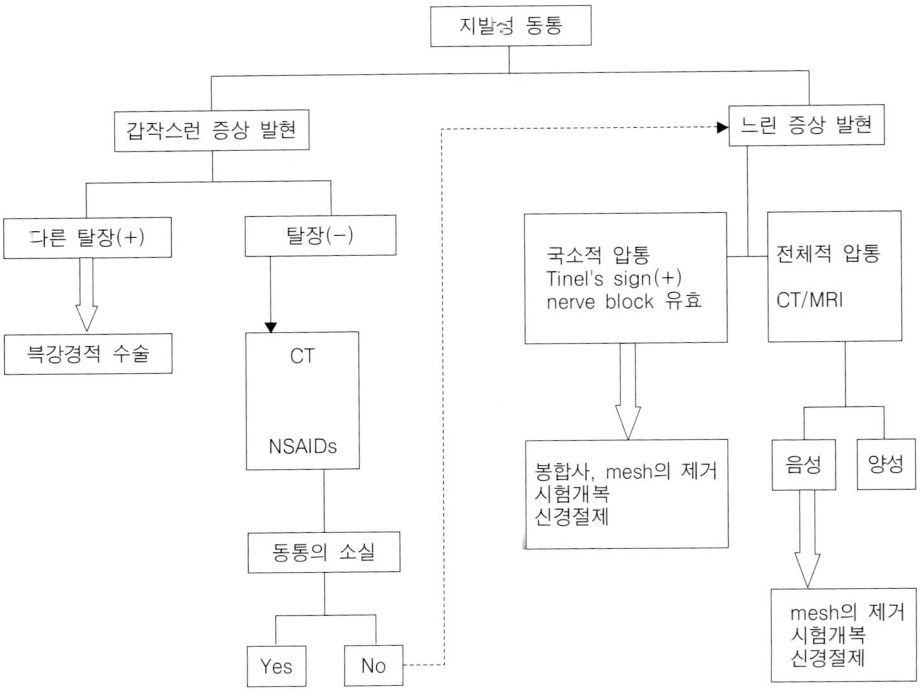

그림 7 서혜탈장 수술후 동통 - 지발성 동통 - 에 대한 처치 (문헌 5에서 인용)

a. 수술 직후부터 발생되는 동통(그림 6)

뚜렷하게 지각이나 운동능력의 이상을 동반하는 경우에는 신경에 직접 봉합사나 staple이 관여되어 있을 가능성이 많으므로 재수술을 실시한다. 지각이나 운동능력에 이상이 없는 경우에는 비 스테로이드 계 항염증제제나 국소마취제로 진통을 시도한다. 그래도 통증이 사라지지 않는 경우 중, 서혜부 전체에 통증이 있는 경우에는 CT 등을 포함한 검사를 실시한다. nerve block을 실시하여 효과가 있는 경우에는 시험 개복을 고려한다. 서혜부에 국한된 동통으로 nerve block에 의해 통증이 소실되는 경우에는 시험 개복을 고려한다.

b. 지발성의 동통(그림 7)

수술후 어느 정도의 기간이 경과된 뒤부터 동통이 발생되는 경우도 있다. 먼저, 이러한 동통은 갑작스럽게 발생하는가, 서서히 발생하는가에 따라 성격이 다르다. 갑작스러운 경우에는 다른 탈장이 존재하지 않는다는 것을 확인할 필요가 있다. 서서히 통증이 발생되는 경우에는 국한된 부위에 통증이 있는 예로서, nerve block이 유효한 증례에는 시험개복을 고려한다.

6. Plug(+ mesh)법에 동반되는 합병증

이미 1970년대에 탈장에 대해서 plug가 고안되어 이용되었다. Rutkow 등이 1993년 tension-free mesh umbrella법을 발표한 이후, 폭 넓게 보급되었으며 이 때문에 발생되는 본 수술식 특유의 합병증도 보고되어 왔다.

1) 동통

통상적으로 서혜부의 동통은 1~2% 정도에서 발생된다고 하지만, 이 수술법이 시행되면서 빈도가 더 증가한 것으로 나타났다.

Palot 등[7]은 140례의 환자를 분석하여 6.3%가 장기간의 동통을 호소했다고 보고했다. LeBlanc[8]은 555례의 장기간의 동통을 호소하는 환자들 중, 40례(7%)의 증례에서 mesh-plug를 제거하지 않을 수가 없었다고 보고하였다. 또한, Heise & Starling[9]은 수술후 동통을 호소하는 환자들 중 62%의 증례에서 mesh의 제거 및 신경 절제에 의해 동통이 소실되었다는 보고를 하였다.

2) Plug의 이동

이 합병증은 이 수술 방법의 가장 특징적인 것으로, 탈장문에 삽입한 plug가 다른 부위로 이동하여 여러 가지 장애를 일으킨 증례들이 보고되어 있다. Chuback 등[10]은 서혜륜에 삽입한 plug가 복강 안으로 이동하여 장폐쇄를 초래한 증례를 보고하였다. Plug는 방사선이 투과되기 때문에 이러한 이동을 진단하는 것이 쉽지 않다. 또한 이렇게 이동된 plug가 내서혜륜에서 이동하여 장골정맥에 유착한 예, 외장골동맥을 폐쇄한 예 등이 보고되었다. 이들은 역시 기술적인 원인에 의한 합병증으로, 이러한 합병증을 예방하기 위해서는 plug를 파지력(把持力)이 있는 조직에 충분히 고정시켜야 할 필요가 있다.

한편, mesh 자체는 그 크기가 약 20% 정도 축소되고, plug는 원래 크기의 약 70%로 축소되므로 제대로 탈장문을 폐쇄하지 못하게 되는 경우도 발생할 수 있다.

7. 복강경적 수술시에 발생되는 합병증

경복강 방법과 복막외법에서는 약간은 다르지만 특유한 합병증이 발생할 수 있다.

1) 출혈

Johansson 등[11]은 613례의 증례에서 복강경적 mesh법, 통상적인 방법에 의한 mesh법 및 전통적인 비(非) tension-free법을 비교하였는데, 상대적으로 다른 수술 방법에 비하여 빈도가 낮긴 하지만, 혈종(hematoma) 형성이 수술후의 합병증 중에서 가장 높은 빈도를 보였다고 보고하였다.

2) 수술후 동통

수술후 서혜부 동통이나 하지통이 서혜법에서와 같은 정도로 관찰된다. 그러나 이러한 동통은 모두 특별한 치료를 하지 않아도 된다.

문헌

1) 柵瀨信太郎 : 탈장의 진단과 치료의 원칙. 沖永功太 편. 헤르니아의 모든 것, へるす出版, 東京, 1995, pp.3-17.
2) 坂本昌義 : 서혜탈장과 대퇴탈장. 1. 서혜부의 국소해부. 沖永功太 편. 헤르니아의 모든 것, へるす出版, 東京, 1995, pp.21-33.
3) Richards AT: Cord and testicular complications of groin herniorrhaphy. In: Fitzgibbons RJ, Greenburg AG ed, Nyhus & Condon's Hernia, 5th ed, Lippincott Williams & Wilkins, Philadelphia, 2002, pp.291-296.
4) Cunningham J: The physiology and anatomy of chronic pain after inguinal herniorrhaphy. In: Fitzgibbons RJ, Greenburg AG ed. Nyhus & Condon's Hernia, 5th ed, Lippincott Williams & Wilkins, Philadelphia, 2002, pp.297-306.
5) Geis WP, Singh K, Gillian GK: An algorithm for the treatment of chronic groin pain after inguinal herniorrhaphy. In: fitzgibbons RJ, Greenburg AG ed. Nyhus & Condon's Hernia, 5th ed, Lippincott Williams & Wilkins, Philadelphia, 2002, pp.307-316.
6) Starling JR: Neuralgia(inguinodynia) after inguinal herniorrhaphy. In: Fitzgibbons RJ, Greenburg AG ed. Nyhus & condon's Hernia, 5th ed, Lippincott williams & Wilkins, Philadelphia 2002, pp.317-324.
7) Palot JP, Avisse C, Cailliez-Tomasi JP, et al: The mesh plug repair of groin hernias: a three year experience. Hernia, 2:31-34, 1998.
8) LeBlanc KA: Complications associated with the plug-and-patch method of inguinal herniorrhaphy. Hernia, 5:135-138, 2001.
9) Heise CP, Starling JR: Mesh inguinodynia: A new clinical syndrome after inguinal herniorrhaphy? J Am Coll Surg, 187:514-518, 1998.
10) Chuback JA, Singh RS, Dick CS:Small bowel obstruction resulting from mesh plug migration after open inguinal hernia repair. Surgery, 127:475-476, 2000.
11) Johansson B, Hallerback B, Glise H, et al:Laparoscopic mesh versus open preperitoneal mesh versus conventional technique for inguinal hernia repair. Ann Surg 230:225-231, 1999.

[沖永 功太]

부록 서혜부 탈장의 수술수기

Comment : 재발성 서혜탈장에 대한 수술의 주의점

재발성 서혜탈장에 대한 수술은 Ⅲ-6에 기술되어 있는 바와 같지만 필자가 특히 주의하고 있는 점은 다음과 같다.

A 전회의 수술에서 재수술까지의 기간

창상치유과정을 생각해 보면, 반흔 조직이 성숙되는 데에는 최저 6개월이 필요하다. 그 기간 동안 창상은 성숙기에 있기 때문에 신생 혈관이 많고, 또한 조직 간의 유착이 심해서 재수술을 하면 재재발이 되거나 혹은 신경이나 정삭의 손상, 출혈 등을 일으킬 위험이 많다. 그리고 mesh로 단단히 보강한 부위와 보강하지 않은 부위의 식별이 곤란하다. 또, 탈장을 발견하지 못하였거나 오진을 한 경우와 명백한 기술적 실수에 의한 것이라고 생각되는 수술 후 1주일 이내의 초조기 재발례를 제외하면, 재발례에 대한 수술은 전회 수술로부터 6개월 이상 기다렸다가 실시해야 한다. 단, 동통을 동반한 경우와 비환납성인 경우 등 감돈의 위험이 많다고 판단되는 경우는 예외로 한다.

B 수술전 진단

환자를 누운 자세에서 일어서게 했을 때 탈장이 의한 팽륭의 돌출 방향, 팽륭과 치골결절, 서혜인대 및 대퇴동맥과의 위치 관계 등을 참고하면 재발의 진단이 어느 정도는 가능하다.

외서혜탈장의 재발은 안쪽으로 비스듬하게 아래쪽을 향해 돌출하는 것에 비해, 치골결절 가쪽에서 발생하는 게실형 내서혜탈장의 재발은 치골결절 부위에서 수직으로 돌출하는데, 이 때 한 손가락으로 돌출부를 바로 위에서 압박하면 돌출되는 것을 막을 수 있다. 대퇴탈장의 재발에서는 팽륭 부위가 서혜인대의 아래쪽, 대퇴동맥 박동 부위의 안쪽에 있지만, 의외로 진단이 어려운 경우도 있다. 비환납성 탈장의 경우, 탈장으로 팽륭된 부위의 가쪽에서 치골결절이 촉지되지 않으면 대퇴탈장의 재발일 가능성이 높다. 진단 방법으로는 선 자세에서 시행하는 초음파 검사, 복압을 증가시킨 상태에서 시행하는 CT 검사, 탈장조영술(단, 필자는 시행하지 않는다)이 이용되고 있다.

C 국소마취 (사진 1, 2)

요추마취나 전신마취를 하면 복압을 증가시킬 수 없고, 또한 탈장 주위의 조직이 이완되어 버리기 때문에 탈장문의 경계를 정확하게 알 수가 없다. 과거에는 Ⅲ-6에 기술한 것처럼, 재발례에 대한 수술은 서혜부의 해부학적 구조의 원형을 가능한 한 재연하여 확인한 후에 수술을 진행해야 하는 것으로 생각했었다. 다시 말하자면

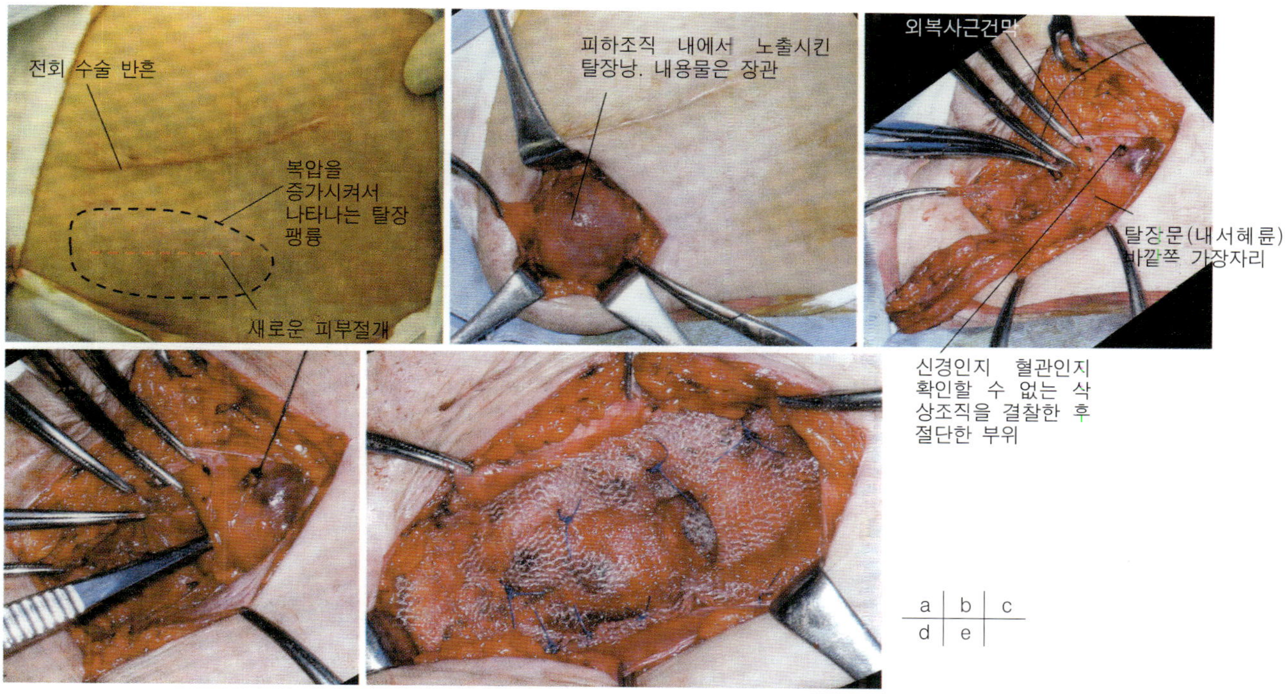

사진 1 좌측 재재발성 외서혜탈장 증례

a: 다른 병원에서 외서혜탈장에 대한 PHS법을 시행했으나 수술 후 4일째에 재발해서 mesh plug법을 시행하였다. 그러나 다시 재발되어 내원하였다. 두 번째 수술로부터 6개월이 경과되어 반흔 조직의 성숙을 기다렸다가 수술을 시행하였다. 국소마취 하에서 복압을 증가하게 하여 나타난 탈장의 팽륭 부위에 새롭게 피부절개를 실시한다. b: 환자에게 복압을 증가하게 하여 탈장낭 내로 내용물이 탈출되도록 한다. c: 박리된 외서혜탈장낭. 피하에서 노출된 탈장낭을 따라 탈장문을 향해 박리를 진행한다. 필요에 따라 피부와 외복사근건막의 절개를 연장한다. 신경인지 혈관인지 구별이 되지 않는 삭상조직은 의도적으로 결찰한 후 절단한다. d: 복막외극을 고위 박리한 후, 탈장낭을 복막외극으로 환납한다. e: PHS를 이용한 tension-free repair. underlay patch를 가능한 한 광범위하게 복막외극에 펼친 후, onlay patch로 서혜관 후벽과 lateral triangle을 가능한 한 넓게 덮어주고 봉합하여 고정한다. 전회 수술에서 배치했던 mesh에 의한 유착이 탈장문의 일부에서 매우 심하게 초래되어 복막외극의 박리가 곤란한 경우에는 그 부위에서 최소한 탈장문의 가장자리만이라도 박리하고 connector와 onlay patch를 탈장문의 가장자리에 봉합하여 고정한다. onlay patch의 전개는, underlay patch를 충분히 펼쳐줄 수 있다면 박리가 곤란한 부위에 대해서는 이 증례처럼 onlay patch를 완전히 펼쳐 줄 필요가 없다.

우선 반흔 조직이 없는 부위에서 손상받지 않은 조직을 노출시킨 다음 서혜인대와 정삭 등 핵심이 되는 해부학적 지표를 노출시켜야 한다고 생각했었다. 탈장낭이 어디에 있는지 전혀 알 수 없는 경우에는 이 수술 방법을 시행할 수밖에 없지만 박리 조작 중에 신경, 고환동정맥, 정관 등을 손상시킬 위험이 많다.

이에 비해, 국소마취를 이용하면 환자로 하여금 복압을 증가시키게 할 수 있어 피부절개를 시행하기 전이나 박리 조작을 진행하는 중에 탈장이 팽륭되는 부위를 확실하게 알 수 있다. 팽륭된 부위에서 피부를 절개하여, 만약 외복사근건막이 개재되어 있으면 이 건막을 절개하고, 이어서 탈장낭을 덮고 있는 근막 형태의 조직을 전부 절개하여 진짜 탈장낭(복막) 자체를 노출시켜 겸자로 잡아 둔다. 어느 정도 탈장낭이 확인되고, 그 외의 다른 곳에 약해진 부위가 없다는 것이 확인되면, 그 다음의 조작 중에는 필요에 따라 propofol이나 fentanyl 등을 정맥 내에 주사하여 진정 및 진통을 시도한다.

D 탈장낭을 이용한 박리 (사진 1, 2, 그림 1)

재발은 봉합이나 mesh로 폐쇄되어 있던 탈장문의 일부에서 반흔(유착)이 떨어져 나가고 복압에 의해 그 자리에 있는 복막이 돌기 형태로 늘어나거나, 혹은 탈장문 주위의 복막이 유착되어 있지 않은 부분의 복막외극으로 활탈(sliding)하여 튀어 나옴으로써 발생된다. 즉, 탈장의 경부(neck)와 복막외극의 극히 일부를 제외하면 탈장낭(복막)에 접해 있는 층에는 유착이 없다는 것이다. 다시 말해, 관일 탈장수술을 한 부위가 완전히 유착되어 있으면 탈장은 재발하지 않는다는 것이다. 재발된 탈장낭의 표면층에는 늘어난 복횡근근막과 반흔조직, 복막전근막이 덮여 있으므로 이것들을 예조(sharp)으로 절개하여 벌리고, 우선 유착이 없는 탈장낭의 가장 얇은 층에 도달하는 것이 가장 중요한 포인트이다(사진 1b, 2c, 그림 1).

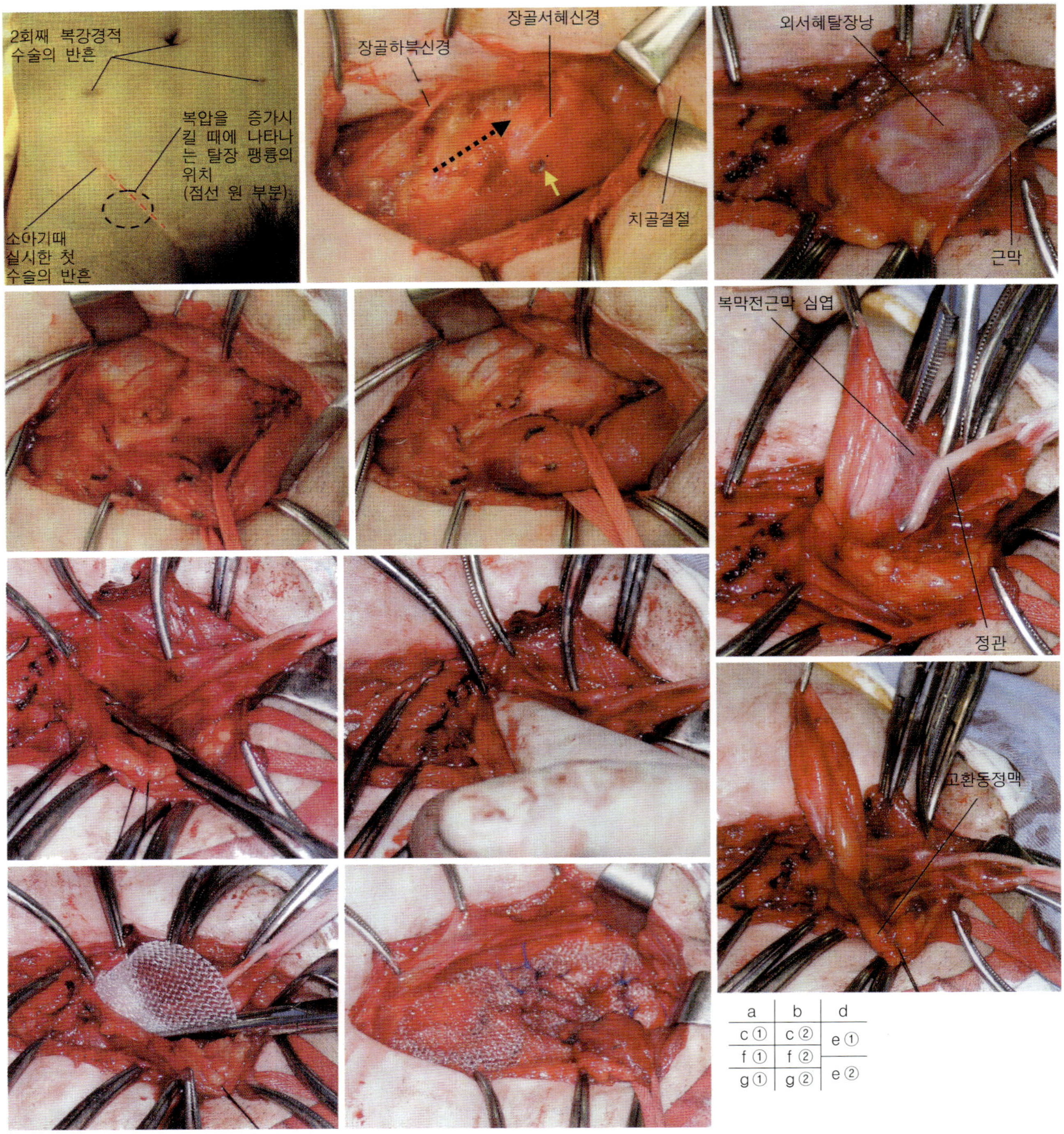

a	b	d
c ①	c ②	e ①
f ①	f ②	
g ①	g ②	e ②

사진 2 우측 재재발성 서혜탈장 증례

a: 소아기때 전방 접근법으로 수술을 실시했었으나, 재발성 외서혜탈장으로 다른 병원에서 복강경 수술을 실시하였다. 그러나 다시 재발된 우측 재재발성 서혜탈장의 증례. b: 서혜관 노출 후, 탈장 팽륭 부위의 확인. 외복사근건막을 절개하고 복압을 증가시키면 정삭 내로 탈장내용물이 탈출(⋯▶)되는 것을 쉽게 확인할 수 있다. 전에 시행한 복강경적 수술시에 mesh의 고정에 사용되었던 금속coil(→)이 복막외극에서 정삭을 관통하여 고환거근의 표면, 장골서혜신경의 바로 오른쪽으로 돌출되어 있다. c: 정삭을 서혜관 후벽에서 박리한다. ① 복압을 증가시키지 않으면 정삭 내는 비어있게 된다. ② 복압을 증가시키면 정삭 내로 장관이 탈출된다. 서혜관 후벽에서는 탈장의 재발이 없다는 것도 확인할 수 있다. d: 탈장낭의 확인. 정삭을 열면 근막으로 둘러싸인 외탈장낭이 확인된다. 복압을 증가시키면 탈장낭은 복압의 변화와 함께 이동하므로 주위 조직과는 유착되지 않았다는 것을 알 수 있다. e: 탈장낭의 박리. ① 탈장낭과 정관 사이에서 복막전근막의 심엽을 확인할 수 있다. ② 탈장낭을 정관과 고환동정맥으로부터 박리하여 parietalization한다. f: 복막외극의 박리(고위박리). ① 탈장낭을 복막외극으로 다시 밀어 넣는다. ②다시 복막외극을 손가락 끝으로 가능한 한 넓게 박리한다. 안쪽에서 전에 실시한 복강경적 수술시에 배치했던 mesh로 인해 판자 모양으로 단단해진 부분이 만져진다. g: PHS에 의한 수복. ① PHS 전체를 복막외극에 삽입한다. ② onlay patch를 봉합·고정한다.

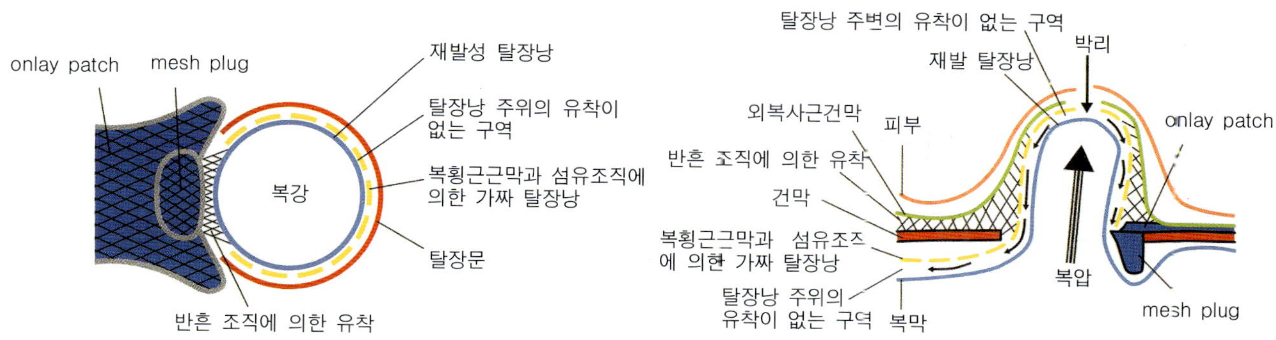

그림 1 Mesh plug법 후에 발생된 재발성 서혜탈장에 대한 박리 조작

탈장낭의 주위에는 일부분을 제외하면 유착이 없는 구역이 있으므로 이 구역을 따라 박리 조작을 계속해 나가면 쉽게 복막외극에 도달할 수 있다. a: 정면도, b: 단면도

탈장낭에 도달하면 다음의 박리는 탈장낭 주위의 유착이 없는 층을 따라 쉽게 진행할 수 있다. "탈장낭을 이용한 박리"가 요점이다. 단, 탈장낭을 따라가기 위해서 탈장낭의 주변에서는 최소한의 반흔 조직의 절단, 유착 박리 및 조직의 노출만을 시행해야 한다.

반복해서 말하지만 탈장낭을 빨리 찾아내기 위해서는 국소마취와 환자의 협력이 반드시 필요하다는 점이다.

E 탈장문 가장자리의 노출

조직과 한 덩어리가 되어 단단하게 변해 있는 mesh 부분은 무리하게 박리하거나 절제할 필요가 없지만 적어도 탈장문의 가장자리(mesh의 가장자리라도 좋다)는 정확하게 노출시켜야 한다.

F Mesh의 선택과 수복술의 요령

Mesh의 선택에 있어서, 탈장문이 작고 그 외의 다른 부위에 약해진 곳이 전혀 없다고 판단되면 mesh plug만 사용해도 좋지만 그럴 경우에는 mesh plug의 수축을 방지하기 위해서 탈장문의 가장자리 전체에 걸쳐 봉합·고정을 해 주어야 한다. 그러나 앞에서 기술한 것처럼 복막외극의 박리 과정 중에서 가끔은 mesh 부위에 심한 유착이 있지만 그 외의 다른 부위에서는 유착이 적어 용이하게 박리할 수 있기 때문에 PHS를 이용하여, underlay patch로 가능한 한 myopectineal orifice를 덮어 주는 것이 더 이상적인 방법이라고 할 수 있다.

봉합·고정은 onlay patch를 이용하여 정상 부위에서 시행하면 쉽게 할 수 있다. mesh의 유착 때문에 underlay patch가 펼쳐지지 않는 부위에서는 connector의 가장자리와 onlay patch의 중앙 부위를 탈장문 가장자리에 mattress suture로 봉합·고정하는 것이 좋다.

Underlay patch와 onlay patch는 박리가 가능한 부위에만 배치하여, 각각의 불완전한 보강 부위가 서로 보완될 수 있도록 한다. 예를 들면, 유착에 의해 underlay patch가 안쪽으로 충분하게 펼쳐지지 않으면 onlay patch로 치골결절을 단단히 피복해 주는 방법 등이다. 대퇴 탈장에 대해서는 대퇴법에 의한 plug법을 시행한다.

G 수술후 신경통의 방지

박리 조작 중에 신경과 같은 삭상 조직과 직면했을 때, 그 조직이 박리나 수복에 장애가 된다고 생각될 경우에는 의도적으로 결찰한 후에 절단한다(사진 1c). 오히려 손상시킨 채 방치한다든지 electrocautery로 절단하면 수술 후에 매우 심한 동통의 원인이 될 수 있다. 서혜부에는 장골하복신경, 장골서혜신경, 음부대퇴신경의 3가지 지각신경이 있고, 각각의 지배 영역은 서로 overlap되어 있기 때문에 이 신경들 중 적어도 한 가지 신경만 보존되면 영구적인 지각 장애가 초래되는 일은 없다.

H 수술후 허혈성 고환염의 방지

재발성 탈장은 전회 수술에 의해 이미 고환동맥과 정맥의 혈류가 장애를 받아 측부혈행(collateral circulation)에 의해 혈행이 유지되고 있거나, 수술시에 유착에 의해 혈관 손상의 위험이 많아져 수술후 허혈성 고환염이 발생되는 빈도가 높다. 수술전에 환자에게 허혈성 고환염의 발생 가능성이 높다는 점을 충분히 설명해 두어야 한다.

물론 수술중에는 고환동정맥이 손상되지 않도록 주의를 해야 하지만, 치골결절보다 원위부에서 정삭을 박리하는 일은 결코 없어야 하며 고환을 손으로 음낭 내에서 밖으로 꺼내는 조작은 하지 말아야 한다. 측부혈행 장애를 초래할 위험이 크기 때문이다.

색인

(ㄱ)

(ㅇ)

(ㅈ)

(ㅊ)

(ㅌ)

(ㅍ)

(ㅎ)

(A)

(C)

(D)

(E)

(F)

(G)

(H)

(I)

(T)

(U)

(V)

집필자 일람 (집필순)

柵瀨信太郎 / 聖路加國際病院外科
冲永 功太 / 帝京大學醫學部外科
多村幸之進 / 東京醫科大學外科學第3講座
小柳 泰久 / 東京醫科大學外科學第3講座
藤田 尚久 / 習志野第1病院外科
和田 信昭 / 習志野第1病院外科
堀 孝吏 / 三井記念病院消化器外科
坂本 昌義 / 三井記念病院消化器外科
野村 昌哉 / 日本生命濟生會附屬日生病院外科
井上 善文 / 日本生命濟生會附屬日生病院外科
宗田 滋夫 / 日本生命濟生會附屬日生病院外科
蜂須賀丈博 / 市立四日市病院外科
三澤 健之 / 東京慈恵會醫科大學外科
山崎 洋次 / 東京慈恵會醫科大學外科
執行 友成 / 執行클리닉
宋 圭男 / 日本大學醫學部外科學講座外科3部門
山本 俊二 / 神鋼病院外科
疋田 茂樹 / 久留米大學醫學部外科・小兒外科
溝手 博義 / 久留米大學醫學部 小兒外科
松本 純夫 / 藤田保健衛生大學醫學部外科
池田 正仁 / 社會保險筑豊病院外科
木村 泰三 / 富士宮市立病院外科
鈴木 憲次 / 富士宮市立病院外科
和田 英俊 / 浜松醫科大學第1外科
川辺 昭浩 / 浜松醫科大學第1外科
上井 義之 / 帝京大學醫學部外科
森川 康英 / 慶應義塾大學醫學部外科
星野 健 / 慶應義塾大學醫學部外科
下島 直樹 / 慶應義塾大學醫學部外科
渡辺 稔彦 / 慶應義塾大學醫學部外科
藤野 明浩 / 慶應義塾大學醫學部外科
北島 政樹 / 慶應義塾大學醫學部外科

역자 소개

김재천

1970년 2월 전남대학교 의과대학 졸업
1981년 10월 전북대학교 의과대학 조교수
1986년 10월 전북대학교 의과대학 부교수
1991년 10월 전북대학교 의과대학 교수

현재 전북대학교 의과대학 외과학교실 소아외과 분과장
대한 소아외과학회 부회장
대한 외과학회 및 일본소아외과학회 평의원

서혜부 탈장 수술
해부와 수술수기

인 쇄 / 2006년 1월 20일
발 행 / 2006년 2월 1일

역·감수 / 김재천
편 집 / 오키나가 코타(沖永功太)
발 행 인 / 김정찬

발 행 처 / 도서출판 정담
서울시 송파구 가락동 10-2 동원빌딩 4층
Tel (02)443-2683, 443-2791
Fax (02)430-7370
홈페이지 / www.jdb.co.kr
등 록 / 제 22-135호

ISBN 89-8085-299-1

정가 45,000원